Petra Nispel

Mutterglück und Tränen

HERDER spektrum

Band 5207

Das Buch

Das Kind ist da! Alle beglückwünschen die Eltern – nur die Mutter ist niedergeschlagen, und es will keine rechte Freude über die neue Lebenssituation aufkommen. Dass Mütter sich überlastet fühlen und in ein seelisches Tief fallen, ist kein Einzelfall. Viele werden unglücklich und krank. „Postpartale Depression" ist ein bekanntes Krankheitsbild. In der deutschen Öffentlichkeit wird es meist verschwiegen oder verharmlost. Die meisten Mütter reden nicht darüber. Eine Mutter hat glücklich zu sein, so will es die Umgebung. Eine Mutter, die die Umstellung aufs Baby nicht so ohne weiteres verkraftet, sieht sich schnell als Rabenmutter. Oft wird als vorübergehende Verstimmung abgetan, was ernsthafter ist. Manchmal geht dieser Zustand auch vorbei. Nicht immer allerdings. Unter dem Tabu des Mutter-Un-Glücks können dauerhafte Depressionen entstehen. Inzwischen wollen Frauen darüber reden. Mütter brauchen Hilfe – von medizinischer Seite und von ihrem sozialen Umfeld. Petra Nispel zeigt Wege aus der Krise. Es kommen Frauen zu Wort, die die Depression bewältigt haben. Sie reden offen und frei über ihre Schwierigkeiten, eine glückliche Mutter zu sein. Aber auch anerkannte Fachleute sagen ganz konkret, wo die Ursachen liegen und wie man helfen kann.

Die Autorin

Petra Nispel, Publizistin, beschäftigt sich seit 1990 mit dem Thema „Postpartale Depression", als ihre Schwester in schwerer Form darunter litt. Petra Nispel ist Mitbegründerin des Vereins „Schatten & Licht – Krise nach der Geburt", der die Gründung von Selbsthilfegruppen in ganz Deutschland unterstützt. Bei Herder erschienen: „Meine Eltern werden älter".

Petra Nispel

Mutterglück und Tränen

Das seelische Tief nach der Geburt überwinden

Mit einem Vorwort von
Dr. Veronika Windsor-Oettel

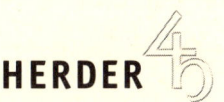

HERDER

FREIBURG · BASEL · WIEN

Für
Sabine und Dieter,
Heiko und Wiebke

Gedruckt auf umweltfreundlichem,
chlorfrei gebleichtem Papier

Alle Rechte vorbehalten – Printed in Germany
© Verlag Herder Freiburg im Breisgau 2001
www.herder.de
Überarbeitete Neuausgabe des 1996 zuerst erschienenen Buches
Satz: Fotosetzerei G. Scheydecker, Freiburg im Breisgau
Herstellung: fgb · freiburger graphische betriebe 2001
www.fgb.de
Umschlaggestaltung und Konzeption:
R·M·E München / Roland Eschlbeck, Liana Tuchel
Umschlagfoto: © Stock Market
ISBN: 3-451-05207-5

Inhalt

Dank

Mein Dank geht an viele Menschen, die zur Entstehung dieses Buches beigetragen haben:

In erster Linie möchte ich mich bei allen Frauen und Müttern bedanken, die mir ihr Vertrauen schenkten und offenherzig ihre nachgeburtliche Lebenskrise schilderten. Die dadurch gewonnenen Einblicke, Einsichten und Perspektiven verleihen dem Buch die erforderliche Bandbreite, Objektivität und Anschaulichkeit, um die ich mich bemüht habe. Ich danke auch allen Fachleuten, deren Stellungnahmen zu den vielfältigen Aspekten der postpartalen Problematik hier mit einfließen und das Buch bereichern. Mein Dank geht ganz besonders an meine Lektorin Monika Nadler, die das Erscheinen dieses Buches überhaupt ermöglichte und mir durch ihre vielen konstruktiven Ratschläge zur Seite stand. Ich danke meiner Familie, die mich immer wieder darin bestärkte, ein derart vernachlässigtes Thema in die Öffentlichkeit zu rücken. Und ich danke vor allem meinem Lebensgefährten Holger Joisten, der mir den Rücken freihielt, damit ich mich dem Schreiben widmen konnte, und der mir in allen Computer-Fragen eine große und verlässliche Hilfe war.

Ich möchte diese Gelegenheit nutzen, um mein Dankeschön jenen vielen Frauen auszusprechen, die sich bereits seit einigen Jahren mit viel Einsatz und Engagement um die Aufklärung postpartaler Erkrankungen bemühen. Ich meine hier besonders die Selbsthilfegruppen-Leiterinnen, die sehr viel Zeit investieren sowohl am Telefon wie in der Gruppe, um anderen betroffenen Frauen zu helfen. Sie fanden den Mut, das Tabu um mütterliche Unglücksgefühle nach der Geburt zu brechen, das seit Jahrhunderten Frauen zum Schweigen verurteilt hatte. Ich möchte an dieser Stelle Bianca Dietrich danken, die in den ersten zwei Jahren engagiert den Verein leitete. Und ich möchte Sabine Surholt danken, die nun seit drei Jahren engagiert den Vorsitz des Vereins innehat.

9

Die Vereinsarbeit ist tägliche Arbeit und kostet viel Zeit: Korrespondenz ohne Ende, ständige Telefonate mit Betroffenen, kontinuierlicher Aufbau und Betreuung der diversen Kontaktlisten, Faltblätter, Plakate, Werbung, Gespräche mit Fachleuten, Organisation der Vereinstreffen und anderer Veranstaltungen, bürotechnischer Aufwand und vieles mehr. Mein Dank gilt jenen Frauen und auch Männern, die wesentliche Zuarbeiten für den Verein leisteten und noch immer erbringen: Sie bauten die Website mit auf, gestalteten die großen Info-Wandtafeln, die auf öffentlichen Veranstaltungen zum Einsatz kommen, entwickelten das Logo, kümmern sich sachgerecht um die aufwendigen finanziellen Angelegenheiten, stellen Informationen zusammen, führen Protokoll auf den Vereinssitzungen etc. Und alle Beteiligten sind unermüdlich ehrenamtlich tätig. Viel Verantwortung und ununterbrochener täglicher Einsatz ruht auf den Schultern der Vereinsvorsitzenden. Daher möchte ich abschließend meine Dankesworte mit einem Appell an die zuständigen Ministerien verbinden, diese arbeitsintensive unentgeltliche Tätigkeit in eine offiziell vergütete Tätigkeit umzuwandeln, um die Kontinuität dieser Arbeit zu gewährleisten und um damit dem großen Bedarf Hilfe suchender Frauen langfristig gerecht werden zu können.

Vorwort

In Deutschland gibt es im Gegensatz zu anderen europäischen Ländern kaum allgemein verständliche Bücher über nachgeburtliche Probleme von jungen Müttern. Obwohl die Anzahl der betroffenen Frauen wohl wächst, wie verschiedene wissenschaftliche Erhebungen zeigen, wachsen das Wissen und die Hilfsmöglichkeiten nur im Schneckentempo. Warum?

Die ersten Symptombeschreibungen finden sich schon bei Hippokrates (um 460 vor Christus). Aber die Wissenschaftler streiten noch immer über einheitliche Definitionen und Einteilungen von nachgeburtlich auftretenden psychischen Problemen bei jungen Müttern.

Forschungsprojekte, die erfolgreiche therapeutische Wege suchen, gibt es kaum.

In die Lehrbücher von Hebammen, Gynäkologen und Psychiatern dringt dieser Problemkreis nur langsam ein und findet wenig Platz.

Werdende Mütter werden über die körperlichen Vorgänge während der Schwangerschaft und Geburt ausführlich informiert, wissen aber kaum etwas über die psychischen Veränderungen, die stattfinden, wenn eine Frau Mutter, wenn ein Paar Eltern wird. Warum?

Es gibt Ärzte und Psychotherapeuten, die das eigenständige Krankheitsbild einer postpartalen Depression (= nachgeburtliche Depression, häufig PPD genannt) schlicht leugnen und meinen, dass PPD wie „normale" Depressionen zu verstehen sind, die in den Frauen schon schlummerten und nur durch die Stresssituation zum Ausbruch kamen. Dass die schon vorhandene Unreife der Frau sichtbar wird, sobald das Baby ihr Mütterlichkeit abverlangt.

Ich möchte die Frage, ob ein Baby-Blues, eine PPD oder eine postpartale Psychose als Krankheit, eine Störung oder eine Schwierigkeit zu bezeichnen ist, hier gerne ausklammern.

Zentral ist für mich die betroffene Frau:

Was hilft ihr, wodurch wird sie entlastet? Ist es für sie eine Erleichterung, wenn ihr gesagt wird, dass sie krank ist, oder fühlt sie sich dann erst recht deprimiert, hilflos, schlecht oder schuldig?

Meiner Erfahrung nach entlastet bereits die schlichte Mitteilung:

Dein Leiden hat einen Namen, und es gibt viele Leidensgenossinnen. Du bist nicht allein, und du bist dem nicht mehr hilflos ausgeliefert. Dein Leiden hatte einen Anfang, und es hat auch ein Ende!

In Übereinstimmung mit der Forschungsliteratur meine ich, dass es einen ganzen Katalog von Faktoren gibt, die eine postpartale Problematik auslösen können. Ich verstehe diesen Katalog aber individuell, d. h. jede Frau hat mehrere Faktoren unterschiedlicher Ausprägung, die zusammen ihre Probleme bewirken. Dabei halte ich einige Faktoren für universell:

1. Nach meinen Beobachtungen hat jede Frau mit postpartalen Schwierigkeiten zugleich auch hormonelle Probleme. Ungeklärt bleibt hier die Frage, ob hormonelle Schwankungen psychische Schwankungen auslösen – oder umgekehrt – oder ob sie in Wechselwirkung stehen, was am wahrscheinlichsten ist. Aus der Praxis heraus kann ich sagen, dass eine hormonelle Stabilisierung mit gleichzeitiger psychischer Stabilisierung zur Gesundung oder Heilung führt. Hier ist eine interdisziplinäre Zusammenarbeit gefordert, die häufig an den Grenzen der Berufsstände scheitert.

2. Die im Kontext der Geburt auftretenden Rollenprobleme sind gesellschaftlich produziert und enthalten in sich widersprüchliche Anforderungen, die damit unerfüllbar sind:

Eine Frau soll sich ganz ihrem Kind widmen, wird dann aber als uninteressante Nur-Hausfrau bezeichnet. Eine Frau mit Kind, die berufstätig und gesellschaftlich anerkannt bleiben will, muss sich als karriereorientierte, egoistische Rabenmutter bezeichnen lassen.

Den Spagat zwischen beiden Rollenanforderungen können nur Frauen mit großen finanziellen und damit auch personellen

Möglichkeiten leben, wie Uschi Glas oder Hera Lindt oder Margarete Schreinemakers, die zu den Vorzeigemüttern der Nation werden.

3. Frauen mit PPD leben meist isoliert von ihrer Ursprungsfamilie und dem alten Freundeskreis.

Diese Isolierung ist heute unsere normale Lebensform, aber unbekömmlich bei der Gründung einer Familie. Es fehlen die Möglichkeiten der Bemutterung der jungen Mutter, des Zugriffs auf erprobtes Wissen und der Entlastung.

Nun zurück zu den anfangs aufgeworfenen Fragen.

Die Antwort fällt mir nicht leicht, denn sie ist schmerzlich:

Es geht nur um Frauen. Frauen leiden. Und es gehört in das gesellschaftliche Bild, dass sie leiden. Das fängt mit der Geburt an.

Bei den zahlreichen Geburtsberichten und den von mir aktiv und passiv miterlebten Geburten fragte ich mich oft: Warum macht man/frau es den Frauen noch schwerer, als es ohnehin ist? Warum werden sie in solch einer schweren Situation noch entmündigt („wir tragen hier die Verantwortung"), degradiert („nun stell dich nicht so an, Mädchen"), beschämt („was reingeht, geht auch raus") und allein gelassen („wenn was ist, klingeln Sie"). Handelt es sich um einen verdeckten Initiationsritus, den wir bei anderen Völkern empört ablehnen würden?

Die mangelnden Kenntnisse sowohl der Frauen als auch der Fachleute über postpartale Probleme führen dazu, dass die Frauen die „Schuld" ausschließlich bei sich suchen; sie meinen, sie seien verrückt, unfähig, eine gute Mutter und Ehefrau zu sein. Sie verstecken sich und leiden.

Dieses Verstecken geht so weit, dass Mütter ihren Töchtern und Frauen ihren Schwestern nicht erzählen, dass sie eine PPD haben oder hatten. PPD wird als individuelles Versagen erlebt und verschwiegen. Leid ohne Ende.

Dabei hat Katharina Dalton in England seit weit über 40 Jahren positive Erfahrungen mit einer Hormontherapie gesammelt. Natürliches Progesteron, direkt nach der Geburt verabreicht, verhindert das Auftreten von PPD. Hat eine Frau in Deutschland schon etwas über Katharina Dalton gehört und fragt ihren Gynäkologen nach begleitender Hormonbehandlung, kann es passieren, dass sie sich einen Satz anhören muss wie: „Das hat nichts mit Hormonen zu tun, das ist im Kopf." Es gilt rückwirkend als Beweis, wie krank und verrückt sie war, wenn eine Frau in ihrer tiefen Verzweiflung und Hoffnungslosigkeit ihrem Leben ein Ende gesetzt hat: „Eine gute Mutter, eine gesunde Frau täte so etwas nie!"

In den zwanzig Jahren, in denen ich mich nun diesen Fragen widme, hat sich zugegebenermaßen schon viel Erfreuliches getan. Es gibt inzwischen einige Kliniken in Deutschland, die Mutter und Baby gemeinsam aufnehmen. Auch wenn die einstelligen Betten- zahlen in großen Städten nicht davon überzeugen können, dass die Ernsthaftigkeit der Problematik und die Notwendigkeit der Hilfe verstanden wurden. Für die Frauen, die Hilfe erfahren, ist es erst einmal unwichtig, ob hier vielleicht nur eine Marktlücke (ähnlich wie beim rooming-in) entdeckt und geschlossen wurde.

Die sich in vielen Orten bildenden Selbsthilfegruppen sind für Betroffene häufig ein Rettungsanker, eine für nicht mehr möglich gehaltene positive Erfahrung und manchmal der Beginn einer tie- fen Freundschaft.

Ich erlebe Frauen und Männer, die sich über ihre Sprechzeiten hinaus und unbezahlt engagieren, Vorurteile überwinden, Neu- land betreten und kreative Lösungen suchen. Ich erlebe aber auch die Angst der professionellen Helfer, die für mich erschreckend deutlich wird in hoher Medikamentierung und Propagierung der Konvulsionstherapie (früher Elektroschock genannt).

Es gibt keinen vernünftigen Grund, warum es in fast jeder Stadt z.B. eine Aids-Beratungsstelle gibt, aber für Frauen mit PPD in ganz Deutschland keine Beratungsstellen.

Es gibt keinen vernünftigen Grund, warum in die Erforschung von Aids oder Krebs Millionen von Mark investiert werden, in die von Baby-Blues, PPD oder PPP kein Pfennig oder Euro.

Postpartale Depressionen und Psychosen kosten Menschen das Leben, haben konkrete negative Auswirkungen auf die Umgebung der Betroffenen und die nachfolgende Generation. Bei Auftritts- häufigkeiten nachgeburtlicher Probleme von bis zu 50% bei den jungen Müttern ist es höchste Zeit, Geld zu investieren, um zu helfen und zu heilen. Es ist von größter Wichtigkeit nicht nur für die Frauen, sondern auch für ihre Männer und Kinder. Das Lei- den der Mutter wird zum Leiden des Kindes. Es gibt inzwischen Gruppen und Behandlungskonzepte für Kinder psychisch kranker

14

Eltern, aber nicht speziell für Frauen mit PPD oder PPP, obwohl diese doch zahlenmäßig einen großen Anteil haben.

Unsere Gesellschaft scheint nicht erkennen zu wollen, dass das „Natürlichste der Welt", die Mutterschaft, so problembehaftet ist. Mütter haben keine Lobby.

Und Frauen gehen eher in die Depression und wählen die stille Selbstvernichtung, statt aggressiv und fordernd in die Öffentlichkeit zu gehen.

Darum ist dieses Buch so enorm wichtig. Wichtig für die betroffenen Frauen und Männer, damit sie begreifen: Wir sind nicht allein. Dies ist nicht nur unser persönliches Schicksal. Wir sind nicht verrückt, uns machen allenfalls die Bedingungen verrückt.

Dieses Buch ist ebenso wichtig für Frauen und Männer, die noch keine Eltern sind. Damit sie wissen, was für Probleme auf sie zukommen können und dass diese lösbar sind.

Dieses Buch ist so wichtig, damit Frauen nicht Sätze schreiben müssen wie Phyllis Chesler in ihrem Buch „Mutter werden":

„Eine Frau, die allein ist, ist eine Mutter. Eine Mutter ist eine Frau, die allein ist."

Noch ist dieser Satz harte Realität.
Aber er darf nicht Realität bleiben.
Die Liebe zum Leben muss siegen.

Hamburg, im Mai 2001   *Veronika Windsor-Oettel*

Einleitung

Wem soll dieses Buch helfen? Ich schreibe in erster Linie für Frauen, die nach der Geburt eines Kindes, unabhängig davon, ob es sich um das erste oder das fünfte Kind handelt, in eine Lebenskrise eintauchen, die sie zu diesem Zeitpunkt nie erwartet hätten: Die erhoffte Freude wird von Tränen verdrängt, statt Zuversicht schleichen sich zunehmend Ängste ein, an die Stelle vermeintlich überquellender Mutterliebe rücken zwiespältige Empfindungen. Schuldgefühle und Selbstzweifel machen sich schließlich breit, denn eigentlich sollte frau doch glücklich sein. Wir sprechen von der so genannten postpartalen Depression (PPD), die jederzeit im ersten Jahr nach der Geburt eines Kindes entstehen kann und von der viele Frauen mehr oder weniger betroffen sind. In diesem Zusammenhang möchte ich gleich auf zwei unterschiedliche Begriffe hinweisen: Die korrekte Bezeichnung lautet „postpartal", abgeleitet von „post partum", und bedeutet: nach der Niederkunft. Hier ist die nachgeburtliche Phase der Mutter gemeint. Der Begriff „postnatal", der häufig umgangssprachlich gebraucht wird, bedeutet: nach der Geburt. Er bezieht sich damit auf das Kind, das geboren wird. Es ist jedoch die Mutter, die nach der Entbindung von depressiven Verstimmungen erfasst wird, und nicht das Kind.

Ich schreibe auch für Frauen, die sich ein Kind wünschen. Denn in dem Maße, wie eine Mutter heutzutage ausführlich über die Säuglingspflege informiert wird, sollte in ebenso sachlicher Form auf das mögliche Einschleichen postpartaler Probleme hingewiesen werden. Allgemein bekannt ist, dass ein Baby Freude und Glück bringt. Das soll auch nicht in Frage gestellt werden. Doch gibt es immer zwei Seiten der Medaille: Weniger bekannt sind nachgeburtliche Depressionszustände. Je realistischer die Erwartungen hinsichtlich des neuen Lebensabschnittes ausfallen, desto weniger enttäuscht und frustriert wird frau sein, wenn plötzlich alles ganz anders kommt.

Selbstverständlich wende ich mich auch an die Väter bzw. Partner, um ihnen zu erklären, warum ihre Frau oder Freundin in ein Gefühls-Chaos gerät, für das sie nicht verantwortlich ist. Die jeweiligen Familienangehörigen sowie nahe Freundinnen und Freunde der Mutter müssen erfahren, wie die beeinträchtigte seelische Verfassung zu verstehen ist. Die Kenntnisse um das Wesen der postpartalen Depression bilden die Grundlage, auf der eine angemessene Hilfe und Unterstützung geleistet werden kann.

Und schließlich richte ich mein Wort an alle Fachleute, die in irgendeiner Form vor und nach der Geburt eines Kindes mit Müttern zu tun haben, wie z.B Gynäkologen, Allgemeinmediziner, Kinderärzte, Hebammen, Krankenpflegerinnen, Stillberaterinnen. Trotz der Häufigkeit des Auftretens der postpartalen Depression wird diesem Erscheinungsbild nach wie vor wenig Aufmerksamkeit geschenkt, so dass viele Frauen mit ihren nachgeburtlichen Schwierigkeiten sich selbst überlassen sind. Das Gleiche gilt für Therapeuten, an die sich so manche Frau in ihrer Not wendet. Ich möchte in diesem Zusammenhang einen dringenden Appell an die verschiedenen Fachgruppen richten, der postpartalen Problematik jenen bedeutenden Stellenwert einzuräumen, der ihr gebührt.

Warum schreibe ich dieses Buch? Anlass war die Depression meiner Schwester vor einigen Jahren, unter der sie nach der Geburt ihres zweiten Kindes gelitten hatte. Niemand war darauf vorbereitet, sie selbst am allerwenigsten. Warum weinte sie, anstatt sich zu freuen, wo sie doch nun ihr zweites Wunschkind in den Armen hielt? Warum war sie so traurig, wo es doch so offensichtlich keinen Grund dafür gab? Warum hielt sie sich für eine schlechte Mutter, obwohl sie so liebevoll mit ihren Kindern umging? Warum war sie gerade jetzt so niedergeschlagen, sie, die nie unter Depressionen gelitten hatte? Warum zweifelte sie an ihren gesamten Fähigkeiten, obwohl sie es doch auch immer verstand zuzupacken? Fragen über Fragen, auf die uns niemand eine Antwort geben konnte. Eine Odyssee von Arzt zu Arzt, von Therapeut zu Therapeut begann. Der Begriff postpartale Depression ist nie gefallen. Per Zufall stieß ich irgendwann auf das Buch von Carol Dix, das gerade neu aufgelegt worden war. Es fiel mir wie Schuppen von den Augen. Dort wurde genau beschrieben und erläutert, was auf meine Schwester zutraf: Depression nach der Geburt.

Weitere Fragen taten sich auf: Warum ist es möglich, dass in anderen Ländern, wie z.B. England und Amerika, die postpartale Depression kein Fremdwort ist? Warum gibt es dort vielfältige Einrichtungen, die betroffene Mütter unterstützen, bei uns aber nicht? Wie kommt es, dass woanders öffentlich darüber geredet und diskutiert wird? Hinsichtlich der postpartalen Depression ruht Deutschland in einem Dornröschen-Schlaf.

Wir entschlossen uns dazu, mit diesem Thema an die Öffentlichkeit zu gehen. Nie hätte ich mit solcher Resonanz gerechnet. Hunderte von Briefen trafen ein. Sie kamen aus allen Bundesländern, aus Großstädten wie aus kleinen Dörfern. Bewegende Briefe von Frauen, die nach der Geburt ihres Kindes mitten in der Krise steckten bzw. diese bewältigt hatten. Sie konnten es kaum glauben, dass ihre Belange endlich publik gemacht wurden, wo sie sich doch alle als traurige Einzelfälle in einer Welt von anscheinend ausschließlich glücklichen Müttern wähnten. Viele schrieben, dass sie zum ersten Mal erkannten, dass ihr Zustand einen Namen trägt, und dass es anderen Frauen auch so erging. Verzweifelte Ehemänner, Mütter und Väter betroffener Töchter, Schwiegereltern, Schwestern, Brüder, Cousinen, Cousins, Freundinnen und Freunde schrieben und baten um Hilfe.

Jetzt war ich wieder ratlos. Kannte ich doch zu dem Zeitpunkt selbst nur eine Handvoll Fachleute, die mit der postpartalen Depression vertraut waren. Aber die Frauen brauchten Hilfe vor Ort. Mehrere überregionale Zusammenkünfte wurden organisiert, und viele Frauen kamen. Diese Initiative gab den Anstoß zur Bildung von Selbsthilfegruppen und zur Gründung des Vereins „Schatten & Licht – Krise nach der Geburt". Frauen wollen nicht länger schweigen. Sie werden aktiv: Info-Blätter werden in Arztpraxen verteilt, Artikel in Zeitschriften veröffentlicht, Vorträge organisiert, sie wenden sich an die Medien wie Radio und Fernsehen, selbst auf eine „Baby"-Messe wagte sich eine frisch gebackene Selbsthilfegruppe und fand viel Anklang.

Auch wenn sich schon einiges in der kurzen Zeit bewegt hat, steckt vieles noch in den Anfängen. Wir sind noch weit davon entfernt, uns dem Aufklärungsgrad anderer Länder zu nähern.

Das vorliegende Buch ist ein Produkt gesammelter Kenntnisse und Erfahrungen aus den letzten Jahren. Sie basieren auf Literaturrecherche, auf Gesprächen mit Fachleuten und auf unzähligen

Kontakten mit betroffenen Frauen (über Briefe, Telefonate, persönliche Bekanntschaften). Speziell für die Ausarbeitung des Buches
wurde eine Fragebogen-Aktion durchgeführt, die sich mit geziel-
ten Fragen an ca. hundert Frauen wandte. Leider konnten nicht
alle Beiträge aufgenommen werden, weil es ansonsten den Rahmen des hier Möglichen gesprengt hätte. Um die Privatsphäre zu
schützen, sind die Namen verändert worden. Im Anhang befindet
sich ein kurzer Überblick über die Frauen, deren Stellungnahmen
in dieses Buch eingeflossen sind.

Zur zweiten Auflage

Seit dem ersten Erscheinen dieses Buches hat sich einiges getan. Dank der großen Initiative vieler Frauen konnten sich im gesamten Bundesgebiet mehr Selbsthilfegruppen bilden, von denen mittlerweile nahezu dreißig existieren. Und viele Frauen sind seit Jahren unermüdlich dabei, betroffenen Müttern ihre Hilfe anzubieten und die Aufklärung über eigene Recherchen oder die Medien voranzutreiben. Der Verein „Schatten & Licht – Krise nach der Geburt", der 1996 als bundesweiter gemeinnütziger Verein von betroffenen Frauen gegründet wurde, ist mittlerweile seit gut drei Jahren auch international eingebunden. Er ist offizielles Mitglied geworden bei „Postpartum Support International" (PSI), einem weltweiten Netzwerk zur postpartalen Depression und Psychose mit Sitz in Kalifornien (USA). Mit dem Bewusstsein, dass postpartale Erkrankungen weltweit jedes Jahr Millionen von Frauen betrifft, hat sich PSI 1987 unter der Schirmherrschaft von Jane Honikman als internationale Kontakt- und Informationsbörse formiert. PSI vereint in sich unzählige Ländervertretungen: Zunächst gibt es kaum einen US-Staat, der nicht über einen Verein, eine Organisation, eine Gesellschaft vertreten ist. Darüber hinaus sind beispielsweise folgende Länder integriert: Australien, China, Dänemark, die Niederlande, Frankreich, Israel, Kanada, Mexiko, Neuseeland, Österreich, Südafrika, Schweden, die Schweiz u. a. Die Vertretung für Deutschland liegt in den Händen von Sabine Surholt als Erster Vorsitzender des Vereins „Schatten & Licht – Krise nach der Geburt".

All diese Initiativen rund um den Erdball, die sich „Postpartum Support International" angeschlossen haben, sind von betroffenen Frauen ins Leben gerufen worden.

Im November 1999 gründete sich im deutschsprachigen Raum die „Gesellschaft für die psychische Gesundheit von Frauen" mit Sitz in Basel. Ihr Vorstand setzt sich aus MedizinerInnen und PsychotherapeutInnen zusammen, die aus Deutschland, Österreich und der Schweiz kommen. Sabine Surholt ist als kooptiertes Mit-glied mit dem Verein „Schatten & Licht – Krise nach der Geburt" in dieser Gesellschaft vertreten.

Wie bereits in der Einleitung zur ersten Auflage dieses Buches erwähnt, ist schon viel Bewegung in eine bislang sehr vernach-lässigte Thematik gekommen. Und doch muss ich auch wieder an dieser Stelle betonen, dass für betroffene Frauen noch lange kein flächendeckendes Angebot an adäquaten Hilfsquellen besteht. Da-mit meine ich speziell ausgebildete Fachleute, Selbsthilfegruppen und andere Mutter-Kind-Einrichtungen, die sich der postpartalen Erkrankungen annehmen. Es bleibt noch viel zu tun. Anliegen dieses Buches ist es, betroffenen Frauen Hilfestellung zu leisten, ihren persönlichen Weg aus dem seelischen Tief nach der Geburt zu finden.

Teil I
Zufriedene Mütter, zufriedene Babys

1. Traum bleibt Traum

„Kurz nach meinem 21. Geburtstag merke ich: Ich bin schwanger! Der Test ist zunächst negativ, doch mein Gefühl täuscht mich nicht.

Mein Freund und ich kennen uns gerade acht Monate, und obwohl mir von Anfang an klar war: ‚Mit dem willst du Kinder haben', ist mir nun doch mulmig. Jetzt, wo mein Traum Wirklichkeit wird, hat er eine erschreckende Endgültigkeit. Die ersten drei Monate ist mir permanent schlecht, ich muss mich mehrfach am Tag übergeben. Doch als dies vorbei ist, kann nichts mehr meine Euphorie bremsen. Auch mein Freund freut sich. Er studiert noch, und so glauben wir, Kind und Haushalt wunderbar gemeinsam versorgen zu können. Ich male mir aus, wie schön alles sein wird, zu dritt. Es ist eine klare Sache, dass unser Baby auf ‚sanfte Weise' in einem Krankenhaus mit Tag-und-Nacht-Rooming-In auf die Welt kommen soll. Wir werden es im Tragetuch tragen, mit Stoff wickeln und in unserem Bett schlafen lassen. Obwohl ich gerne arbeite – ich bin Erzieherin in einem Heim für behinderte Kinder – freue ich mich sehr auf die Zeit zu Hause. In meiner Vorstellung ist es das Schönste, was es für mich geben kann: liebevoll mein Kind versorgen, miterleben, wie es wächst und gedeiht, Brot backen, Gemüse anbauen …

Ich fühle mich glücklich, schön und erfüllt mit meinem Bauch. Über die Probleme und ‚Wehwehchen' der Schwangeren in meinem Vorbereitungskurs kann ich mich nur wundern. Ich fühle mich topfit! Skeptische Bemerkungen meiner Eltern, Freunde, Arbeitskollegen schiebe ich unbekümmert beiseite. Für alle Probleme, die eventuell auftauchen werden, finde ich eine positive Sichtweise. Von einem Freund auf den Stress und die schlaflosen Nächte mit einem Baby angesprochen, denke ich nur : ‚Dann lege ich mich halt tagsüber hin. Da schläft das Baby ja auch.' Dass ich mich von so einem ‚Kleinwutz' überfordert fühlen könnte, kommt mir erst gar nicht in den Sinn. Schließlich bin ich mit 25 Kindergartenkindern zurechtgekommen, ganz zu schweigen von den fünf Schwerbehinderten im Heim. Dann kriege ich das mit einem Kind, noch dazu mit meinem eigenem, doch lässig hin!

*Dass es da aber keinen Antrag auf Urlaub, kein ungestörtes Wochen-
ende gibt, habe ich glattweg übersehen. Natürlich habe ich in anderen
Familien mitbekommen, dass das Kinderhaben kein reines Zucker-
schlecken ist. Zu meiner Schande muss ich gestehen, dass ich mir in
solchen Momenten einfach gedacht habe: ‚Naja, bei denen … Bei uns
wird das sicher anders!‘ Beim Thema ‚Baby‘ habe ich automatisch eine
rosa Brille auf. Oder ist es eine typische Erscheinung bei Schwangeren,
dass man solche negativen Aspekte vom Kinderkriegen erst gar nicht an
sich ranlässt?"* (Angelika)

Diese Frage möchte ich gerne an Sie weitergeben. Lassen Sie uns
gemeinsam nach einer Antwort suchen. Neun Monate haben Sie
Zeit, um sich auf die Geburt Ihres Kindes vorzubereiten. Pläne
werden geschmiedet, Vorkehrungen getroffen. Sie kaufen sich
Zeitschriften und Bücher über Säuglingspflege und Kindererziehung. Wissbegierig nehmen Sie alle Informationen und Ratschläge auf. Schließlich wollen Sie alles richtig machen, eine gute
Mutter werden. Zärtlichkeit durchströmt Sie beim Anschauen der
vielen schönen Bilder: glückliche Mütter mit strahlendem Baby in
allen Positionen.

Kein Gedanke wird daran verschwendet, dass es sich eventuell
doch nur um eine Momentaufnahme handeln könnte, die nur
einen kleinen Ausschnitt vom Leben als Mutter widerspiegelt. Mit
dem Bestand an Fachliteratur wächst allmählich der Bauch. Der
wachsende Bauch symbolisiert eine untrennbare Einheit und eine
tiefe Verbundenheit mit Ihrem ungeborenen Kind. Diese Übereinstimmung weckt Erwartungen auf eine ungebrochene Fortsetzung
des gemeinsamen Bandes nach der Geburt. Was ist nun aber,
wenn sich Ihre Wunschbilder, Ideale und Hoffnungen hinsichtlich
des Geburtserlebnisses, des Mutterglücks, der Liebe zum Kind, der
Bewältigung des Alltags mit einem Säugling und überhaupt der
Zeit nach der Geburt plötzlich nicht mit der Wirklichkeit decken?
Was ist, wenn Sie an einem Punkt anlangen, wo Sie sich sagen
müssen: „So hatte ich es mir nicht vorgestellt!" Eine Seifenblase
zerplatzt an der harten Realität des Mutterseins, auf die Sie nicht
angemessen vorbereitet waren:

*„Ich denke, Auslöser für meine Krise war die Diskrepanz zwischen der
Vorstellung, die ich von meinem Leben mit dem Baby hatte, und der
Wirklichkeit. Es ist nicht immer rosig, wenn man ein Kind hat. Aber*

23

genau das habe ich mir vorgestellt: Watteweiche, rosige, zärtliche Stun-
den mit meinem friedlich schlummernden Baby, und ich als glück-
liche Mutter freudestrahlend über das ganze Gesicht. Kein Gedanke
an ein stundenlang schreiendes Baby, an Unzulänglichkeitsgefühle, an
völlige Übermüdung durch schlaflose Nächte, an ein Rund-um-die-
Uhr-Gebrauchtwerden. Kein Gedanke an die Isolation, an das sehn-
süchtige Warten auf den Ehemann abends, damit mal wieder mit einem
Erwachsenen ein Wort gewechselt werden kann. Kein Gedanke an all
das, was mit Kindern leben auch heißen kann. Sicher, es gibt die zärt-
lichen Stunden – aber eben nicht nur. Wie alles, hat auch das Mutter-
oder Elternsein zwei und noch mehr Seiten. Das war mir vorher nicht
klar, bzw. nicht in dem Ausmaß. Ich hätte nicht gedacht, dass es einen
so fordern könnte." (Ina)

Hartnäckig halten sich in der Öffentlichkeit romantisierende Vorstellungen über die Mutterrolle. Die Schattenseiten bleiben ausgeklammert oder werden nur am Rande berührt. Die Medien ver-
decken und verharmlosen, so dass zwangsläufig der Eindruck entstehen muss, als sei das Leben mit einem Kleinkind ausschließlich
von Freude und Glück erfüllt. Damit wird auch die oben gestellte
Frage beantwortet: Sie haben überhaupt keine Chance, darüber
nachzudenken, ob Sie selbst – als Frau und Mutter – in eine Krise
geraten können, die Ihr Seelenleben in einer Art beeinflusst, wie
Sie es sich nie hätten vorstellen können. Probleme, die mit dem
Kind in Zusammenhang stehen, werden von A bis Z beleuchtet.
Nur wie es der Mutter dabei geht – danach fragt kaum jemand. Die
Schonzeit „Schwangerschaft" ist vorüber (schließlich ging es um
das „Produkt Kind"), Sie haben Ihre Aufgabe erfüllt und müssen
jetzt zusehen, wie Sie klarkommen – eingedeckt mit viel Literatur
über das Glück und die Zufriedenheit, eine Mutter zu sein. Sicher-
lich kommt hinzu, dass sich Schwangere nur ungern mit möglichen
Schwierigkeiten nach der Geburt auseinander setzen wollen.

Die Entscheidung für das Kind ist gefallen, und alles, was in
eine negative Richtung geht, erscheint bedrohlich und wird von
daher ausgeblendet. Das ist eine verständliche Reaktion.

Dennoch sollte jede Frau wissen, dass mit der Geburt eines
Kindes einschneidende Änderungen einhergehen, die sich auf verschiedenen Ebenen abspielen:

Die bisherige **Zeit**einteilung, in der frau bestimmten Pflichten,
Aufgaben oder Zerstreuungen nachgegangen war, hat auf einmal

ihre Gültigkeit verloren. Sie wird abgelöst durch eine endlose Aneinanderreihung sich wiederholender Tätigkeiten rund um die Säuglingspflege. Dabei zerrt der unterbrochene Schlaf unerbittlich an den Nerven.

Das Kind verändert **Beziehungen**, vor allem zum eigenen Partner. Viele Paare fallen der Illusion zum Opfer, dass sich mit der Geburt ihres Nachwuchses das gemeinsame Band (ob locker oder nicht) festigt. Aber statt Erfüllung und ein tiefes Verständnis füreinander zu erfahren, kann die neue Familiensituation zu einer harten Belastungsprobe für Mann und Frau werden.

Einer immer noch gängigen **Rollenverteilung** folgend, bleibt die Mutter mit dem Neugeborenen allein zu Haus und hadert mit ihrem persönlichen Mutterbild. Die alte, tief verwurzelte Vorstellung von Mutterschaft – wie sie noch von unseren eigenen Müttern und Großmüttern vorgelebt worden ist – harmoniert nicht mit der neuen, mühsam errungenen Position der Frau, die andere Werte geschaffen hat: eine zumindest annähernde Gleichberechtigung, Unabhängigkeit, berufliche Erfüllung.

Daneben kreisen die Gedanken permanent um das Wohl und die Zukunft des Kindes. Mit der neuen Verantwortung ist eine **Endgültigkeit** verbunden, die manche Frau erschrecken lässt. Es gibt kein Zurück mehr: einmal Mutter – immer Mutter.

Schließlich verändert sich mit Schwangerschaft und Geburt der eigene **Körper**. Seine vorherige Festigkeit musste Veränderungen weichen, die eine Frau manchmal als unschön, zeitweilig auch als schmerzhaft empfindet.

Weniger sichtbar, doch deswegen nicht weniger spürbar sind die großen **hormonellen Umwälzungen**, die mit der Geburt einsetzen und das Seelenleben in ungeahnter Weise beeinträchtigen können.

Angesichts der hier nur angedeuteten Prozesse, die durch die Geburt manchmal von einem Tag auf den anderen ausgelöst werden, kann sich der „Baby-Traum" zu einem regelrechten „Baby-Schock" entwickeln. Mit Neid müssen doch die strahlenden Super-Mütter in der Werbung betrachtet werden: nie ungeduldig, nie gereizt, nie mit einem schreiendem Baby, nie mit Spinatflecken übersät. Wie schaffen sie das bloß? Selbstzweifel und Schuldgefühle keimen auf und ebnen den Weg für die unmerkliche Wandlung von einer ehemals selbstbewussten Frau zur verzagten Mutter.

2. Die gute Mutter – ein Produkt ihrer Zeit

„Schuld an der Misere ist sicher auch das Mutterbild in der Gesellschaft. Eine Mutter hat glücklich zu sein, sich für die Ihren aufzuopfern und lebt allein nur durch ihre Kinder, tut alles für die Kinder, ist stets überglücklich, sie zu haben, und hat sich nach nichts anderem mehr zu sehnen. Und wehe, dem ist nicht so: Rabenmutter! Eine Mutter darf nie wütend sein auf ihre Kinder, muss stets für alles Verständnis haben, kurzum: die Glucke schlechthin.

Und woran die Mutter an allem schuld ist, wenn die dann erwachsenen Kinder ihr Leben verkorksen! Sie hat sie nicht wirklich geliebt, sie hat ihnen dies und jenes angetan! Es ist ja so einfach, alles auf die Mütter zu schieben.

Man sollte es anders sehen: Eine Mutter ist in erster Linie eine Frau – ein Mensch mit eigenem Leben, mit Gefühlen, Bedürfnissen, Erfahrungen – eben allem, was einen Menschen ausmacht. Und dann erst Mutter. Das hieße, dass man die Mutter von ihrem hohen – zu hohen – Sockel herunterholt und sie das sein lässt, was sie ist: eine Frau mit Kindern – nicht mehr und nicht weniger." (Ina)

Es ist nachvollziehbar und verständlich, wenn Sie angesichts Ihres kleinen hilflosen Babys den Wunsch hegen, alles hundertprozentig richtig machen zu wollen. Doch das Bemühen um dieses Ideal ist von vornherein zum Scheitern verurteilt. Viele Mütter fallen ihrem ausgeprägtem Perfektionsstreben zum Opfer, das nicht allein durch die Mamis aus der Pampers-Werbung hervorgerufen wird, sondern auch durch eine Vielzahl wohlmeinender Experten, die die totale Selbstaufgabe und Hingabe der Mutter zum moralischen Imperativ erheben. Das bedeutet konkret: Wenn die Mutter nicht den derzeitig aktuellen Erziehungsmethoden und Ratschlägen in der Säuglingspflege und Erziehung folgt, besteht die Gefahr, dass das Kind irreversible emotionale Schäden davonträgt. Die gleiche Suggestionskraft haben Bekleidungsindustrie, Spielzeugindustrie und Babynahrungsindustrie, die ihre eigenen Normen propagieren.

Wie ein Damokles-Schwert schwebt der allgegenwärtige Mutter-Mythos über den Köpfen der Frauen. Unerbittlich stellt er seine Forderungen und legt mehr oder weniger deutlich nahe, dass die Mutter etwas falsch gemacht hat, wenn irgendetwas mit dem Baby nicht stimmt.

„Unser derzeitiges Konzept der perfekten Mutter ist wie jede Ideologie ein Kulturprodukt, zeitgebunden und hoffnungslos der Mode unterworfen. Und Moden ändern sich", schreibt die amerikanische Psychologin Shari Thurer in ihrem hervorragend recherchierten Buch über den „Mythos Mutterschaft".[1] Sie weist nach, dass das Mutterbild von der Vorgeschichte bis zur Gegenwart einem ständigen Wandel unterworfen war. Von Epoche zu Epoche ändern sich die Erwartungen, die an eine „gute" Mutter gestellt werden: in der Psychologie, in Erziehungshandbüchern, in der Kulturgeschichte, der Kunst, in Anthropologie und Religion. Anhand vorherrschender politischer und sozialer Bedingungen legt der jeweilige „Zeitgeist" seine eigenen Maßstäbe zugrunde. Am Ende der Wanderschaft durch die Geschichte sich wechselnder Mutterbilder steht das Mutterideal des 20. Jahrhunderts, das in einer bis dahin noch nie gekannten Weise die Mutter mit unrealistischen und sentimental verklärten Ansprüchen überschüttet, denen sie sich kaum zu entziehen vermag. Noch nie gab es eine derartige Fülle von Handbüchern über Kindererziehung, die zudem auf eine Frage viele verschiedene Antworten parat haben. Letztendlich haben sie eines gemeinsam: die Unterordnung der Mutter unter die Bedürfnisse des Kindes und ihre Selbstverwirklichung in der Kindererziehung. Der Mythos räumt zwar ein, dass es auch berufstätige Mütter geben muss. Aber dieses Recht wird nur als notwendiges finanzielles Übel anerkannt. Eine Mutter allerdings, die gerne und freiwillig einem Beruf nachgeht, wird in die Kategorie „Rabenmutter" eingeordnet. Sie lässt ihr Kind im Stich und das wird früher oder später negative Konsequenzen für seine Entwicklung zeitigen. Dass es für ein Kind eine bereichernde Erfahrung sein kann, von verschiedenen Menschen betreut und geliebt zu werden, scheint nicht zur Debatte zu stehen: „Außerdem ignoriert der Rat der Kinderexperten aufs eklatanteste die erschöpfenden Studien aus zwei Jahrzehnten, die keinerlei Beweise für die negativen Folgen von Tagesbetreuung erbracht haben", stellt Thurer fest.[2]

Allein in den letzten 50 Jahren haben sich die Erziehungsideale drastisch geändert: das Konzept von „Strenge und Disziplin" musste den Prinzipien „Freiheit und Einfühlsamkeit" weichen. Während zu Zeiten unserer Großmütter die Erziehungsziele darin bestanden, wohlerzogene, höfliche Kinder mit tadellosen Manieren hervorzubringen, schlagen sich die Mütter heutzutage mit der unbarmherzigen Aufgabe herum, jeglichen seelischen Druck auf ihre Kinder zu vermeiden. Die freie Erziehung des Kindes führte zur eingeschränkten Freiheit der Mutter: Strikte Fütterungszeiten, Laufstall, mütterliche (nicht die väterliche) Abwesenheit sind verpönt. Den anstehenden Bedürfnissen des Kindes muss in jeder Situation Rechnung getragen werden – und das erzeugt wahrlich jede Menge physischen und psychischen Stress.

Sicherlich stellen die Erziehungstraktate durchaus eine wichtige Quelle an Informationen über Gesundheits- und Verhaltensfragen dar. Doch werden die Ratschläge in einer Art formuliert, als besäßen sie eine unumstößliche Endgültigkeit. Das Resultat ist, dass frau unter Umständen nicht mehr in der Lage ist, ihr eigenes Mutterschaftskonzept zu entwickeln, das beide Seiten gleichermaßen berücksichtigt: Kind **und** Mutter. Es gibt kein Patentrezept, das Babys glücklich macht, und es gibt keine ewige Wahrheit darüber, wie sich eine gute Mutter zu verhalten hat. Was heute als gut und richtig gilt, kann morgen schon Schnee von gestern sein.

3. Worüber niemand spricht

Nach Ansicht vieler AutorInnen dient die heutige Propagierung von Mütterlichkeit dem Ziel, die Frauen in ihre Schranken zu verweisen – gerade in einer Zeit, wo sie mehr sein wollen als nur Hausfrau und Mutter.

Der Schleier von Mystik, den die Gesellschaft der Mutterfigur umgelegt hat, ruft Verunsicherung, Versagensängste und Schuldgefühle hervor. Der Mythos gestattet keine sogenannten „negativen" Gefühle wie Enttäuschung, Zweifel, Aggressionen, Depressionen – obwohl diese Emotionen zum Menschsein gehören, aber eben nicht zu einer Mutter. Sicherlich werden Ihnen in abgeschwächter Form bestimmte Gefühlsregungen durchaus zugestanden: Sie dürfen mal ärgerlich, verstimmt oder gar mürrisch sein. Aber intensivere Gefühle dieser Art kleiden eine gute Mutter denkbar schlecht und sind absolut inakzeptabel. Da mütterliche „negative" Stimmungen in unserer Gesellschaft keine Daseinsberechtigung haben und von daher auch nicht erwartet werden, fallen immer mehr Frauen nach der Geburt in ein seelisches Tief. Es ist das Resultat eines breiten Gefälles zwischen glorifiziertem

Mutter-Ideal und harter Mutter-Realität. Beide Welten prallen unsanft aufeinander, was nicht ohne Folgen sein kann, weder für die Mutter noch für das Kind.

Und der Mutter-Mythos zieht noch weitere Kreise. Das verklärte Mutter-Image kann nicht nur als Mitverursacher von Depressionen gelten, sondern diese zusätzlich noch verstärken. Eine traurige oder depressive Mutter kann es nicht geben. Mütter müssen immer stark sein und Sicherheit geben. In den meisten Fällen wird den Frauen unterstellt, schon vor der Geburt zu Depressionen geneigt zu haben.

Innere Schwäche, Unselbständigkeit und Unfähigkeit, mit den neuen Belastungen fertig zu werden, dienen ebenfalls als gängige Erklärungsmuster für Verhaltensweisen, die nicht mit dem herrschenden Mutterbild übereinstimmen.

Ist es da ein Wunder, dass sich die betroffenen Frauen noch mehr in ihr Schneckenhaus zurückziehen? Sie fürchten Unverständnis und ablehnende Reaktionen. Sie haben Angst, für verrückt gehalten zu werden. Selbst nahe stehenden Menschen vermögen sie sich kaum anzuvertrauen. Da Depressionen nach der Geburt nicht vorkommen dürfen, leiden die Frauen im Verborgenen – überfrachtet mit Schuld- und Schamgefühlen. Als „smiling depression" bezeichnet Dr. Joan Sneddon[3] aus England das Phänomen, die wahren Gefühle und Gedanken mit einem Lächeln zu maskieren:

„Nach außen hin merkte man mir meine Krise überhaupt nicht an. Von vielen Seiten kamen Aussagen wie: ‚Seit der Geburt von Tobias wirkst du so ausgeglichen', ‚Du bist viel schöner geworden', etc. Ich hatte mich gegenüber anderen total im Griff, doch innen tobte die Panik."
(Monika)

„Viele Menschen in meinem Umkreis wussten nicht, dass ich so gravierende Probleme hatte. Ich nahm an, es würde keiner verstehen und man würde mich verurteilen, weil das Bild von einer jungen Mutter so völlig anders war. Mit meinem Mann habe ich oft über meine Empfindungen gesprochen, aber er wusste einfach nicht, wie er mir helfen konnte. Er wusste auch nicht, warum ich so fühle – ich wusste es ja selbst nicht einmal. Ich glaube, ihn machte die ganze Situation sehr unglücklich. Er wollte mich am liebsten aus diesen Gefühlen rausziehen, wusste aber einfach nicht, wie. Woher auch?
(Ina)

„Ich habe mich nicht getraut, mit anderen zu reden, weil es mir so lächerlich vorkam: ein Kind und schon überfordert. Meine Mutter hatte fünf Kinder, meine Schwestern zwei bzw. drei Kinder." (Anke)

„Mein Mann hat stets zu mir gehalten, er hat mir immer wieder Mut gemacht und mir auch einiges an Arbeit abgenommen. Er war toll! Meine Familie hat eigentlich nicht viel bemerkt, bis auf meine innere Unruhe an manchen Tagen. Ich habe mit ihnen auch nicht darüber gesprochen, weil ich mir die Schuld an meinem Versagen gegeben habe, dass Haushalt, Kind und Mann über mir zusammengebrochen sind. Meinen Freundinnen, die teilweise auch schon Kinder haben, habe ich mich nicht anvertraut, weil ich glaubte, dass der Fehler bei mir liegt." (Susanne)

Verstärkt wird das Problem dadurch, dass auch viele Fachleute über nachgeburtliche Depressionszustände nur sehr oberflächlich informiert sind. Das hängt zum Teil damit zusammen, dass die postpartale Problematik zwischen zwei Bereiche fällt: Geburtshilfe und Psychiatrie. Keinem von beiden kann sie ausschließlich zugeordnet werden, was die Frage nach Zuständigkeiten aufwirft. Von der interdisziplinären Zusammenarbeit sind wir leider noch ein gutes Stück entfernt.

Die erste Anlaufstelle ist fast immer der behandelnde Gynäkologe. Es gehört in unserer Gesellschaft viel Mut dazu, das eigene Innenleben vor mehr oder weniger fremden Personen zu enthüllen. Wie enttäuschend muss es dann sein, wenn frau sich dazu aufgerafft hat, ihrem Arzt ihren Zustand nicht länger zu verschweigen, um dann schließlich mit beschwichtigenden Kommentaren nach Hause geschickt zu werden: „Schlafen Sie sich erst einmal aus", „Babys schreien nun mal viel", „Das geht vorüber". Sicherlich geht es vorüber, doch reichen Beschwichtigungen und Baldriantropfen nicht aus, um die Krise der Mutter zu beheben, die unter Umständen ernste Formen annehmen kann. Außerdem scheint die weitverbreitete Meinung vorzuherrschen, dass eine Depression, die erst Wochen oder Monate nach der Entbindung auftritt, nicht mehr im Zusammenhang mit der Geburt zu sehen ist. Dies ist schlichtweg falsch. Behandlungsirrtümer sind nicht selten die Folge dieser unzureichenden Kenntnisse.

Leider gibt es nur wenige Fachleute in Deutschland, die sich mit der Depression post partum (= nach der Entbindung) befassen. Auch in den traditionellen Schwangerschaftsbüchern findet frau selten Hinweise, die darüber Aufschluss geben könnten, was denn nun eigentlich mit ihr los sei. Es ist die Namenlosigkeit, die zum Schweigen führt. Von den rund 100 von mir befragten Frauen, die nach der Geburt in eine Lebenskrise geraten sind, kannte kaum eine den Begriff „postnatale bzw. postpartale Depression". Woher auch? Und nur bei ganz wenigen Frauen ist diese Bezeichnung ärztlicherseits als Diagnose gefallen.

„Ich weiß nicht, dass ich in einer behandelbaren ‚Krankheit' stecke. Von postpartaler Depression habe ich noch nicht einmal gehört. Es kommt mir zu keinem Zeitpunkt in den Sinn, Hilfe bei einem Arzt oder Therapeuten zu suchen, vielleicht aus Angst, an den falschen zu geraten, für verrückt erklärt zu werden, mit Psychopharmaka voll-gepumpt zu werden. Am Ende trennen sie mich von meinem Kind! Nein, ich muss da selber raus, irgendwie." (Angelika)

So bleibt das Leiden isoliert und viele betroffene Frauen bemühen sich krampfhaft, nach außen den Schein einer glücklichen Mutter zu wahren, obwohl sie sich innerlich total zerrissen fühlen. Es ist Zeit, dass der Mutter-Mythos korrigiert und die Mutter-Kind-Beziehung auf eine realistische Grundlage gestellt wird.

Wenn das Ziel darin besteht – und hier sind sich wohl alle einig –, zufriedene Babys hervorzubringen, dann sollte man das Übel an der Wurzel packen, indem gesellschaftliche Grundlagen geschaffen werden, die die Zufriedenheit der Mutter gewährleisten. Kinder merken es sehr wohl, wenn ihre Mutter unzufrieden ist. Innere Konflikte lassen sich nicht ohne weiteres kaschieren oder bemänteln. Die Gleichung sollte deshalb lauten: zufriedene Mütter = zufriedene Babys.

4. Wer ist betroffen?

Mehr und mehr Frauen müssen nach der Geburt eines Kindes die Erfahrung machen, dass ihr Seelenhaushalt kräftig ins Wanken gerät.

Grundsätzlich gilt folgendes: Gefährdet sind alle. Selbst Frauen, die sich vorher gesagt haben: „Ich mache alles ganz anders. Und das ist ja überhaupt nur eine Frage der richtigen Organisation" mussten im nachhinein zugeben, dass sich ihr Konzept nicht so einfach verwirklichen ließ. Depressive Verstimmungen können nach jedem Kind auftreten, nach dem ersten wie auch nach dem zweiten, dritten oder vierten. Sie können ein einmaliges Erleben bleiben oder sich nach einer erneuten Schwangerschaft wiederholen.

Die Krise nach der Geburt erfasst Frauen verschiedener Bildungsgrade, Schichten und Hautfarben: Der soziale Status und die finanzielle Situation spielen keine ausschlaggebende Rolle. Es betrifft alleinerziehende Mütter wie auch Familienmütter mit einem oder mehr Kindern. Es sind junge Mütter wie auch Frauen um die vierzig. Die Krise widerfährt Frauen, die bei der Baby-Pflege die volle Unterstützung ihres Partners haben, wie auch Frauen, denen eine solche Hilfe versagt bleibt. Es ereilt Frauen mit einem Wunschkind wie auch jene, die ungewollt schwanger geworden sind. Extrovertierte wie introvertierte Persönlichkeiten sind gleichermaßen betroffen. Selbst Mütter, in deren Familie nie eine psychiatrische Erkrankung vorgekommen ist, sind dagegen nicht gefeit. Und auch ein gesundes und quietschvergnügtes Kind bildet keinen Schutz gegen einen Seelensturz nach der Geburt. Eines ist gewiss: Selbst die allerbesten Umstände stellen keine Garantieerklärung für dauerhaftes Glück dar. Es gibt Zahlen, die darauf verweisen, dass mindestens 70 Prozent aller Frauen, die von PPD betroffen waren, auf keine Depressionserfahrung in der Vergangenheit zurückblicken; und dass der Stress der Mutterschaft allein ein 15-fach höheres Risiko darstellt, gravierende psychische Probleme zu bekommen.

Und damit soll Ihnen eines gesagt sein: Wenn nach der Geburt das Glück in der Warteschlange stehen sollte, dann sind Sie nicht für Ihren Zustand verantwortlich. Es gibt zahlreiche erklärbare Gründe, die für das nachgeburtliche Tief ausschlaggebend sind.

5. Andere Länder – bessere Situation

Es mutet seltsam an, dass in Anbetracht der vielfältigen Krisenerscheinungen, die nach der Geburt auftreten können, in Deutschland kaum ein entsprechendes Hilfsangebot besteht.

Desgleichen gibt es auch wenig Literatur zu diesem Thema, die einer breiten Öffentlichkeit zugänglich ist. Auch in wissenschaftlicher Hinsicht muss sich noch sehr viel tun. So taucht z.B. in den meisten Handbüchern zur Geburtshilfe und Psychiatrie das Stichwort „postnatale bzw. postpartale Depression" überhaupt nicht auf. Erste Ansätze, das traditionelle Mutterbild in Frage zu stellen, sind zwar vorhanden, doch reichen sie bei weitem nicht aus, um ein unbefangenes Reden über die Krise nach der Geburt zu ermöglichen.

Folgende Beispiele aus anderen Ländern sollen zeigen, dass es auch anders geht:

In **Amerika** wurde bereits 1987 ein weltweites Netzwerk zur postpartalen Depression und Psychose gegründet: „Postpartum Support International" vereint in sich eine Vielzahl von Staaten und Ländern rund um den Erdball, in denen sich Initiativen betroffener Frauen zwecks Selbsthilfe, Aufklärung und Forschung gegründet haben.

In **England** gibt es eine Gesellschaft für postpartale Erkrankungen („Association for Postpartal Illness"), die eigens zum besseren Verständnis der Probleme, die mit postpartalen Erkrankungen in Verbindung stehen, und zur Förderung der Forschungsarbeit auf diesem Gebiet gegründet wurde. Daneben existiert die sogenannte „Meet-A-Mum-Association" (Kurzform: MAMA), die in Großbritannien über ein breites Netz von Selbsthilfegruppen verfügt. Mütter treffen sich, um über ihre Ängste, ihre Isolation und andere Probleme zu sprechen. Auch im Rahmen des „National Childbirth Trust" bestehen Gruppen von Müttern, die sich aus eigener Erfahrung anderen betroffenen Frauen zuwenden. In England richten immer mehr Krankenhäuser Mutter-Kind-Abteilungen ein, um zu verhindern, dass eine Frau, die der stationären Behandlung bedarf, von ihrem Kind getrennt wird.

Dr. med. habil. Mario Lanczik, Arzt für Psychiatrie in Erlangen, arbeitet derzeit an einer psychiatrischen Klinik in Birmingham. Er erläutert das britische Modell der speziellen Mutter-und-Kind-Abteilungen an psychiatrischen Kliniken:

Spezielle Abteilungen an psychiatrischen Krankenhäusern zur Aufnahme von postpartal psychisch erkrankten Müttern gibt es bisher in Deutschland nicht. In Großbritannien existieren solche Einrichtungen hingegen über das ganze Land verteilt. Auch in einigen Ländern des Commonwealth, z.B. in Australien, Kanada und Neusee-

land, sind sog. Mother-and-Baby Units in psychiatrischen Kliniken gegründet worden. Mittlerweile sind entsprechende Abteilungen in den Niederlanden und in Frankreich im Entstehen.

Modellcharakter hat in vielerlei Hinsicht die **Mother-and-Baby** Unit in Birmingham, die zur Zeit von Prof. Jan F. Brockington und mir geleitet wird. Sie ist Teil einer psychiatrischen Universitätsklinik, in der die Erforschung der psychischen Erkrankungen, die nach einer Niederkunft auftreten, einen wissenschaftlichen Schwerpunkt bildet. In dieser Abteilung werden Patientinnen zusammen mit ihren Neugeborenen bzw. mit ihren bis zu 15 Monate alten Kindern stationär, tagesklinisch und ambulant behandelt. Sie verfügt über acht Zimmer für je eine Mutter mit Kind und ein Appartement außerhalb der eigentlichen Station für speziell rehabilitative Maßnahmen. 1995 wurden 77 Mütter mit ihren Kindern stationär betreut. Der tatsächliche Bedarf an Betten lag für die Stadt und die Region Birmingham doppelt so hoch. Ambulant wurden im gleichen Zeitraum 472 Patientinnen regelmäßig behandelt.

Sowohl für die stationären als auch für die teilstationären Patientinnen werden in der Birminghamer Abteilung eine Reihe strukturierter Therapieprogramme angeboten. Dazu gehört die sog. Spieltherapie in sog. Play/Interaction Assessments. Die nach der Niederkunft psychisch erkrankten, zumeist unter Depressionen leidenden Mütter sind gegenüber ihrem Neugeborenen zumeist hilflos und mit dessen Versorgung überfordert. Oft sind sie im Wechsel mal zu nachlässig, mal zu stark beschützend und zwanghaft. Bei einem Teil der Mütter resultiert aus dieser Überforderungssituation eine feindliche Gesinnung gegenüber dem Neugeborenen, die sich in nicht seltenen Fällen in Aggressionen gegen das Kind oder in erweiterten Suizidversuchen entladen kann.

In der Spieltherapie können die Mütter, die aufgrund ihrer psychischen Erkrankung unter einer Beziehungsstörung zu ihrem Kind leiden oder aber, weil sei aufgrund einer postpartalen Psychose monatelang von ihrem Neugeborenen getrennt waren, unter Supervision spielerisch den emotionalen Kontakt zu ihrem Kind wieder aufnehmen und unter Anleitung den Umgang mit ihrem Kind – vom Wickeln bis zum Füttern – einüben. Durch den Kontakt zu dem Neugeborenen können gleichzeitig die krankheitstypischen Schuldgefühle gegenüber dem Kind, die einerseits durch den mangelnden Kontakt zum Kind verstärkt, andererseits durch die im Verhältnis zu ihrer psychischen Krankheit unvernünftig hohen Ansprüche an sich selbst aufrechterhalten wurden, wieder reduziert werden.

34

Zu den angebotenen Therapieprogrammen gehört ferner die Bildung von Gruppen zur Angstbewältigung, Selbstsicherheitstrainingsgruppen oder Entspannungstraining, und es werden Selbsthilfegruppen und Gesprächskreise gebildet. Da es sich bei den postpartal auftretenden Psychosen ursächlich um biologisch und nicht psychologisch begründbare Erkrankungen handelt, braucht nicht extra erwähnt zu werden, dass natürlich auch biologische, z.B. medikamentöse Behandlungsverfahren angewandt werden, allerdings in einer klinischen Umgebung, die das psychische Leiden der Mütter nicht weiter verstärkt.

In der Tagesklinik werden insbesondere die Mütter aufgenommen, die alleinstehend sind, keine weitere familiäre Unterstützung erfahren können oder erst kürzlich aus stationärer Behandlung entlassen wurden.

Die Notwendigkeit derartiger Einrichtungen ergibt sich aber nicht nur aus der seelischen Störung der Mütter. Kinder psychotischer Eltern gehören nicht nur aufgrund genetischer, sondern auch wegen psychosozialer Belastungsfaktoren zu einer Risikogruppe hinsichtlich ihrer psychischen Entwicklung. Aus einer Vielzahl wissenschaftlicher Untersuchungen wissen wir, dass die psychische Entwicklung nicht nur von Kindern psychotischer Eltern allgemein, sondern im Besonderen von Müttern mit postpartalen Depressionen und postpartalen Psychosen beeinträchtigt ist. Verhaltensauffälligkeiten sind bei diesen Kindern häufiger. Aus diesem Grund haben sog. Mother-and-Baby Units an psychiatrischen Krankenhäusern, wie die in Großbritannien, auch eine vorbeugende Wirkung hinsichtlich psychischer Entwicklungsdefizite beim Kleinkind.

Auch in den **Niederlanden** stößt man auf eine ganz andere Infrastruktur zur postpartalen Problematik. Diese Erfahrung machte die Diplom-Psychologin Dr. Veronika Windsor-Oettel aus Hamburg, die von 1982 bis 1986 in den Niederlanden lebte:

„In Holland ist es keine Seltenheit, dass sich die Frauen untereinander fragen, ob sie einen Baby-Blues oder eine postpartale Depression gehabt haben. Es gibt regionale Selbsthilfegruppen und viele gut lesbare Bücher zu diesem Thema, das auch im Fernsehen, selbst in Spielfilmen und in den gängigen Frauen-Zeitschriften immer wieder aufgegriffen wird. Fast jede(r) weiß, was eine postpartale Depression ist. Auch im Krankenhaus – vor, während und nach der Geburt – sieht die Situation für eine Mutter ganz anders aus. In

Holland sind die Geburten folgendermaßen unterteilt: ungefähr ein Drittel Hausgeburten, ein Drittel ambulante Geburten und ein Drittel Krankenhaus-Entbindungen. Hingegen werden in Deutschland wenig Hausgeburten und ambulante Geburten durchgeführt. Den holländischen Krankenhaus-Patientinnen geht es psychisch wesentlich besser als den deutschen Krankenhaus-Patientinnen. Das liegt daran, dass die holländischen Frauen im Krankenhaus einen Sonderstatus einnehmen. Sie bekommen sehr viel Zuwendung, weil sie praktisch Risiko-Schwangere sind. Denn die gesunde Frau geht bzw. bleibt nicht in der Klinik. Nur wenn eine medizinische Indikation vorliegt, begibt sie sich ins Krankenhaus. Damit gilt sie von vornherein als Risiko-Fall und wird entsprechend von Ärzten und Hebammen aufmerksam betreut und gepflegt.

Das holländische System passt sich den Bedürfnissen der Frau an. Das äußert sich darin, dass bei den insgesamt zwei Drittel durchgeführten Hausgeburten und ambulanten Geburten die Mutter die Möglichkeit hat, bei der Stiftung des Grünen Kreuzes um eine Wochenbettpflegerin zu bitten. Das ist eine Organisation – eine vergleichbare Einrichtung gibt es in Deutschland nicht –, die eigens Frauen für die Wochenbettpflege ausbildet und in die Haushalte schickt. Dies wird von der Krankenkasse finanziert. Für die Mutter bedeutet das, dass sie nur eine Bezugsperson hat, die sich vollkommen nach ihren individuellen Wünschen und Bedürfnissen richtet. Die Mutter kann essen, was und wann sie will; sie kann schlafen, wann sie möchte; sie kann von ihren Geburtserfahrungen ausführlich berichten und somit allen Ballast von der Seele abschütteln. Daneben kümmert sich die Wochenbettpflegerin um alle anfallenden Arbeiten im Haushalt und betreut die eventuell schon vorhandenen Geschwisterkinder. Da sie auch medizinisch geschult ist, kann sie feststellen, ob es Stillprobleme gibt oder ob mit dem Baby oder auch mit der Mutter etwas nicht in Ordnung ist."

In den **USA** gründete Dr. James Hamilton 1980 die Marcé-Gesellschaft (benannt nach dem französischen Arzt Louis Victor Marcé aus dem 19. Jahrhundert), eine internationale Vereinigung von Geburtshelfern, Psychiatern, Endokrinologen, Naturwissenschaftlern, Krankenschwestern und Sozialarbeitern, die an der Erforschung von PPD arbeiten. Sie organisiert alljährlich Kongresse, auf denen der aktuelle Wissenstand zusammengetragen wird. Das Ziel der Marcé-Gesellschaft besteht darin, dass die postpartale Depression als eigenständiges Krankheitsbild anerkannt wird, das sich in

Dauer und Verlauf von anderen depressiven Störungen unterscheidet. Dadurch soll eine darauf abgestimmte Behandlungsform gewährleistet werden. Daneben gibt es noch andere wissenschaftliche Gruppierungen und Selbsthilfe-Organisationen, die sich mit der Krise post partum befassen.

Die Diplom-Psychologin Renate Barth aus Hamburg war in Sydney (**Australien**) viele Jahre in einer Beratungsstelle für Eltern mit Säuglingen und Kleinkindern als Gesprächs- und Familientherapeutin tätig:

„In Sydney sind Beratungsangebote für an postpartaler Depression (PPD) erkrankte Frauen und ihre Familien integraler Bestandteil der psychosozialen Versorgung. Diese Situation reflektiert ein politisches Interesse an dem Thema.

PPD ist in Sydney ein geläufiger Begriff, sowohl bei Eltern als auch bei MitarbeiterInnen medizinischer und psychosozialer Einrichtungen. Für letztere werden vielfältige Fortbildungsveranstaltungen angeboten, z. B. in Form von mehrtägigen Workshops zum Erlernen gruppentherapeutischer Behandlungsmethoden. Es gibt vielfältiges Informationsmaterial zum Thema PPD, wie Artikel, Informationsblätter für betroffene Eltern, Unterrichtsmaterialien für Gruppenleiter, Videos usw. Die Versorgungsangebote sind flächendeckend. Eine Auswahl: In den ‚Tresillian Family Care Centres' finden Eltern mit Kindern von 0 bis 5 Jahren vielfältige Hilfsangebote, wie z. B. Telefonberatungen rund um die Uhr, Hausbesuche, Mutter-Kind-Tageskliniken, stationäre Mutter-Kind-Einrichtungen und befristete Kinderbetreuung in Notlagen. Diese Angebote stehen auch an PPD leidenden Frauen und ihren Babys zur Verfügung. Darüberhinaus gibt es spezifische gruppentherapeutische Angebote für Frauen mit PPD. Eine ähnliche Angebotspalette findet sich im ‚Mothercraft Hospital Karitane', einer ‚Tresillian' vergleichbaren Einrichtung. Die Selbsthilfeorganisation ‚Post Natal Depression Personal Support Network' bietet 24 Stunden am Tag telefonische Beratung und monatliche Gruppenzusammenkünfte. Zwei Einrichtungen der Benevolent Society of New South Wales: Das ‚Early Intervention Programme', ein spezifisches Beratungsangebot für Eltern mit Kindern von 0–3 Jahren (Mütter mit PPD stellen eine wesentliche Klientelgruppe dar), und das ‚Family Together Programme', eine besondere Anlaufstelle für psychisch kranke Eltern mit Kindern von 0–3 Jahren. Beide Programme operieren primär in Form von Hausbesuchen."

Auf Initiative von Renate Barth existiert seit 1993 die Beratungs-stelle „MenschensKind" für Eltern mit Säuglingen und Kleinkin-dern in Hamburg. Renate Barth bietet dort u.a. Gespräche speziell für an PPD leidende Mütter an.

Teil II
Die Krise nach der Geburt

„Wenn eine Frau sich vorstellt, wie es wohl ist, ein Baby zu haben, weiß sie zwar, dass es nicht einfach werden wird, aber sie kann unmöglich alle Belastungen vorhersehen und wissen, was sie dann empfinden wird. Ihre Selbsteinschätzung ändert sich oft drastisch. Eine Frau, die sich früher für kompetent, souverän und selbstsicher hielt und alles im Griff hatte, fühlt sich jetzt möglicherweise inkompetent und ängstlich und ist völlig verwirrt", meint Sheila Kitzinger in ihrem „Überlebenshandbuch" für Mütter.[4]

Auch wenn Sie sich gut auf die Mutterschaft vorbereitet glaubten, können Sie nach der Geburt in eine Gefühlswelt eintauchen, die Sie überraschen und verunsichern mag. Diese Emotionen können von leichter Traurigkeit über milde bis hin zu schweren Depressionen reichen. Sie nehmen Einfluss auf das Verhalten, die Persönlichkeit und auch auf die Lebensauffassung einer Frau. Vielleicht haben Sie das Gefühl, nicht mehr Sie selbst zu sein, neben sich zu stehen, Ihrem ursprünglichen Wesen total entfremdet zu sein. Die Geburt löst Empfindungen, Denkweisen und Handlungen aus, die nicht mehr mit Ihrem vorherigen Charakter übereinstimmen. Es braucht viel Zeit und Geduld, um das eigentliche Ich freizuschaufeln, das unter der Lawine an körperlichen und seelischen Belastungen verschüttet liegt. Und Sie benötigen viele Hände, die Ihnen beim Schaufeln helfen.

Ganz grob gliedern sich die Gemütszustände, in die eine Mutter nach der Geburt geraten kann, in drei verschiedene Kategorien: Baby-Blues, postpartale Depression, postpartale Psychose. Diese Gruppen stehen nicht isoliert nebeneinander, sondern bilden ein breites Spektrum von graduell unterschiedlichen Reaktionsweisen, die unmerklich ineinander übergehen können. Häufig sind ihre Grenzen fließend, so dass sich zum Beispiel aus dem Baby-Blues eine postpartale Depression entwickeln kann. Manchmal kann sich die Depression aber auch ohne bemerkbare Vorzeichen einstellen.

Was die wenigsten wissen, ist die Tatsache, dass manche Symptome nicht sofort nach der Entbindung auftreten, sondern teilweise erst Wochen oder gar Monate später. Dies führt leider häufig dazu, dass die Probleme einer Mutter nicht mehr im Zusammenhang mit der Geburt gesehen werden, was das Verständnis für ihre besondere Situation erschweren kann. Es ist außerordentlich wichtig zu betonen, dass bis zu einem Jahr nach der Geburt jederzeit depressive Reaktionen entstehen können.

1. Baby-Blues

Baby-Blues ist ein amerikanischer Begriff und bezeichnet ein kurzfristiges Stimmungstief in den ersten zehn Tagen nach der Niederkunft, von dem 50 bis 80 Prozent aller Mütter betroffen sind.

In den ersten zwei Tagen können Sie noch von einer Welle des Hochgefühls und der Euphorie getragen werden, vor allem nach einer glücklich verlaufenen Entbindung. Dann fallen viele frisch gebackene Mütter, meist zwischen dem 3. und 5. Tag, in ein seelisches Tief: die sogenannten Heultage (= Baby-Blues). Im 19. Jahrhundert sprach man in diesem Zusammenhang vom „Milchfieber", ein Begriff, der auf das Einschießen der Milch am 3. Tag zurückzuführen ist.

Wie der Name „Heultage" bereits besagt, ist häufiges Weinen für diesen Zustand charakteristisch. Ich empfinde die geläufig gewordene Bezeichnung „Heultage" als sehr abwertend. Dahinter versteckt sich die Aussage: „Stellen Sie sich nicht so an. Es ist doch nichts passiert." Unabhängig aus welchem Grund die gerade entbundene Mutter weint: Sie hat ein Recht dazu. Wenn frau schon nicht aus solch einem alles überwältigenden Anlass weinen darf, wann dann überhaupt noch? Manchmal sind ganze Wöchnerinnenstationen in Tränen aufgelöst. Traurigkeit, eine besondere Empfindsamkeit und häufige Wechselbäder der Gefühle kennzeichnen ebenso diese Melancholie im Wochenbett. Haben Sie eben noch herzlichst gelacht, können Sie fünf Minuten später schon wieder schrecklich deprimiert sein und hemmungslos weinen. Häufig sind es kleinere Anlässe, die Sie rühren, verletzen, verärgern, traurig stimmen: ein verspäteter Ehemann, eine Bemerkung des Pflegepersonals, Zeitungsannoncen, eine Bettnachbarin verlässt das Zimmer u. a. In vielen Fällen machen sich noch weitere Symptome bemerkbar, die Sie verunsichern: Müdigkeit, Erschöpfung, Konzentrationsschwierigkeiten, Gereiztheit, Ängstlichkeit (besonders im Umgang mit dem Neugeborenen) und teilweise auch eine ablehnende Haltung gegenüber dem Partner.

Das Kind ist da und eigentlich sollten Sie doch gerade jetzt besonders glücklich sein:

„Ich hatte sowohl nach der ersten als auch nach der zweiten Geburt einen Baby-Blues, und zwar jeweils am dritten bzw. vierten Tag nach der Entbindung parallel zum Milcheinschuss. Während ich mich jedoch beim ersten Mal meiner Tränen schämte und versuchte, sie zu verstecken, heulte ich beim zweiten Mal ganz offen und machte meinem Kummer Luft, d. h. ich sprach über das, was mich bedrückte, was in diesem Fall Stillprobleme waren, und war überrascht über die liebevolle, verständnisvolle Reaktion und die spontane Hilfsbereitschaft der Krankenschwestern.“   *(Annette)*

„Der Baby-Blues erwischt mich ganz schön heftig. Wo ich doch gedacht habe: ‚Ich heule sicher nicht, warum auch!‘ Meine Nerven sind überdreht, ich fühle mich schwach, seltsam umnebelt. Ich weiß ja vom Vorbereitungskurs, dass das in den ersten Tagen oft so ist, die Heultage eben. Zuhause wird es bestimmt besser.“   *(Angelika)*

„Ich glaube, ich habe mich nie vorher und nachher in meinem Leben so mies gefühlt. Der Dammschnitt tat höllisch weh. Ich war dauernd am Losheulen, wegen jeder Kleinigkeit. Von den Ärzten und Schwestern bekam ich nur zu hören: ‚Das sind die Heultage. Das legt sich wieder.‘“   *(Ute)*

Es sind vor allem die drastischen hormonellen Veränderungen, die mit dem Tag der Niederkunft einsetzen und die Seele Purzelbäume schlagen lassen. Das Wissen um die biologischen Abläufe im Körper stellt eine wichtige Voraussetzung dar, um mit den unerwarteten Gefühlen besser fertig zu werden. Neben dem Einfluss der Hormone auf Ihre Gemütsverfassung, was im allgemeinen unter den Fachleuten als Hauptverursacher des Baby-Blues anerkannt wird, gibt es auch noch eine psychische Komponente:

Mit der Geburt brechen allerlei Sorgen, Ängste und Fragen herein, auf die Sie zwar theoretisch gut vorbereitet sein mögen, doch in der Praxis erscheint vieles in einem ganz anderen Licht. Es heißt nun Abschied nehmen von einem Leben, in dem Sie mehr oder weniger nur sich selbst verantwortlich waren. Auch eine ungeplante Schwangerschaft, Geburtskomplikationen und damit verbundene Versagensgefühle, Zwistigkeiten in der Partnerschaft, eine Trennung von Mutter und Kind nach der Entbindung, auftauchende Stillprobleme können eine depressive Verstimmung auslösen.

Da es sich beim Baby-Blues um eine zeitlich begrenzte und häufig anzutreffende Erscheinung handelt, gilt er als normal und relativ harmlos. Eine medizinische Behandlung ist hier nicht notwendig. Verständnis, Zuwendung und viel Geduld helfen der Mutter, ihr seelisches Tief zu überwinden.

Leider sind die Bedingungen im Krankenhaus nicht immer dazu angetan, einen positiven Effekt auf die schwankende Gemütsverfassung der frisch entbundenen Frau zu erzielen:

Das Pflegepersonal – sicherlich teilweise selbst überfordert – zeigt sich nicht selten ungeduldig im Umgang mit der Mutter. Hat letztere noch gehofft, im Krankenhaus ausführlich in die Techniken der Baby-Pflege eingewiesen zu werden, so sieht sie sich häufig mit ihren Fragen und Sorgen allein gelassen.

„Trotz der schönen Geburt geht es mit meinen Kräften in den anschließenden Krankenhaustagen rasant nach unten. Ich kann nicht schlafen, erst vor Begeisterung, dann, weil ich so überdreht bin. Der viele Trubel und die Hektik durch Besuch, Telefon, Visite, Putzfrau etc. nerven mich, ich komme nicht recht zur Ruhe. Meine Tochter hat starke Gelbsucht und muss viele Stunden unter die UV-Lampe. Ich möchte bei ihr sein, habe aber das Gefühl, dass ich im Kinderzimmer ständig als hysterischer Störfaktor empfunden werde. Überhaupt habe ich mir den Klinikaufenthalt nach dem Info-Abend zur ,sanften Geburt' harmonischer vorgestellt. Stattdessen habe ich oft das Gefühl, um alles, was mir wichtig ist, kämpfen zu müssen. Irgendwie fühle ich mich nicht gut unterstützt vom Personal. Anscheinend ist für Gespräche keine Zeit." (Angelika)

Wenn auch der Baby-Blues schon fast als Normalzustand nach einer Niederkunft eingestuft wird, bedeutet das auf keinen Fall, dass man ihm keine große Beachtung schenken sollte. Hält die schlechte Stimmung ungewöhnlich lange an (über zwei Wochen), kann sich mitunter eine dauerhafte Depression entwickeln. Hinzu kommt, dass auch die sehr ernst zu nehmende Wochenbettpsychose im gleichen Zeitraum beginnen kann. In diesem Zusammenhang äußert sich Prof. Dr. Bernhard Pauleikhoff aus Münster, der schon in den sechziger Jahren einen wichtigen wissenschaftlichen Beitrag zur postpartalen Problematik geliefert hat, folgendermaßen: „Es besteht bei den Fachleuten im Allgemeinen die Tendenz, alle direkt nach der Geburt auftretenden Beschwerden mit den Heultagen abzudecken. Eventuell kann eine Frau aber schon zu diesem Zeitpunkt sehr schwer belastet sein."

2. Postpartale Depression

„Auch nachdem ich mit meinem Kind aus dem Krankenhaus entlassen worden bin, bessert sich meine Verfassung zu Hause nicht. Ich habe jedes Gefühl für mich selbst verloren, so, als wüsste ich gar nicht mehr, wer ich bin, wofür es mir wert ist zu leben, was ich gut und was ich schlecht finde. Zwischendurch bin ich immer wieder total gerührt über unsere Tochter, stehe quasi mit Tränen in den Augen an ihrer Wiege. Nicht freudig, sondern auf eine seltsame Art wehmütig.

Schlimm wird es, als mein Mann zwei Wochen nach der Geburt wieder aus dem Haus muss. Ich kann es ihm kaum verzeihen, dass er mich hier einfach so zurücklässt. Ich bekomme Panik, allein mit dem Baby, vor dem ich totale Angst habe. Vor meinem Baby! Ich habe das Gefühl, als bekäme ich keine Luft mehr. Wenn unsere Tochter zu weinen anfängt, steigert sich dieses Gefühl ins fast Unerträgliche.

Ich versuche zu singen, gehe mit ihr spazieren. Im Kinderwagen, wohlbemerkt, und nicht wie geplant im Tragetuch, damit sie wenigstens einen Meter von mir weg ist. Obwohl ich mich auf nichts konzentrieren kann, jagen 1000 Gedanken durch meinen Kopf: Warum nur wollte ich ein Kind, warum? Wie konnte ich mich nur so täuschen? Ich möchte alles rückgängig machen. Die Vorstellung, nun für immer für dieses Kind da sein zu müssen, lässt Panik in mir hochsteigen. Ich möchte abhauen, allein, irgendwohin. Meine Einstellung ‚Was ich in diesem Leben nicht lerne, muss ich im nächsten wieder anpacken' verscheucht meine Selbstmordgedanken. Meinem Kind werde ich nichts antun, obwohl ich plötzlich sehr gut, erschreckend gut verstehe, warum Leute ihre Kinder misshandeln. Sogar süße Babys. Mein Baby ist auch süß. Und gesund. Und unkompliziert. Das ist es ja gerade: Es gibt keinen objektiv ersichtlichen Grund für meine Überfor-

derung. Ich zweifle total an mir und bekomme ein permanent schlechtes Gewissen. Alle anderen schaffen das, sind glücklich über ihr Kind. Und ich? Ich möchte es am liebsten zurückgeben, wenn ich das irgendwie könnte, ohne ihm wehzutun.

Meine pädagogische Ausbildung schaltet sich ein. Aber anstatt mir hilfreich zu sein, bekomme ich große Angst, daran schuld zu sein, dass mein Kind nun kein glücklicher Mensch werden kann. Weil ich dauernd nur heule, anstatt ihm Liebe und Urvertrauen geben zu können, anstatt eine liebevolle, ausgeglichene Mama zu sein.

Ich schaffe es von einem Tag zum nächsten. Nach außen merkt man mir nichts an. Der Haushalt läuft, das Kind ist versorgt. In mir läuft gar nichts mehr. Ich könnte ein Automat sein. Winter in meiner Seele. Eingefroren. Ich kann mich einfach nicht mehr finden, alles ist so nebelig, haltlos, sumpfig. Das einzige Gefühl, das ich in dieser orientierungslosen Leere klar empfinden kann, ist Angst: Angst zu versagen, Angst vor dem Weinen meiner Tochter, Angst, haltlos abzustürzen, verrückt zu werden. Wenn mein Mann abends heimkommt, heule ich. Es schüttelt mich richtig. Was für eine Ehefrau! Er nimmt das völlig gelassen, ruhig und verständnisvoll. Abend für Abend hört er mir zu, lässt mich weinen. Auch zu Sex drängt er mich nicht. Ich weiß, dass er sich seit Wochen wenigstens nach Zärtlichkeit sehnt. Doch mir ist jeder Körperkontakt zu viel. Ich fühle mich durch das Stillen so ausgezehrt, dass ich nur denke: ‚Endlich schläft sie, und jetzt will er auch noch was von mir!'

Die Nächte sind meist ein Kuddelmuddel. Ich reiße meine Tochter aus dem Schlaf, meine in meiner chaotischen Verfassung, sie weine, habe Hunger. Ich überlege nicht, dass sie eigentlich fest schläft. Am morgen fühle ich mich wie gerädert, als hätte ich die ganze Nacht nur gestillt, gewickelt, gestillt. Untertags, wenn das Baby schläft, lege ich mich nicht wie geplant hin. Wie von 1000 Furien gejagt erledige ich, was zu tun ist. Ich kann nichts mehr ruhig und gelassen tun, habe ständig Angst, gleich wieder unterbrochen zu werden. Obwohl mir sowieso schon alles zu viel ist, entwickle ich einen regelrechten Putzzwang. Was nicht top ist, zieht und zerrt an meinen Nerven. Körperlich bin ich mit meinen Reserven am Ende. Schon nach einer Einkaufstour habe ich Fieber, immer wieder bekomme ich Milchstau. Ich erfahre, wie schlimm es ist, mit einem Säugling krank zu sein, sich nicht erholen zu können. Allein dadurch, dass ich zu wenig Schlaf bekomme, bin ich ein anderer Mensch. Hektisch, genervt, ohne Plan und Ziel. Ich verstehe kein Buch mehr, das ich lese, kann keinen klaren Gedanken fassen. Wenn ich mich schlafen lege, habe ich solche Angst, gleich wieder geweckt zu werden, dass ich vor Anspannung wach bleibe. Ich verstehe plötzlich, warum Schlafentzug in anderen Ländern als Foltermittel eingesetzt wird.

Sind Freunde da, kann ich kein Interesse für das Gesprächsthema aufbringen. Es ist, als wäre ich seit Wochen aus dieser Welt verschwunden, als wäre die Zeit ohne mich weitergelaufen. Ich komme mir vor wie eine alte, dicke Kuh. Eine Freundin bietet mir an, wir könnten gegenseitig unsere Kinder betreuen, so dass jede mal frei hat. Ein völlig absurder Gedanke für mich, mein Kind einer ‚Fremden' zu überlassen und etwas nur für mich zu tun. Außerdem fehlt mir für die Betreuung eines Besuchskindes die Kraft vorne und hinten! Ich habe das Gefühl, plötzlich um Jahrzehnte gealtert zu sein. So kann es nicht weitergehen." (Angelika)

Die Geburt eines Kindes markiert einen Wendepunkt im Leben. Jede Frau erlebt die Zeit nach der Geburt anders, und jede macht auf ihre individuelle Art wechselhafte Stimmungen durch. Es wird davon ausgegangen, dass ungefähr 10 bis 20 Prozent aller Mütter von der postpartalen Depression betroffen sind. Allerdings umfassen diese Zahlen nur Frauen, die sich in Behandlung begeben haben, so dass man davon ausgehen kann, dass die Dunkelziffer wahrscheinlich sehr viel höher liegt. Unter postpartaler Depression verstehen wir eine ganze Bandbreite an unterschiedlichen Reaktionsweisen, die nach der Geburt in Erscheinung treten können. Eine Variante ist Ihnen gerade geschildert worden. In welchem Ausmaß eine Mutter von dem nachgeburtlichen Tief betroffen sein kann, ist von Fall zu Fall verschieden: Es gibt leichte, gemäßigte und sehr schwere Formen. Der Unterschied zum Baby-Blues besteht darin, dass die postpartale Depression bis zu einem Jahr nach der Entbindung jederzeit beginnen kann, während die Heultage auf die ersten zwei Wochen nach der Geburt begrenzt sind.

Die meisten Symptome kristallisieren sich in den ersten drei Monaten nach der Niederkunft heraus. Sie können ihren Ausgangspunkt im Baby-Blues nehmen und dann in eine sich allmählich entwickelnde Depression umschlagen. Es ist ebenso möglich, dass eine Frau, ohne den Baby-Blues mitgemacht zu haben, depressiv wird. Häufig bildet sich die postpartale Depression schleichend nach der Entbindung heraus und beginnt vor allem mit Müdigkeit und Erschöpfung. Daneben gibt es Erscheinungsformen, die ohne Vorwarnung auftreten und eine Mutter sozusagen von einem Tag auf den anderen in einen Zustand tiefster Verzweiflung setzen. Dies kann auch noch nach Monaten der Fall sein (z. B. nach dem Abstillen). Besonders heimtückisch sind die schleichenden und spät einsetzenden Depressionen nach der Geburt, weil sie oft nicht als solche erkannt werden.

Vergleicht man die postpartale Depression mit Depressionsformen, die zu anderen Lebenszeiten auftreten, lassen sich auf den ersten Blick viele Gemeinsamkeiten im Beschwerdebild feststellen: Traurigkeit und Niedergeschlagenheit, Weinerlichkeit, Energiemangel, allgemeines Desinteresse, inneres Leeregefühl, ausgeprägter Pessimismus, Ängste, Denk- und Konzentrationsprobleme, sexuelle Unlust, Appetit- und Schlafstörungen. Dazu gesellen sich häufig somatische Symptome wie Kopfschmerzen, Herzklopfen, Störungen des Verdauungsapparates, Muskelverspannungen. Die depressive Grundhaltung schlägt sich auch im äußeren Erscheinungsbild nieder: Das Aussehen wird vernachlässigt, Mimik und Gestik sind reduziert, die Stimme ist leise und gleichförmig, insgesamt sind die Bewegungsabläufe verlangsamt.

Ein Teil der Experten geht davon aus, dass sich die postpartale Depression in Aussehen und Verlauf nicht von den klassischen Depressionen unterscheide, die zu anderen Zeitpunkten entstehen. Andere Fachleute sind der Auffassung, dass es sich bei der postpartalen Depression um eine „atypische Depression" handele, da sie sich in bestimmten Bereichen von den typischen Beschwerden anderer Depressionsformen abgrenze und weitere Symptome hinzukommen:

Die schleichende Entwicklung der postpartalen Depression äußert sich in ihren Anfängen meist durch eine extreme Müdigkeit und Erschöpfung. Es handelt sich sowohl um eine körperliche als auch um eine geistige Ermüdung. Erste Anzeichen können auch Schwindelgefühle und eine innere Unruhe in Verbindung mit Herzklopfen sein. Die frühere Energie ist verschwunden. Die Mutter sehnt sich ständig nach Schlaf und hat dennoch Schlafprobleme. Der Morgen ist häufig die vergleichsweise bessere Tageszeit, während sich im weiteren Tagesverlauf die depressive Stimmung wieder verstärkt bemerkbar macht (bei der typischen Depression verhält es sich umgekehrt). Die Erschöpfung kann sich von selbst geben, vor allem dann, wenn das Kind beginnt, die Nacht durchzuschlafen. Sie kann aber auch in eine Erschöpfungsdepression münden, die auf eine anhaltende emotionale und physische Überforderung zurückzuführen ist.

Etliche Frauen mit postpartaler Depression neigen anscheinend mehr dazu, übermäßig zu essen, wodurch Gewichtsprobleme entstehen können. Für die typische Depression ist hingegen Appetitlosigkeit, was zur Gewichtsabnahme führt, kennzeichnend. (Bei den letztgenannten „atypischen" Kriterien ist jedoch Vorsicht angebracht, da auch einige Mütter das typische Depressionsmuster aufweisen, das sich in morgendlichen Schwierigkeiten und mangelndem Appetit äußert.)[5]

Als entscheidendes Kriterium für die vorgenommene Differenzierung wird das Vorhandensein von Reizbarkeit angeführt, die ein wichtiges Symptom der PPD darstellt und bei einer typischen Depression fehlen kann. Diese Reizbarkeit ist in ihrer Intensität von Frau zu Frau verschieden. Sie kann in verbaler wie auch in körperlicher Form auftreten. Es kommt zu extremer Ungeduld, Streitsucht und heftigen Ausbrüchen (z.T. in Verbindung mit Gewalttätigkeit). Teilweise lassen sich die eigenen Reaktionen nicht mehr kontrollieren, was wiederum Angst erzeugt. Die ungewohnte Reizbarkeit steht nicht im Einklang mit dem Charakter der Person. Manchmal richten sich die Aggressionen gegen das Kleinkind. Ständiges Weinen und Schreien des Kindes trotz aller mütterlicher Zuwendung, die Erfahrung, keine perfekte Mutter zu sein, die ihr Kind jederzeit zufriedenstellen kann, das Gefühl, immer nur zu geben und nie etwas zurückzubekommen, das ständige Verfügbarseinmüssen und der Kräfteverschleiß können die Mütter schnell an ihre eigenen persönlichen Grenzen treiben, an denen Hilflosigkeit und Enttäuschung umschlagen in Wut auf das Kind.

„Ich fühlte mich vollkommen ausgelaugt durch die schlaflosen Nächte, war hundemüde – aber tagsüber zu schlafen gelang mir nicht. Und als unsere Tochter dann auch noch die ersten vier Monate starke Koliken hatte, fürchterlich viel schrie und durch nichts zu beruhigen war, waren meine Nerven am Ende. Ich fühlte mich völlig überfordert. Ihr Schreien quälte mich und wurde ganz allmählich zu einem Alptraum. Anfänglich empfand ich Aggressionen gegen das Kind und ich dachte oft, ich könnte dieses Kind an die Wand kleben, aus dem Fenster werfen oder die Klospülung herunterspülen. Gleichzeitig entsetzte mich diese Vorstellung, und ich schäme mich noch heute für diese Gedanken. Heute vielleicht noch mehr als damals, denn unsere Tochter ist inzwischen wirklich eines der liebenswertesten Geschöpfe." (Annette)

Die wenigsten Frauen wagen ihrem Herzen Luft zu machen. Angesichts der weit verbreiteten Meinung, dass die Mutterliebe eine nie versiegende Quelle darstellt, haben sie auch einen schweren Stand. Dabei könnte ein freies Reden schon viel von dem Druck nehmen, der letztlich nur Ausdruck einer extremen Belastungssituation ist, in der sie vollkommen sich selbst überlassen sind. Sicherlich erkennen die meisten Frauen rasch, dass ein Kleinkind nicht die geeignete Zielscheibe für angestaute Aggressionen darstellt, und suchen sich ein anderes Ventil. Im Übrigen sind Gedanken der Wut und des Ärgers auf das Kind nicht zwangsläufig das Zeichen einer Depression. Welche Mutter hat nicht angesichts zahlreicher auf sie einhämmernder Belastungen ihr Kind schon einmal sonst wohin gewünscht? Der Unterschied besteht darin, dass Frauen eine Depression entwickeln, *weil* sie solche Gedanken hegen, für die sie sich selbst ablehnen. Mütter mit Depression sind gerade jene Frauen, die sich besonders viele Gedanken machen über das, was sie denken und fühlen bzw. was sie nicht denken und fühlen. Während andere Frauen nachsichtiger mit sich sind und schnell mal etwas ad acta legen können, neigen wiederum nicht wenige dazu, sich in einem Netz von Gedanken zu verfangen, das sich immer enger zieht.

Daneben können andere Formen der Ablehnung auftreten, die eine Mutter ebenfalls nicht erwartet hat. Sie kann sich gefühlsmäßig von ihrem Kind distanzieren und mag keine rechte Freude an seiner Existenz aufbringen. Es muss ausdrücklich betont werden, dass der Zustand der Depression dafür verantwortlich ist, wenn eine Mutter ihr Kind nicht mehr liebt. Die Depression erstickt die Liebe. Wenn die Mutter sich nicht liebt, wie kann sie da ihr Kind lieben? Die ständigen quälenden Unzulänglichkeitsgefühle, mit denen die Frauen plötzlich nach der Geburt konfrontiert sind, führen dazu, sich für eine schlechte Mutter zu halten, die nicht in der Lage ist, ihr Kind angemessen zu versorgen. In manchen Fällen kann die depressive Grundhaltung dem Leben gegenüber tatsächlich zu einer Vernachlässigung des Kindes führen. Die kleinsten Vorhaben fallen schwer und erscheinen wie ein kaum zu überwindender Berg. Ebenso möglich ist es, dass eine unter Depressionen leidende Frau ihr Kind durchaus korrekt versorgt – nur mit wenig Anteilnahme.

Letztlich spielen starke Ängste im Umgang mit dem Säugling eine nicht zu unterschätzende Rolle. In manchen Fällen steigern sich die Angstgefühle zu Zwangsgedanken, das heißt, dass destruktive Gedanken, Vorstellungen oder Bilder regelmäßig wiederkehren. Die Mutter fürchtet sich davor, ihrem Kind Schaden zuzufügen oder es sogar – unwillentlich – zu töten. Ausdruck dieser Furcht können folgende Visionen sein: das Kind mit einem Messer zu verletzen, es zu ersticken, es die Treppe hinunterzuwerfen, es von der Wickelkommode oder vom Balkon fallen zu lassen, es zu ertränken etc. Auch wenn es den Anschein hat – diese zerstörerischen Gedanken sind durchaus nichts Ungewöhnliches. Für die amerikanischen Psychologinnen Dunnewold und Sanford sind sie das Ergebnis eines plötzlich auftretenden Bewusstseins um die Verletzbarkeit und Hilflosigkeit eines Wesens, das in einer Welt aufwachsen muss, in der Gewalt auf der Tagesordnung steht.[6] Eine andere interessante Erklärung liefert die Psychologin Helga Kreikenbaum im Gespräch mit Regine Schneider, Autorin von „Oh, Baby". Ausgangspunkt ihrer Überlegung ist die Tatsache, dass jeder Mensch auch im Erwachsenenalter einen Persönlichkeitsanteil aufweist, der als „das innere Kind" beschrieben wird und dichter an der Oberfläche liegt, als wir uns vorstellen können:

„Solche Phantasien verstehe ich als Symptome, die aus einer überfordernden Situation entstehen. Eine Möglichkeit der Interpretation wäre: Das innere Kind der Frau will das reale Kind beseitigen, da es der Frau so große Schwierigkeiten macht, sie überfordert. Meistens stehen solche Phantasien im Zusammenhang mit der neuen großen Verantwortung, der die Frau sich nicht gewachsen fühlt, mit der eingeengten Freiheit, der Isolation, in die sie sich durch das Kind gebracht sieht. Es kann auch sein, dass die Frau noch nie so eine intensive Gefühlsbeziehung hatte wie zu ihrem Kind, und dass ihr das Angst macht. Das gesellschaftliche Tabu, über diese Schwierigkeiten frei sprechen zu dürfen, unterstützt noch die Isolation, in der sie sich dann befindet. Die Gefühle, die in ihr entstehen, finden keine Ausdrucksmöglichkeit, sie sind eingesperrt und äußern sich dann in Phantasien, die ihr Angst machen und sie an ihrer Normalität zweifeln lassen. Wenn diese Gefühle besprochen werden dürfen, baut die innere Spannung sich ab."[7]

Es ist in diesem Zusammenhang äußerst wichtig zu betonen, dass hier ein deutlicher Unterschied besteht zwischen Frauen, die an der postpartalen Depression leiden und jenen Frauen, die von einer Wochenbettpsychose betroffen sind (vgl. nächster Abschnitt). Frauen mit einer postpartalen Psychose vermögen ihre Vorstellungen und Bilder nicht von der Realität zu trennen (wofür sie ebensowenig können), und es besteht die große Gefahr, dass sie danach handeln. Hingegen sind sich die Frauen, die im Rahmen einer postpartalen Depression von den sich wiederholenden Zwangsgedanken heimgesucht werden, darüber vollständig bewusst, dass ihre Phantasien nicht real sind. Sie spiegeln nicht ihre wahren Gefühle wider, denn sie wollen ihrem Kind kein Leid zufügen. Und sie hassen sich dafür, dass ihnen derartige Bilder überhaupt in den Kopf kommen. Manche Frauen entwickeln sogar unbewusst bestimmte Rituale, um sich vor ihren schlechten Gedanken zu schützen: Sie verstecken die Messer, meiden die Küche oder weigern sich, ihr Kind zu baden etc.

„Mir ging es immer schlechter. Ich hatte Angst, aus dem Fenster zu springen, Angst, mein Kind umzubringen. Ich ging nicht allein mit ihr in die Küche, weil ich fürchtete, sie mit dem Küchenmesser zu töten. Ich kann nicht sagen, wieso ich sie töten wollte. Mir war klar, dass dies an meiner Situation nichts ändern würde. Aber es war wie ein Magnet, welcher mich anzog und mir diese Ängste einflößte." (Marion)

Allerdings muss mit gleicher Eindringlichkeit darauf verwiesen werden, dass gleichfalls bei schweren postpartalen Depressionen die Gefahr besteht, dem Kind in irgendeiner Form Schaden zuzufügen, wenn die Intensität des Erlebens besonders stark ausgeprägt ist und die Mutter sich nicht mitteilen kann.

Akute Bedrohung für das Kind entsteht immer dann, wenn die depressive Mutter Selbstmordgedanken hegt. Frauen mit Depressionen nehmen nicht selten ihr Kind mit in den Tod, weil sie es für im Jenseits besser aufgehoben halten als in diesem Leben.

„Ich habe versucht, mir das Leben zu nehmen, weil ich einfach den Eindruck gewann, dass es keinen Sinn mehr hätte. Diese Vorstellung weitete sich dann noch auf mein Kind aus. Ich wollte es ebenfalls umbringen, denn ich war der Ansicht, dass es ohne Mutter nicht alleine zurückbleiben sollte. Diese Selbstmordgedanken verfolgten mich tagein-tagaus, und ich konnte mich durch nichts davon ablenken. Das war eine ganz schlimme Zeit, die schlimmste meines Lebens, denn ver-

standesgemäß konnte ich mich selbst gar nicht verstehen: Ich hatte
mir schon immer ein Kind gewünscht und hatte auch konkrete Vor-
stellungen von seiner Erziehung gefasst." (Karin)

Mit der Depression besteht auch der Wunsch nach Rückzug und
Abkapselung von der Außenwelt, mit der keine Gemeinsamkeiten
mehr bestehen. Das tagtägliche Grau-in-Grau gibt der Mutter das
Gefühl, als sei sie durch eine unsichtbare Glasscheibe von ihren
Mitmenschen getrennt. Sie meidet unter Umständen auch deswegen Kontakte, weil sie Angst hat, das Haus zu verlassen oder weil
sie fürchtet, von Panikattacken überrollt zu werden. Panikattacken
resultieren aus extremen Ängsten und können auch körperliche
Symptome hervorrufen: Kurzatmigkeit, Zittern, Schwitzen, Herz-
rasen u. a. Manche Frauen ereilt es jeden Tag, andere in bestimmten Abständen. Auf jeden Fall ist die Erfahrung einer Panik-Reak-
tion für eine betroffene Frau etwas sehr Schreckliches, weil sie
sich dieser Situation vollkommen hilflos ausgesetzt fühlt. Ängste
können in allen Schattierungen auftreten. Es gibt auch Frauen, die
sich vor dem Allein-Sein fürchten. Vielleicht flehen sie morgens
ihren Mann an, zu Hause zu bleiben und nicht zur Arbeit zu gehen.

„Bei mir entwickelten sich die ersten depressiven Beschwerden direkt
aus den Heultagen heraus. Während der ersten zwei Wochen zu Hause
war es noch erträglich – mein Mann hatte sich Urlaub genommen.
Aber dann war ich völlig allein mit dem Kind. Meine Tochter war kein
pflegeleichtes Kind, sie hat mich rund um die Uhr gefordert. Ich habe
oft geweint, hatte Angst, etwas falsch zu machen, Angst, dass dieser
Zustand ewig andauern würde, Angst vor jedem neuen Tag, Angst vor
dem Moment, an dem mein Mann zur Arbeit fuhr. Neid auf ihn, weil
er weg konnte. Ich habe mich eingesperrt gefühlt, angebunden. Redu-
ziert auf eine Funktion, als eigenständiger Mensch gar nicht mehr vor-
handen. Mitunter hatte ich regelrechte Panikattacken und richtige
Angstzustände. Ich fühlte mich wertlos und zu nichts nutze. Ich
fühlte mich selbst wie ein Baby und wollte auch so gerne bemuttert
werden, wollte unterstützt werden, hätte Hilfe so sehr gebraucht. Ich
war tief im Innern nicht die strahlende Mutter eines Neugeborenen,
die jeder von mir erwartete – und die ich anfangs auch verzweifelt zu
spielen versuchte. Anfangs hatte ich auch noch keine Beziehung zu
meiner Tochter – ich versorgte sie, weil sie versorgt werden musste. Si-
cher, ich fand sie süß, aber ich hatte nicht das stolze Gefühl: Sie ist

deine Tochter! Ich hatte trotzdem ständig Angst, dass ihr unter meiner Obhut etwas Schlimmes passieren könnte, was sich verheerend auswirken würde, weil ich mich völlig unsicher fühlte im Umgang mit meiner Tochter. Ich hatte mich noch nie vorher im Leben so allein gefühlt wie in den ersten Monaten mit meinem Kind. Es gipfelte schließlich in einem völligen Nervenzusammenbruch, in dessen Verlauf ich meinen Mann anflehte, er möge mir helfen." (Ina)

Fachleute unterscheiden zwischen Depression und Angststörungen. Das bedeutet: Depression und Ängste müssen nicht zwangsläufig Hand in Hand gehen. Ängste können sich entwickeln ohne depressive Symptome.

Eine unermüdliche Begleiterin in dieser sensiblen Phase nach der Geburt ist die Schuld. Frauen neigen dazu, die Verantwortung für ihre Gefühlszustände ausschließlich bei sich selbst zu suchen. Sie schämen sich ihrer negativen Grundstimmung, die dem gängigen Mutter-Ideal doch so wenig entspricht. Dadurch entsteht ein Teufelskreis, der nur sehr schwer zu durchbrechen ist.

Wie deutlich geworden ist, setzt sich die postpartale Depression aus vielfältigen Symptomen zusammen, die allerdings in ihrer Ausprägung, Intensität und Dauer von Frau zu Frau variieren. Bei jeder Mutter äußert sich die Krise nach der Geburt anders, wenn auch teilweise Gemeinsamkeiten zu beobachten sind.

Bei manchen Frauen kann die Depression schon nach zwei bis drei Wochen verschwinden, bei anderen dauert sie mehrere Monate und wiederum andere müssen sich ein ganzes Jahr oder länger damit auseinandersetzen. Und bei einigen Frauen geht die postpartale Depression in das prämenstruelle Syndrom über. Das heißt, dass sich der psychische Zustand der Mutter in der Zeit vor der Menstruation (maximal 14 Tage vorher) erheblich verschlechtert. Danach klingen die Beschwerden wieder ab und kehren vor der nächsten Regel zurück.

3. Postpartale Psychose

„Nach der Geburt meiner zweiten Tochter im August 1994 bekam ich eine Wochenbettpsychose und musste sechs Wochen in einer psychiatrischen Klinik verbringen. Vorher hatte ich nie mit Depressionen oder ähnlichen Gemütszuständen zu kämpfen. Im Gegenteil, ich war ein

sehr lebenslustiger Mensch, der viel und gerne lachte. Meine Tochter war eine Frühgeburt und wurde mit einem Kaiserschnitt entbunden. Sie kam sofort nach der Geburt in die Kinderklinik und musste zwei Wochen im Brutkasten bleiben. Ich sah sie erst vier Tage später und erschrak sehr. Die ganzen Apparaturen und Geräusche machten mir Angst. Ich konnte nicht weinen, so wie mein Mann, als er sie das erste Mal gesehen hatte, sondern ich war wie gelähmt.

Ich kann nicht sagen, dass die ersten Anzeichen meiner Krankheit depressiver Natur gewesen sind. Es war vielmehr eine wahnsinnige innere Spannung, die mich beherrschte. An dem Tag, als ich aus der Entbindungsklinik entlassen wurde, ging es mir blendend. Was mir allerdings auffiel, war eine starke Empfindlichkeit. Ich nahm alles wahr, was es nur wahrzunehmen gab. Jemand sagte etwas zu mir, und ich meinte, schon vorher zu wissen, was er sagen wollte. Vielleicht war da mein Zeitgefühl schon aus den Fugen geraten. In der folgenden Nacht hatte ich einen schrecklichen Traum. Ich hatte eine Totgeburt und wollte selbst nicht mehr leben. Ich versuchte zu sterben, indem ich die Luft anhielt. Zu diesem Zeitpunkt wusste ich schon oft nicht mehr, was denn Traum und was Realität war. Ich sprach von der Unendlichkeit und von der Bedeutung der einzelnen Sekunde, von der Wichtigkeit einer Einzelperson im Vergleich zur gesamten Menschheit. Ich meinte die Welt durch meinen Tod erlösen zu können. Ich konnte mit niemanden sprechen und wollte niemanden sehen. Ich bildete mir ein, hysterisch zu sein und sah mich in meiner Annahme bestätigt, als ich noch in der Nacht im Lexikon unter ‚Hysterie‘ nachschlug. Ich fühlte, dass etwas nicht mehr mit mir stimmte, aber ich konnte mich nicht artikulieren. Mein Mann wusste nicht, wie er auf mich reagieren sollte. Er versuchte mich so weit wie möglich zu beruhigen, aber er erkannte den Ernst der Lage nicht. Am nächsten Tag kam dann der völlige Zusammenbruch. Der Notarzt wurde verständigt, und ich wurde ins Bezirkskrankenhaus eingeliefert. In der Klinik sagte ich tausendmal das Wort ‚Paradies‘ vor mich hin. Ich glaubte, wenn ich es nur oft genug sagte und dabei mit dem Fuß aufstampfte, würde dieser Zustand für mich und für die restliche Menschheit eintreten. Die Zeit schien für mich still zu stehen. Meine Mitpatienten redete ich mit Namen von Personen aus meinem Bekanntenkreis an. Meinen Zimmernachbarn sprach ich immer als ‚Schlüsselperson‘ an, die mir doch helfen sollte. Ich rannte stundenlang den Gang auf und ab und saß dann wieder ebensolange am Boden, um mich auszuruhen. Die Ärzte erklärten, dass mein Verhalten eine hormonelle Ursache habe, und es sei eine Frage der Zeit, bis ich wieder ‚normal‘ sei.

Mein Leben nach der Entlassung bekam ich allmählich wieder in den Griff. Heute ist dieses Kapitel abgeschlossen. Ich glaube im nach-

hinein, ich hätte mir einigen Kummer und Sorgen ersparen können, hätte ich damals schon etwas über postpartale Depressionen oder Psychosen gewusst. Es wäre vieles einfacher zu ertragen gewesen, und ich denke, ich hätte auch viel eher wieder gesund werden können".(Gaby)

Die postpartale Psychose – auch Wochenbettpsychose genannt – stellt die schwerste Form des nachgeburtlichen Stimmungstiefs dar. Sie kommt bei einer bis drei von 1000 Frauen vor. Es handelt sich um eine psychische Erkrankung, in deren Verlauf die betroffene Frau den Kontakt mit der Realität verliert. Für gewöhnlich kommt es zu einem akuten Ausbruch über Nacht, wobei sich ihre Persönlichkeit vollständig ändert.

Die Wochenbettpsychose entsteht vorwiegend in den ersten zwei Wochen nach der Entbindung. Bei vielen Frauen bricht die Krankheit unmittelbar nach den Wehen aus. Wenn dies der Fall ist, dann sind Schlaflosigkeit und extreme Ängstlichkeit oft frühe Warnsignale. Deswegen sollten die Schwestern auf Wöchnerinnenstationen Mütter im Auge behalten, die erregt, überaktiv, misstrauisch oder verkrampft scheinen. Desgleichen müssen jene Mütter besonders beachtet werden, die meinen, dass mit ihrem Baby etwas nicht stimmt. In einigen Fällen kann die postpartale Psychose auch später auftreten, besonders in Verbindung mit physischen Stressoren wie abruptem Abstillen oder extremem Schlafmangel. Eine postpartale Psychose kann übergehen in eine postpartale Depression, wie es auch umgekehrt möglich ist, dass sich eine beginnende Depression zu einer Psychose ausweitet.

Die Wochenbettpsychosen lassen sich ihrerseits in verschiedene Ausformungen gliedern. Sie können in Richtung Manie, Depression und Schizophrenie gehen.

Bei der manischen Form, die sich meistens wenige Tage nach der Geburt manifestiert und damit in die Zeit des Baby-Blues fällt, kommt es bei der betroffenen Frau zu einer unglaublichen Antriebssteigerung, motorischen Unruhe und Verworrenheit bis hin zu Größenwahn. Frauen mit einer Manie können in der Nacht nur zwei bis drei Stunden schlafen, ohne sich müde zu fühlen. Tagsüber scheinen sie ein wahrer Ausbund an Energie zu sein. Zahlreiche Projekte werden gleichzeitig in Angriff genommen. Häufig sind jedoch diese diversen Aktivitäten sehr unproduktiv, da die Frau von einer Aufgabe zur anderen springt und Chaos hinterlässt. Der gesteigerte Antrieb bedeutet nicht, dass sich die Mutter in gehobener Stimmung befindet.

Für die depressive Form sind Angstzustände wie auch Antriebs-, Bewegungs- und Teilnahmslosigkeit charakteristisch. Die Frau zeigt kaum noch Reaktionen auf die Ansprache ihrer Umwelt, die sie durchaus wahrnehmen kann. Äußerlich sichtbar ist dieser Zustand häufig durch ihr ausdrucksloses Gesicht, das wie eine Maske wirkt. Sie fühlt sich in ihrer Mutterrolle als absolute Versagerin und peinigt sich mit quälenden Schuldzuweisungen.

Im Rahmen der schizophrenen Form entwickeln sich Halluzinationen und Wahnvorstellungen. Eine extreme Antriebsarmut ist genauso typisch. Die Frau baut sich ihre eigene Phantasiewelt auf, fernab jeglicher Realität. Manchmal hört sie Stimmen, sieht Menschen, Tiere oder Dinge, die gar nicht existieren. Oft sind ihre Halluzinationen religiöser Natur. Die Mutter kann z.B. glauben, dass ihr Kind ein Dämon sei, der ihr Böses will, oder sie hält ihr Baby für Jesus.

Die bizarre Eigenart dieser Gedanken unterscheidet sich ganz deutlich von den oben erwähnten Zwangsgedanken bei einer postpartalen Depression. Frauen mit einer Psychose halten ihre Gedankenwelt für wahr und können danach handeln. Das Leben von Mutter und Kind ist ernsthaft in Gefahr. Das fehlende Unterscheidungsvermögen zwischen Phantasie und Realität kann sich auch in wahnhaften Sorgen um Gesundheit und Wohl des Babys äußern. In diesem Zusammenhang macht Dr. Anke Rohde aus Halle auf einen Aspekt der Psychose aufmerksam, der besonders bei Müttern vorzufinden ist:

„Mütter leiden häufig unter unbegründeten Schuldgefühlen. Das kann sich derart steigern, dass es zum Schuldwahn oder zu anderen Wahninhalten kommt. Wahn bedeutet: unkorrigierbare absolute Überzeugung, das etwas so und nicht anders ist, und kein Gegenargument bringt mich davon ab. Gehen wir mal von einem folgenden Fall aus: Eine Mutter macht sich zum Beispiel Vorwürfe, dass sie eine schlechte Mutter ist, dass sie das Kind falsch versorgt, dass das Kind geschädigt ist. Und dann geht diese Frau zum Frauenarzt oder Kinderarzt und sagt: ‚Ich habe mein Kind nicht richtig versorgt, es ist krank, ich bin schuld daran, ich habe etwas falsch gemacht.‘ Dann versucht der Arzt zu beschwichtigen und antwortet vielleicht: ‚Das ist überhaupt nicht so. Ich habe das Kind untersucht, es

sieht gesund aus. Sie brauchen sich überhaupt keine Sorgen zu machen.' Diese Reaktion mag am Anfang vielleicht noch helfen, wenn sich dann aber die Symptome bei der Mutter bis zum Wahn steigern, wird es ausgesprochen kritisch. Wenn eine Frau wahnhaft davon überzeugt ist, dass ihr Kind krank ist, dann interessiert es sie gar nicht, was der Kinderarzt sagt, sondern sie denkt, er habe keine Ahnung. Solche wahnhaften Überzeugungen, die auch beispielsweise bei schweren Depressionen auftreten können, sind immer mit folgenden Inhalten gefüllt: ,Ich bin schuld. Ich habe etwas falsch gemacht. Ich bin verantwortlich dafür.' Aus diesen wahnhaften Schuldgefühlen heraus kann es auch schon bald zu Suizidgedanken kommen: ,Meinem Mann und meinen Kindern würde es besser gehen, wenn ich nicht mehr da bin.' Oder es kann auch zum Infantizid (Tötung des eigenen Kindes) kommen. Ich kenne einen Fall, der mich sehr berührt hat, wo die Mutter wahnhaft davon überzeugt war, dass ihr Kind bleibend geschädigt sei durch ihre angeblich schlechte Versorgung. Und dann hat sie sich gesagt: ,Ich möchte dem Kind das Leiden nicht weiter zumuten. Ich werde das Kind töten und ich werde auch mich umbringen.' Das war eine junge Frau, die bis dato nie krank gewesen war, die glücklich verheiratet war, ein Wunschkind hatte usw. Auch ist sie bei mehreren Ärzten wegen der ,Krankheit' ihres Kindes gewesen und hat ihnen erzählt, sie mache alles falsch. Und da ist eben pauschal gesagt worden, es sei alles in Ordnung, und Mütter machten sich generell immer zu viele Sorgen. Das sind die tragischen Fälle, wo ich meine, man hätte da etwas genauer hingucken müssen. Man hätte der Frau und ihrer Familie durch eine rechtzeitige Behandlung viel Leid ersparen können. Wie gesagt, es handelt sich im Prinzip um ein leicht erfassbares Krankheitsbild, wenn man weiß, wonach man fragt und suchen muss." (Prof. Dr. med. Anke Rohde, *Gynäkologische Psychosomatik der Universitätsfrauenklinik in Bonn*)

Relativ typisch für die Wochenbettpsychosen sind Mischformen der oben genannten Ausprägungen, nämlich die Mischung von schizophrenen und depressiven oder manischen Zustandsbildern.

Die schizo-depressiven Erkrankungen gelten als die gefährlichsten, weil hier die Suizidgefahr am höchsten ist.

Allerdings sind die schizo-manischen Mischbilder bei Wochenbettpsychosen am häufigsten (hier paaren sich Euphorie und Antriebssteigerung mit der Überzeugung, verfolgt zu werden, oder mit anderen Wahnideen).

Bei postpartalen Psychosen wie auch schweren Depressionen ist die Behandlung in einer Klinik erforderlich, um die Frau optimal behandeln zu können und um das Leben von Mutter und Kind nicht zu gefährden. Frauen, in deren Familiengeschichte bereits eine manisch-depressive Erkrankung vorgekommen ist, haben ein höheres Risiko, eine Depression oder Psychose nach der Entbindung zu entwickeln. In solchen Fällen sollte man bereits während der Schwangerschaft und nach der Entbindung besonders aufmerksam sein.

4. PPD – auch Männersache

Die Krise nach der Geburt, in die eine Mutter geraten kann, zieht immer weite Kreise. Nicht nur die Frau selbst leidet ganz extrem unter ihrem Zustand, für den sie nicht verantwortlich ist, sondern die ganze Familie. Die jeweiligen Partner sind sicherlich in erster Linie betroffen. Die Reaktionen auf den unerwarteten Persönlichkeitswandel ihrer Frau oder Freundin reichen von Hilflosigkeit bis Ablehnung. Viele Männer stehen der veränderten Situation vollkommen hilflos und handlungsunfähig gegenüber. Sie wollen helfen, wissen aber nicht wie. Wie sollen sie auch einordnen können, was um sie herum geschieht, wenn ihre Frau selbst nicht weiß, was mit ihr los ist? Männer sitzen dem Mutter-Mythos gleichermaßen auf. Ein Ehemann und Vater erzählt aus seiner Perspektive, wie sich für seine Frau und für ihn die Krise nach der Geburt des Sohnes entwickelt hat:

„Bevor Florian auf die Welt kam, hatten wir eine ganz ‚normale' Beziehung. Wir gingen beide unseren Berufen nach, und unsere Freizeit verbrachten wir gemeinsam. Wir wollten bald heiraten und waren gerade in eine Drei-Zimmerwohnung gezogen, als sich Florian ankündigte. Ein Baby war zu diesem Zeitpunkt nicht geplant, aber dann doch willkommen. Die erste Zeit der Schwangerschaft konnten wir genießen und hatten die Situation im Griff. Ab etwa dem 6. Monat hatte meine Frau eine EPH-Gestose und musste blutdrucksenkende Medikamente einnehmen. Zeitgleich planten wir einen erneuten Umzug in eine Vier-Zimmerwohnung für viel weniger Miete, und familiäre Probleme mit meinen Eltern nahmen auch drastisch zu. Das war ganz schön viel auf einmal! Wir besuchten zusammen einen Geburtsvorbereitungs-

kurs und dachten eigentlich nur bis zur Entbindung. Wenn das Baby gesund zur Welt käme, dann würde schon alles andere irgendwie gehen.

Am 24.12.92 kam Florian dann gesund in einem Krankenhaus zur Welt. Was waren wir froh und stolz! Am vierten Tag nach der Entbindung hatte meine Frau einen sogenannten Heultag. Als sie nach einer Woche nach Hause kam, ging es ihr ganz gut. Die erste Nacht verlief normal, aber in der zweiten Nacht gab es Probleme mit dem Stillen. Florian war fast die ganze Nacht an der Brust, weinte aber trotzdem viel. Wir waren sehr erleichtert, als am nächsten Tag die Hebamme zu uns kam. Sie stellte fest, dass unser Sohn nicht satt war und deshalb schrie. Wir mussten Flaschennahrung zufüttern, die aber im hohen Bogen wieder raus kam. In der sechsten Nacht dachten wir schon, dass Florian verhungern würde, wenn er alles wieder ausspuckt, und fuhren in die Kinderklinik. Dort stellte man einen Flüssigkeitsmangel fest, behielt Florian fünf Tage dort und päppelte ihn auf. Das war für das Stillen nicht gerade förderlich, und meine Frau bekam auch kaum Zuspruch und Unterstützung von den Schwestern.

Als Florian wieder nach Hause kam, wurde alles noch schlimmer! Meine Frau war bald mit den Nerven runter. Sie war ganz ängstlich und voller Sorge, ob sie alles richtig machen würde. Ich dachte damals nicht an eine Depression oder Krankheit. Ich dachte eher, dass meine Frau das wohl alles nicht schaffte, und fragte mich: Wieso schaffen das andere Mütter so locker? Von postpartaler Depression hatte ich noch nie etwas gehört! Florian fing fast jeden Abend an zu weinen und hörte dann oft die nächsten Stunden nicht auf. Die Kinderärztin sagte, dass das Drei-Monatskoliken seien, und die seien nicht weiter schlimm.

Ehrlicherweise muss ich zugeben, dass ich mich ziemlich ausgeklinkt habe. Ich bin ins Bett gegangen, egal ob Florian schrie oder nicht. Ich habe einen so tiefen Schlaf, dass mich nichts erreichte. Ich habe erst viel später verstanden, wie allein sich meine Frau gefühlt hat, wenn sie stundenlang das weinende Kind umhertrug. Der Schlafmangel machte ihr extrem zu schaffen, und tagsüber war sie ja auch allein für unser Kind verantwortlich, weil ich zur Arbeit gehen musste.

Nach ungefähr drei Monaten war meine Frau ein komplett anderer Mensch als vor der Schwangerschaft: total ängstlich, nicht in der Lage, die einfachsten Dinge zu tun, wie z.B. duschen, einkaufen u.a. Oft saß sie einfach da und weinte. Sie war völlig überfordert. Ich wollte ihr helfen, wusste aber nicht so genau wie, und meine Frau konnte es mir auch nicht sagen, weil sie es selbst nicht wusste. Es war alles sehr kompliziert. Ich habe sie ziemlich allein gelassen, was mir heute sehr leid tut.

Die Situation wurde allmählich besser, je älter Florian wurde. Mit der Zeit konnte meine Frau schon mal ein paar Stunden am Stück schlafen, was bestimmt auch geholfen hat. Sie gewann mit der Zeit auch etwas Selbstvertrauen zurück, weil sie sah, wie Florian sich entwickelte. Unsere Beziehung wurde auch wieder etwas enger.

Therapeutische Hilfe hat meine Frau nach einem ersten gescheiterten Versuch nicht mehr in Anspruch genommen. Viele Ärzte und Therapeuten kennen sich mit PPD nicht aus und haben auch noch nie etwas davon gehört. Wir ja vorher auch nicht! Es müsste viel mehr Aufklärungsarbeit geleistet werden: Eltern sollten darüber informiert werden, dass es PPD gibt, und sie müssen wissen, wohin sie sich wenden können, wenn es der Mutter schlecht geht. Uns hätte ein Gespräch bestimmt sehr viel weitergeholfen! Deshalb bin ich froh, dass meine Frau eine Selbsthilfegruppe gegründet hat. Das kann anderen vielleicht helfen und wird ihnen viel Angst nehmen. (Bernd)

Manchmal zerbrechen Ehen an dem tagtäglichen Frust. Es hat auch schon Männer gegeben, die die Erkrankung ihrer Frau (welche nicht als PPD erkannt worden ist) für sich ausgenutzt haben, indem sie in einem Scheidungsverfahren das Sorgerecht für das gemeinsame Kind beantragt haben. Oder die Mutter selbst hat angesichts ihrer verzweifelten Lage ihr Kind in die vorübergehende Obhut einer Bereitschaftspflegefamilie geben müssen, worunter sie zusätzlich ganz erheblich gelitten hat.

Wir dürfen nicht vergessen, dass sich aus der postpartalen Depression Wechselwirkungen ergeben. Das Umfeld reagiert auf die Depression der Frau, und diese Reaktionen können zu einer zusätzlichen Belastung heranwachsen, auch wenn es nicht beabsichtigt ist. Selbst wenn zum Beispiel die Depression keinerlei Ursachen in der Beziehung hat, hat sie zumindest Auswirkungen auf die Partnerschaft.

Daneben stellen schwere postpartale Depressionen und Psychosen immer eine potentielle Gefahr für das Leben von Mutter und Kind dar. Wenn die Mutter sich mit Selbstmordgedanken trägt, besteht die Möglichkeit, dass sie ihr Kind oder ihre Kinder mit in den Tod nimmt. Dabei muss sie nicht unbedingt unter Wahnvorstellungen leiden, die sie in Verkennung der Realität zu diesem Handeln leiten. Es geschieht vielmehr in dem Bewusstsein, das Kind bei der Mutter zu wissen und ihm ein Leiden in der hiesigen Welt zu ersparen.

Anders verhält es sich bei Wochenbettpsychosen, in deren Verlauf die betroffene Frau allem Irdischen vollkommen entrückt ist. Sie kann ihr Baby unerwartet in einer gefährlichen Situation zurücklassen oder dessen Bedürfnisse falsch einschätzen. Da sie Realität und Phantasie nicht mehr voneinander unterscheiden kann, besteht die Gefahr, dass sie ihre destruktiven Bilder und Vorstellungen in die Tat umsetzt und somit dem Kind großen Schaden zufügt oder es im Extremfall sogar umbringt.

Die Psychosen in Schwangerschaft und Wochenbett regten schon in der Antike Hippokrates (4. Jh. v. Chr.) zu Überlegungen über die Entstehung dieser Erkrankung an. Doch erst im 19. Jahrhundert flammte das Interesse erneut auf. Die Vernachlässigung dieses Themas könnte damit zusammenhängen, dass über Jahrhunderte hinweg das Kinderkriegen mit einer hohen Sterblichkeit verbunden war. Erst seitdem man die Wochenbettinfektionen durch eine bessere Hygiene in den Griff bekommen hat, sind die Probleme der postpartalen Depression offensichtlich geworden. Der französische Arzt Louis Victor Marcé lieferte den wohl bemerkenswertesten Beitrag zu dieser Problematik. Mit seinem Werk legte er den Grundstein für die Entwicklung der endokrinologischen Wissenschaft, die den Einfluss der Hormone – in Verbindung mit dem Gehirn – auf unser Verhalten erforscht.[8]

Teil III
Ursachen: Ein individuelles Puzzle-Bild

Wenn nach der Geburt eines Kindes das vielgepriesene Mutterglück ausbleibt, stellen sich alle Frauen die Frage nach dem Warum.

Für viele scheint es offensichtlich keinen Grund zu geben, sich traurig und niedergeschlagen zu fühlen. Wenn dann auch noch andere sagen: ‚Ja, was willst du eigentlich? Dein Kind ist gesund und munter, du hast einen lieben Mann. Es ist doch alles in Ordnung', kann es wohl nur eine Lösung geben: ‚Ich habe schuld. Es liegt an mir. Ich bin keine gute Mutter.' Es soll Ihnen hier das Gegenteil bewiesen werden. Sie haben nämlich durchaus sehr viel Grund, nicht vor lauter Freude und Glück zu zerbersten. Die Geburt eines Kindes löst zahlreiche biologische, psychische und soziale Umstellungsprozesse aus, die manchmal nur langsam bewältigt werden können.

Ich werde Ihnen eine Palette von möglichen Ursachen vorstellen, die helfen soll, Licht in das Dunkel zu bringen. Ursachen weisen auch gleichzeitig immer auf Auswege hin. Es ist selbstverständlich, dass nicht alle der hier aufgeführten Kriterien auf eine Frau zutreffen. Jeder Mensch hat seine eigene spezifische physische und psychische Grundausstattung, mit der er als unverwechselbares Individuum eingebunden ist in einen größeren Bezugsrahmen (z.B. Familie, Gesellschaft). Somit variieren auch die Ursachen, die in postpartale Probleme münden können, von Frau zu Frau.

Über die Faktoren, die zur postpartalen Depression hinführen, ist schon viel geschrieben worden – allerdings mehr im anglophonen Sprachraum. In der Bewertung der Ursachen liegen teilweise unterschiedliche Forschungsergebnisse vor, einiges gilt auch noch nicht als wissenschaftlich abgesichert. Diese Tatsache mag verdeutlichen, wie individuell verschieden die Rahmenbedingungen ausfallen können, innerhalb derer sich eine postpartale Depression entwickelt. Ich denke, dass für uns einfach wichtig ist, dass es eine Kann-Aussage gibt, und in diesem Sinne sollen die hier vorgetragenen Ursachen, die derzeit weltweit in der Wissenschaft zur Diskussion stehen, verstanden werden.

In den meisten Fällen kommen viele belastende Faktoren zusammen, die das Leben plötzlich grau erscheinen lassen. Benutzen Sie also die hier dargelegten Ursachen wie ein Puzzle. Bedenken und überprüfen Sie jene Teilaspekte, von denen Sie vermuten, dass sie bei Ihnen eine Rolle spielen könnten. So fügt sich auf diese Art ein speziell auf Sie zugeschnittenes Gesamtbild zusammen. Mit diesem persönlichen Puzzle wird es Ihnen leichter fallen, Veränderungen einzuleiten und Abhilfe zu schaffen.

Es ist auch denkbar, dass ein einzelner Grund so schwer wiegt, dass daraus eine Krise entsteht. Jede(r) von uns weiß – auch ohne Kinder – was z.B. Isolation und Einsamkeit bedeuten oder wohin uns ein andauernder Schlafmangel bringen kann. Auch hormonelle Verschiebungen sind in manchen Fällen für sich genommen ausreichend genug, um Depressionen auszulösen.

Es gibt eine große Bandbreite des Möglichen. In der Fachwelt wird heute mehr und mehr davon ausgegangen, dass es sich bei der postpartalen Krise um ein multifaktorielles Problem handelt: Faktoren biologischer, psychischer und gesellschaftlicher Natur wirken zusammen und greifen ineinander über, bis schließlich die Grenze des Erträglichen erreicht ist und Geist und Körper nur noch nach Hilfe schreien. Prof. Dr. Elisabeth K. Herz aus Washington macht darauf aufmerksam, dass nicht zuletzt auch die Anzahl und die Intensität der einzelnen Belastungsfaktoren das Ausmaß der postpartalen Depression bestimmen.[9]

1. Biologische Ursachen für den Seelensturz

Der Körper ändert sich

Die körperlichen Umstellungen, die nach der Entbindung einsetzen, sind ebenso massiv wie jene, die die Schwangerschaft begleiten. Nur gibt es einen gravierenden Unterschied: Sie ereignen sich wesentlich schneller. Der Wechsel vom Status einer Schwangeren zu einer Nicht-Schwangeren kommt einem Sturzflug gleich:

Der Bauch fällt zusammen und wirkt jetzt relativ schlaff und faltig. Wer ein schwaches Bindegewebe hat, muss manchmal bleibende

Dehnungsstreifen hinnehmen, die zudem in bläulichlila Farbtönen schillern. Trotz Gewichtsabnahme zeigt die Waage immer noch ein paar Kilo zuviel an. Durch den Milcheinschuss werden die Brüste groß und schwer – oft schmerzhaft spürbar. Viele Frauen, bei denen ein Dammschnitt vorgenommen worden ist, leiden erheblich unter der Dammnaht, die noch Wochen nach der Geburt Schmerzen bereiten kann. Verstopfung und Schwierigkeiten beim Urin-Lassen sind typische nachgeburtliche Beschwerden. Häufig haben Frauen nach der Entbindung mit Rückenschmerzen zu kämpfen – hervorgerufen durch die Belastung in der Schwangerschaft und/oder durch ein überlanges Pressen kurz vor der Niederkunft.

Wie wir noch erfahren werden, hat die nach der Entbindung eintretende Erschöpfung viele Ursachen. In physiologischer Hinsicht kann die Energielosigkeit durch eine Anämie bedingt sein, die durch Blutverlust infolge der Geburt oder aufgrund wiedereinsetzender Menstruation entsteht. Auch Kaliummangel, der eventuell auf eine schlechte Ernährung zurückzuführen ist, kann an der übermäßigen Erschöpfung beteiligt sein. Daneben gilt es als erwiesen, dass ein Vitamin-B-Mangel Müdigkeit, Reizbarkeit und depressive Verstimmungen fördert.

Der Einfluss der Hormone

Haben Sie sich schon einmal überlegt, dass Ihr seelisches Tief, das Sie gerade durchlaufen, unter anderem auf einen Ungleichgewicht Ihres Hormonhaushalts beruhen könnte? Es ist durchaus möglich, denn Schwangerschaft und Geburt verursachen einschneidende hormonelle Umwälzungen, die erheblichen Einfluss auf unsere Psyche haben können.

Alle Frauen sollten zumindest in groben Zügen wissen, welche biologischen Vorgänge während Schwangerschaft und Geburt ablaufen. Dieses Wissen hilft, seelische Veränderungen, mit denen wir zu bestimmten Zeitpunkten konfrontiert werden, besser einzuordnen.

Ohne Hormone – und damit sind nicht allein die Geschlechtshormone gemeint – gibt es kein Leben. Hormone sind die chemischen Botenstoffe unseres Körpers, die sämtliche Tätigkeiten unseres Organismus steuern: Wachstum, Körpertemperatur, sexuelle Entwicklung, Ausbildung der Muskeln, Verdauung und vieles mehr. Damit die Hormonproduktion und -freisetzung nicht wahllos geschieht, sorgen zwei übergeordnete Organe im Gehirn für die Hormonregulierung: die Hypophyse (Hirnanhangdrüse) und der Hypothalamus (Teil des Zwischenhirns). Beide stehen miteinander in Verbindung. Gleichzeitig erhält der Hypothalamus Meldungen über das Zentralnervensystem und über das vegetative, vom Willen unabhängige Nervensystem. Aufgrund der engen Beziehungen zwischen den Zentren des Hormondrüsensystems im Gehirn und jenen Gehirnabschnitten, die für unser Gefühlsleben bedeutend sind, wird erklärbar, warum hormonelle Störungen über verschiedene biochemische Veränderungen zu depressiven Verstimmungen beitragen können. Im Wochenbett kommen vielfältige und erst teilweise bekannte Wechselwirkungen zwischen den weiblichen Hormonen und stimmungsregulierenden Neurotransmittern (z. B. Serotonin, Noradrenalin, Dopamin) im Gehirn zum Tragen.

Mit der Empfängnis verändert sich die hormonelle Situation beträchtlich, um den Körper auf Schwangerschaft zu programmieren: Östrogene und Progesterone werden vermehrt produziert. Gleichzeitig kommt es zur Herausbildung vier einzigartiger neuer Hormone, die ausschließlich in der Schwangerschaft vorzufinden sind. Die Plazenta bildet sich und übernimmt anstelle des Eierstocks die weitere Produktion von Östrogen und Progesteron in sehr großen Mengen (das 30- bis 50-fache dessen, was der Körper gewöhnlich produziert). Daneben steigt der Prolaktinspiegel stetig an. Das Hormon Prolaktin ist für die Bildung der Milch zuständig. Die Veränderung des Hormonhaushalts während der Schwangerschaft ist ein allmählicher, über Monate hinweg andauernder Prozess.

Nach der Entbindung kommt es dagegen zu einem enormen, innerhalb weniger Stunden sich ereignenden Abfall von Östrogen und Progesteron. Paralell dazu wird Prolaktin verstärkt gebildet. Die von der Plazenta erzeugten vier einzigartigen Hormone verschwinden wieder vollständig. Zusätzlich kommt es zu einer Normalisierung bzw. Funktionsreduzierung von Schilddrüse und Nebennierenrinde, die während der Schwangerschaft vermehrt Hormone ausgeschüttet haben. Auch die sogenannten Endorphine, die als körpereigene Schmerzmittel während der Geburt übermäßig gebildet wurden, sind nun überflüssig und fallen drastisch ab. Einige Fachleute haben den enormen Rückgang der Hormone nach der Entbindung mit einem biologisch herbeigeführten Ent-

zug verglichen: die entstehenden psychischen Reaktionen (Traurigkeit, Reizbarkeit, Depressionen) ähneln jenen Symptomem, die
ein Mensch zeigt, der unter Drogenentzug steht. Untersuchungen
über den Zusammenhang zwischen Hormonspiegel und Gemütszuständen vor und nach Geburten haben ergeben, dass das Absin-
ken des Östrogens zu erheblichen Schlafstörungen führt und dass
die Wahrscheinlichkeit, nach der Geburt eine Depression zu entwickeln, umso höher ist, je stärker das Progesteron absinkt.

Womit hängt das zusammen? Das Hormon Progesteron ist der
reinste Balsam für die Seele. Es beruhigt, sorgt für Gelassenheit
und wirkt auf das Gehirn wie ein natürliches Antidepressivum. In
der Schwangerschaft wird Progesteron verstärkt ausgeschüttet.
Wissenschaftler vermuten, dass dadurch schwangere Frauen weniger empfindlich auf äußeren psychischen wie physischen Stress
reagieren. Es ist schon ein faszinierender Gedanke, dass ein
Schwangerschaftshormon bewirken kann, bei der werdenden Mutter einen Zustand der Ruhe und Ausgeglichenheit hervorzurufen.
Für die amerikanische Wissenschaftsjournalistin Maggi Scarf
macht diese biologische Einrichtung durchaus ihren Sinn: „Deshalb leuchtet es – evolutionär betrachtet, also vom Standpunkt
der Anpassungsmechanismen, die die Überlebenschancen begünstigen – ein, dass ein die Schwangerschaft unterstützendes Hormon
wie ein Beruhigungsmittel wirkt. Ist die werdende Mutter ruhig,
dann schafft sie einen Lebensraum, in dem sich der Embryo fest
einnisten und optimal wachsen kann."[10]

Jede Plazenta produziert in der Schwangerschaft ein anderes
Progesteronniveau. Das könnte unter anderem auch erklären,
warum die eine Frau mehr, die andere weniger von postpartalen
Reaktionen betroffen ist. Dr. Katharina Dalton, die als Expertin in
der Erforschung der postpartalen Depression und des prämenstruellen Syndroms gilt, fand heraus, dass gerade jene Frauen, die sich
während ihrer Schwangerschaft ausgesprochen gut gefühlt haben,
eine besonders hohe Progesteronproduktion vorweisen. Da bei
diesen Frauen der Spiegel des beruhigenden und beschützenden
Hormons nach der Niederkunft umso tiefer absinkt, seien sie für
postpartale Verstimmungen besonders anfällig. Insgesamt gesehen
wird in der nachgeburtlichen Phase dem Körper der frisch entbundenen Frau eine hohe Anpassungsleistung an die veränderte Hor-
monsituation abverlangt. Es ist nur allzu verständlich und normal,

dass vielen Frauen diese Anpassung an die gewaltigen biologischen Veränderungen schwer fällt.[11]

Anders als beim Baby-Blues, der in den ersten zehn Tagen nach der Entbindung auftritt und der vorrangig auf die hormonellen Veränderungen nach der Niederkunft zurückgeführt wird, ist der hormonelle Einfluss bei der verzögert einsetzenden postpartalen Depression nicht so offensichtlich erkennbar. Aber auch hier gibt es einen bedeutsamen Zusammenhang. Laut Dr. Dalton sind Frauen zu bestimmten Zeitpunkten besonders anfällig, eine psychische Erkrankung zu entwickeln. Und zwar immer dann, wenn sich ihr Hormonspiegel abrupt ändert: nicht nur am Ende der Schwangerschaft, sondern auch nach dem Abstillen, bei Wiedereinnahme der Pille und mit Wiedereinsetzen der Menstruation. Besonders kritisch ist die Zeit, wenn die Regel wiederkehrt, da damit ein erneuter Progesteronabfall verbunden ist.

Die Normalisierung dieser beiden bedeutenden Hormone kann durch zahlreiche äußere Stressreize erschwert werden. Das müssen Sie sich folgendermaßen vorstellen: Vielleicht hatten Sie eine anstrengende Geburt, im Krankenhaus fühlten Sie sich auch nicht so gut aufgehoben, wieder zu Hause haben Sie es mit einem ständig weinenden und schreienden Säugling zu tun, vielleicht ist noch ein weiteres Kleinkind mit seinen eigenen Ansprüchen da, Besucher melden sich an, eventuell steckt Ihr Mann in einer beruflich stressigen Phase, daneben warten unzählige Anforderungen auf Sie: Stillen, Wickeln, Waschen, Putzen, Kochen etc. Es gibt kaum Ruhepausen, in denen Sie wieder Kraft tanken können. Dies alles bleibt nicht ohne Wirkung auf den ohnehin schon durch die Entbindung erschütterten Hormonhaushalt, der keine Chance hat, sein Gleichgewicht wiederherzustellen. Da sich die Hirnanhangdrüse nach der Geburt noch in einer Art Ruhezustand befindet, gelingt es ihr nicht, die unzähligen auf sie einhämmernden Außenreize zu verarbeiten. Schließlich streikt sie vollständig und sendet nur noch unkontrolliert Impulse aus. Dadurch wird das ganze vegetative Nervensystem in Mitleidenschaft gezogen, was sich für die betroffene Mutter in vegetativen Beschwerden äußern kann.

Damit ist verständlich, dass die spät einsetzende Form der postpartalen Depression durchaus eine biochemische Ursache haben kann.

In der Frage, welche Rolle die Hormone in der Zeit nach der

Geburt in unserem Seelenhaushalt spielen, taucht ein weiterer Aspekt auf, der auch in wissenschaftlichen Abhandlungen immer wieder zur Diskussion steht: Denn nicht allein ein bestimmter Mangel an Hormonen (mit den damit zusammenhängenden biochemischen Veränderungen im Gehirn) kann nachgeburtliche Probleme auslösen, sondern allein schon hormonelle Schwankungen. Wie ist das zu verstehen? Marie-Elisabeth Fritze, Heilpraktikerin in Hamburg, erläutert diesen Zusammenhang:

„Die neuere amerikanische Forschung diskutiert eine ganze Reihe von Hormonen als mögliche Mitauslöser postpartaler Depressionen. Sie weist aber darauf hin, dass ihre Ergebnisse in keinem größeren Zusammenhang geordnet werden können, weil über die individuellen Hormonschwankungen gesunder Frauen zu wenig bekannt ist.

Aus der Beobachtung, dass Frauen, die an prämenstruellem Syndrom (PMS) leiden, prozentual häufiger mit nachgeburtlichen Schwierigkeiten konfrontiert sind als die nicht von PMS betroffenen, ziehen nun auch Mediziner den Schluss, dass möglicherweise die Fähigkeit oder Unfähigkeit, hormonelle Veränderungen auszusteuern, sich ihnen anzupassen, eine größere Rolle spielen könnte als die tatsächlichen Messwerte.

Symptome, die sich aus solchen Anpassungsproblemen heraus manifestieren, nennt man „funktionelle Störungen“, d. h. Störungen ohne organischen Befund.

Funktionelle hormonelle Störungen können Wochen, ja selbst Monate nach einer Geburt noch auftreten und lange anhalten. Viele Frauen finden nicht ohne Behandlung zu der für sie normalen hormonellen Balance zurück.

Über die Hypophyse, die Hirnanhangdrüse, sind Hormonsystem und vegetatives Nervensystem miteinander verkoppelt. Diese Verkoppelung macht es möglich, dass wir auf körperliche Veränderungen psychisch reagieren oder umgekehrt psychischen Konfliktstoff körperlich ausagieren.

Die großen Rollenwechsel im Leben einer Frau, Pubertät, Geburt und Klimakterium, die das Hormonsystem belasten und dramatisch verändern, haben tiefen Einfluss aufs Vegetativum, darauf, wie wir uns fühlen. Diese Rollenwechsel sind ja auch echte, wirkliche Identitätswechsel.

Im Laufe solcher Prozesse können unbewusste und bisher ungelöste Konflikte an die Oberfläche gespült werden, die über die körperliche Behandlung hinaus psychologische Aufarbeitung erfordern.“

Die mütterlichen Liebeshormone

Es ist bereits deutlich geworden, dass Gefühle und Hormone eng miteinander verflochten sind. Oder anders ausgedrückt: Wenn das freie Fließen bzw. das Zusammenspiel der Hormone gestört wird – aus welchen Gründen auch immer – können sich bestimmte Emotionen gar nicht erst entwickeln. In dieser Hinsicht spielt die Zeitspanne um die Geburt eines Kindes eine ganz entscheidende Rolle: Wie sonst nie im Leben einer Frau lösen unglaublich komplexe Hormonausschüttungen entsprechende Verhaltensweisen aus. Ein biologischer Automatismus setzt sich in Gang. Damit sind wir an einem zentralen Punkt: Es geht um die Liebe. In ihrem sehr gut recherchierten Buch „Tränen nach der Geburt" geht die Autorin und Geburtsvorbereiterin Elisabeth Geisel der Frage nach, welche Faktoren der Entwicklung der Liebesfähigkeit entgegenwirken. Sie zeigt auf, wie subtile hormonelle Prozesse rund um die Geburt den ersten Bindungsprozess („bonding") – sprich die Liebesbeziehung zwischen Mutter und Kind – beeinflussen. In diesem Zusammenhang benennt Geisel folgende Hormone, die sie als die „mütterlichen Liebeshormone" identifiziert: das Oxytozin, die Endorphine, das Prolaktin, das Adrenalin. Die folgenden Ausführungen sind dem Buch von Elisabeth Geisel entlehnt, das zur weiterführenden Lektüre empfohlen wird.

Das Oxytozin

Das Hormon Oxytozin entfaltet sein Liebespotential auf verschiedenen Ebenen: Es spielt eine große Rolle beim Geschlechtsverkehr, bei der Geburt und beim Stillen. Überall dort, wo Liebe und Zärtlichkeit zum Ausdruck kommen, mischt dieser Glücksbotenstoff kräftig mit. Ob es sich um verliebte Paare oder um die Liebe zwischen Mutter und Kind handelt: Das Oxytozin fördert zärtliche Regungen, auch Erregungen, Zuneigung, Lust, Leidenschaft, die Sehnsucht nach menschlicher Wärme und Nähe. Während des Geburtsprozesses ist Oxytozin auch jenes Hormon, das die Wehentätigkeit auslöst und für effektive Kontraktionen sorgt. Nach der Geburt des Kindes ist der Oxytozin-Spiegel am höchsten – wie übrigens auch beim Orgasmus. Das Oxytozin bewirkt, dass die frisch entbundene Frau – wenn nicht gestört – ihr Baby an sich drückt und zärtlich betrachtet. Die ersten Liebesbande werden geknüpft. Gleichzeitig lösen diese instinktiven Verhaltenswei-

sen starke Kontraktionen aus, die das Abstoßen der Plazenta her-
vorrufen. Danach sorgen die Kontraktionen dafür, dass sich die
Gebärmutter wieder zusammenzieht, so dass Blutungen unterbun-
den werden. Somit hat das Oxytozin auch einen Schutzeffekt.
Beim Stillen erhöht sich der Oxytozinspiegel einer Mutter, sobald
sie ein Signal ihres hungrigen Säuglings empfängt. Und das
Oxytozin kümmert sich nicht nur darum, dass die Milch dem
Baby regelrecht entgegenfließt, sondern es fließt gleichsam in der
Muttermilch mit. So nimmt das Baby dieses Liebeshormon mit
der Nahrung zu sich. Ein Muster gegenseitiger Verliebtheit bildet
sich heraus.

Endorphine
Im hormonellen Liebesreigen schwingen die morphiumähnlichen
Substanzen der Endorphine erhöht mit. Sie werden als Glücks-
und Wonnehormone bezeichnet und sind gleichzeitig wirkungsvolle körpereigene Schmerzmittel. Ihre Wirkung steht der des
Opiums oder des Morphiums in nichts nach. Endorphine wirken
nicht nur in der Schaltzentrale im Gehirn, sondern auch im Blut-
kreislauf, im Rückenmark und in der Gebärmutter. Das erklärt,
warum die Schmerzen bei der Geburt überhaupt auszuhalten
sind. Wenn der Geburtsverlauf nicht gestört wird, erhöht sich der
Endorphinspiegel. Dieser Anstieg kann den Übergang in einen anderen Bewusstseinszustand nach sich ziehen – ähnlich den von
Opiaten ausgelösten „Trips". Hat eine Frau diese Schwelle über-
schritten, scheint sie wie in einer anderen Welt zu sein, in der ihre
Wahrnehmung von Ort, Zeit und Schmerz nichts mehr mit der
realen Welt zu tun hat. Während des Geburtsvorganges schüttet
das Kind gleichfalls Endorphine aus. Das heißt, in der Stunde
nach der Geburt sind Mutter und Baby regelrecht mit Hormonen überschwemmt. Sie veranlassen beide, instinktiv das Richtige
zu tun, wieder unter der Voraussetzung, nicht gestört zu werden.
Wie bei zwei verliebten Menschen im Liebesakt sind sie in ihren
Interaktionen aufeinander eingestellt. Auch das Stillen wird von
Endorphin-Ausschüttungen begleitet. Das Verliebt-Sein wird dadurch immer wieder entfacht und die Bindung untermauert. Nach
20-minütigem Stillen steigt der Endorphinpegel auf ein Niveau,
das beim Orgasmus erreicht wird. Wird ein Kind unter dieser Zeit
gesäugt (z.B. an jeder Brust nur fünf Minuten), fehlt die „Beloh-

nung" und das Stillen könnte in Stress ausufern. Aus diesen Gründen sollte die Empfehlung an Frauen, abzustillen, wenn sie unter der Depression nach der Geburt leiden, genauestens abgewogen werden.

Prolaktin
Das Prolaktin ist nicht nur für die Entwicklung der mütterlichen Brustdrüsen und der Milch zuständig, sondern es fördert auch den Nestinstinkt. Dieser spiegelt sich im Bestreben wider, sämtliche Vorkehrungen zu treffen, um das „Nest" zu richten: Meist liegt schon lange vor dem Termin alles rund um die Babyausstattung parat. Kurz vor dem Einsetzen der Wehen bekommt die werdende Mutter noch einmal einen kräftigen Energieschub. Die ultimative Vorsorge wird getroffen, indem geputzt, vorgekocht, gebacken oder etwas fertiggestellt wird. Das Prolaktin sorgt auch dafür, die mütterliche Schutz- und Verteidigungshaltung zu entwickeln (wie auch bei Tieren). Vor Kopfelektroden, Schmerzen, fremden Einflüssen möchte sie ihr Kind schützen. Nicht selten sehen sich Mütter als Glucke abgestempelt, wenn sie ihrer Besorgtheit Ausdruck verleihen. Wenn die hormonelle Balance auseinanderbricht und sich die postpartale Depression manifestiert, kann sich dieser Schutz- und Wachinstinkt in eine Manie wandeln. Das kann sich zum Beispiel darin äußern, Tag und Nacht bis zur Erschöpfung nachzuschauen, ob das Baby noch atmet. Alptraumhafte Todesvisionen in Bezug auf das Kind können die Mutter an den Rand des Nervenzusammenbruchs bringen.

Das Prolaktin ist ebenso dafür verantwortlich, dass die Libido sinkt. Oftmals wird dieses Nachlassen als ein Symptom für die Depression post partum gewertet. Doch aus der Perspektive der Arterhaltung macht das sexuelle Desinteresse durchaus Sinn: Die Zweier-Beziehung von Mutter und Kind hat absolute Priorität.

In Verbindung mit Oxytozin bewirkt das Prolaktin bei der stillenden Mutter ihr „Brut- und Pflegeverhalten". So wie Liebespartner füreinander sorgen, die ähnlichen hormonellen Mechanismen unterstehen, sorgt die Mutter für ihr hilfsbedürftiges Kind. Die Bereitschaft, sich Schwächeren zu widmen und die Bereitschaft, eigene Bedürfnisse auszuklammern, sind sehr groß.

Adrenalin

Es mutet seltsam an, dass sich eine als Aggressionshormon bekannte Substanz in die Liga der Liebeshormone einreihen lässt. In
Gefahrensituationen befähigt das Adrenalin zu handeln, zu ver-
teidigen, zu flüchten. Innerhalb des Geburtsverlaufs wird das
Adrenalin in einem ganz bestimmten Moment ausgeschüttet: Kurz
vor dem Austreten des Kindes sorgt es für die letzten Kontraktionen. In einem unglaublichen Kraftakt mobilisiert die Mutter ihre
allerletzten Reserven, ein Zeichen für das Vorhandensein von
Adrenalin. Während der Austreibungsphase hat das Kind ebenfalls adrenalinähnliche Substanzen in seinem Blut. Und genau
diese Gleichzeitigkeit führt bei der ersten Kontaktaufnahme zu
einem gegenseitigen Erkennen. Mutter und Kind befinden sich
in diesem Moment in einem Zustand der höchsten Wachsamkeit
und in diesem Kontext kann das Adrenalin als Liebeshormon eingeordnet werden, da ihm eine wichtige Bedeutung im Bindungsprozess zukommt.

Was geschieht nun, wenn das hormonelle Liebesorchester durch
schrille Außentöne in seinem harmonischen Ablauf aus dem Konzept gebracht wird? Welche Störungen stören das empfindliche
Gleichgewicht der Hormone und führen zur Verstörung der Mutter? Elisabeth Geisel macht auf folgende Punkte aufmerksam, die
eng mit dem Geburtsgeschehen verwoben sind:

– Die Peridualanästhesie (PDA), die den Beckenbereich be-
täubt, ist mittlerweile zum gebräuchlichen Mittel zur
Schmerzbekämpfung während der Geburt geworden. Doch
die PDA unterdrückt nicht nur den Schmerz, sondern auch
jene Befehle ans Gehirn, die zur Geburt gehören. Die Leitung nach „oben" wird unterbrochen. Diese Unterbrechung
hat zur Folge, dass die Stoffe und Hormone, die das erste Lie-
bes-Rendezvous zwischen Mutter und Kind unterstützen,
nicht ausgeschüttet werden können.
– Medikamente oder künstliche Hormone greifen in die
physiologischen Prozesse ein, die bei normalem ungestörten
Verlauf gewähren, dass Mutter und Kind vollkommen aufeinander abgestimmt sind. Häufig wird während der Geburt
das künstliche Oxytozin verabreicht, um die Kontraktionen
der Gebärmutter anzuregen. Dieses synthetische Hormon

löst jedoch nicht die gleichen Kettenreaktionen aus wie das körpereigene Oxytozin, dessen Ausschüttung im Verbund mit anderen Substanzen und vor allem pulsierend geschieht. Künstliche Hormone werden dagegen in willkürlichen Dosen in die Blutbahn gebracht. Das fragile hormonelle Gleichgewicht kippt, Barrieremechanismen treten in Kraft, das Gehirn kann die Botschaft nicht empfangen. Die Wirkung von Synthesehormonen sollte nicht unterschätzt werden. Ihre Verabreichung ist meist nur ein lokal wirkender Ersatz für Stoffe, die die Mutter unter besseren Rahmenbedingungen selbst hätte produzieren können.

– Ein Eingreifen in die subtilen biologischen Prozesse rund um die Geburt stellt auch der Kaiserschnitt dar, der immer häufiger zur Routine-Praxis oder als „Wunsch-Sectio" angeboten wird. Erschwerend kommt hinzu, dass verständlicherweise nach einer solchen Operation die Mutter sehr viel mehr Pflege und Zuwendung benötigt, was auf Wochenbettstationen oft nicht geleistet werden kann. Auf die Hilflosigkeit kann der Körper mit der Ausschüttung von Hormonen der Kortisolfamilie reagieren. Große Kortisolausschüttungen können depressive Zustände auslösen. Durch den Kaiserschnitt wird auch das frühe „Bonding" verschoben. Das erste Riechen, Schmecken, Fühlen sind Stimulantien für die Liebeshormone, die dadurch nicht zum Tragen kommen. Ähnliches gilt auch für die zahlreichen Fälle, wo das Kind trotz normalem Geburtsverlauf der Mutter vorenthalten wird, um erst die medizinischen Untersuchungen durchzuführen.

Anhand dieser Beispiele soll deutlich gemacht werden, warum sich in manchen Fällen aufgrund rein physiologischer Gegebenheiten die erwartete große Liebe und der Überschwang an Gefühlen nicht in dem erhofften Maße einstellen können. Eine Frau, die wenig oder gar nichts spürt, weiß meist nicht, dass die besondere hormonelle Mischung an Liebesstoffen fehlt, die dieses Hochgefühl produziert. Natürlich wird sich die Liebe allmählich entwickeln. Doch das Ausbleiben der ersten Hochkonjunktur an Gefühlen direkt nach der Entbindung vermag eine Kette von negativen Emotionen zu verursachen, teilweise mit langanhaltender Wirkung: Schuld, Frust, Zweifel an der mütterlichen Kompetenz ebnen der postpartalen Depression den Weg. Elisabeth Geisel kritisiert, dass das technisierte System von Krankenhäusern das natürliche biologische System von Gebärenden kaum berücksichtigt und damit destruktive Verhaltensweisen begünstigt. Dazu Weiteres im Kapitel „Entbindung und die Zeit danach".

Die Rolle der Schilddrüse
Die postpartale Depression oder auch Erschöpfungszustände können ihre Ursache in einer Schilddrüsenschwäche haben. Die plötzliche hormonelle Umstellung nach der Entbindung kann zu einem Mangel des chemischen Botenstoffes Thyreotropin führen. Dieses Hormon der Hypophyse veranlasst die Schilddrüse dazu, ihre speziellen Hormone auzuschütten, die den Stoffwechsel beeinflussen. Eine Mangelerscheinung führt dazu, dass der Organismus nur noch langsam arbeitet. Die davon betroffenen Frauen fühlen sich nach der Entbindung lethargisch und ermüden schnell. Daneben können sich noch weitere Symptome zeigen: trockene Haut, Haarausfall, verlangsamter Puls. Der Lebensmut ist insgesamt gedämpft.

Umgekehrt ist es auch möglich, dass zu viele Schilddrüsenhormone ausgeschüttet werden, wenn es der Schilddrüse nicht gelingt, sich nach der Niederkunft wieder ins normale Gleis einzufügen. Das vegetative Nervensystem wird dadurch in Mitleidenschaft gezogen, und das kann sich in folgenden Beschwerden niederschlagen: hohe Nervosität, Überängstlichkeit, innere Unruhe, Ein- und Durchschlafprobleme.

Eine Schilddrüsendysfunktion kann vor allem die spät einsetzende postpartale Depression mit verursachen oder sogar ihr wichtigster Auslöser sein.

Das prämenstruelle Syndrom
Welche Frau kennt sie nicht: die Tage vor den Tagen. Nach fachlichen Schätzungen fühlen sich ungefähr 40 bis 80 Prozent aller Frauen im Alter zwischen 15 und 50 in den Tagen vor ihrer Menstruation unwohl (maximal 14 Tage vorher). Das Spektrum reicht von leichten bis zu massiven körperlichen und seelischen Beschwerden. Vielleicht sind Sie ungewohnt reizbar, weinerlich, unkonzentriert, schlecht gelaunt und deprimiert. Die kleinste Kleinigkeit kann Sie aus der Fassung bringen. Ihr Mann braucht Sie

nur einmal schief anzusehen und schon brüllen Sie los. Daneben quält ein aufgedunsener Unterleib, die Brust schmerzt, die Haut ist fahl und unrein. Kopfschmerzen bis hin zur Migräne können auftreten. Sie sind entweder appetitlos oder verspüren einen Heißhunger – vor allem auf Süßigkeiten. Wir haben es mit dem sogenannten prämenstruellen Syndrom (PMS) zu tun.

Charakteristisch für die PMS-Symptomatik ist ihr zyklisches Auftreten, das heißt, es besteht ein zeitlicher Zusammenhang mit der nahenden Monatsblutung. Die Befindlichkeitsstörungen können irgendwann zwischen Eisprung und Menstruation beginnen. Und sie können von ein bis zwei Tagen bis hin zu zwei Wochen dauern. Jeden Monat, mit dem Einsetzen der Menstruation oder kurz danach, hören die Beschwerden wieder auf – oftmals so plötzlich, als hätte es sie nie gegeben.

Was hat das prämenstruelle Syndrom mit der postpartalen Depression zu tun? Untersuchungen haben ergeben, dass sich die postpartale Depression gehäuft bei Frauen finden lässt, die an Störungen des Menstruationszyklus und/oder prämenstruellen Spannungen leiden. Hier liegt als Ursache eine biologische Komponente vor:

„Eine postpartale Depression entsteht, wenn es mit der Plazenta-ausstoßung bei der Geburt zu einem abrupten Abfall des Progesteronspiegels kommt. Ähnlich entsteht das prämenstruelle Syndrom, wenn es vor der Menstruation zu einem Abfall des Progesteronspiegels kommt. Beide Störungen verschlechtern sich durch Einnahme der Pille und nach einer Sterilisation. Sie setzen in Zeiten hormonaler Umstellung ein, und in beiden Fällen hängt die Diagnose eher vom zeitlichen Auftreten als der genauen Art der Symptome ab", äußert sich Katharina Dalton über die Ähnlichkeit beider Erscheinungen.[12] Weiter stellte sie fest, dass 84 Prozent der Frauen, die einmal eine postpartale Depression hatten, danach das prämenstruelle Syndrom entwickelten. Bei manchen Frauen kann sich auf diese Art die postpartale Depression langsam abbauen, indem sich von Zyklus zu Zyklus die Depressionsphase verkürzt. Bei anderen Frauen wiederum kann es sein, dass sich das PMS über Jahre hartnäckig hält.

Die biologische Forschung sollte dem Phänomen, dass bei schwer verlaufenden Depressionen Selbstmordversuche häufig in die Zeit kurz vor Ausbruch der Regel fallen, wesentlich mehr Beachtung schenken.

Führen Sie möglichst genau Buch (Regelkalender!) darüber, wann Sie Ihre Menstruation haben und wann sich Ihr Zustand verschlechtert oder verbessert. Hilfreich wären auch einige zusätzliche Angaben zu Ihren Symptomen. Auf diese Weise lässt sich das allmähliche Übergehen der postpartalen Depression in das prämenstruelle Syndrom nachvollziehen.

Die Frage der Erblichkeit

Fachleute gehen davon aus, dass zumindest bei schweren Depressionen und Psychosen wahrscheinlich eine genetische Veranlagung vorliegt. Ungeklärt ist, wie hoch ihr Anteil ist.

Es wird vermutet, dass es bei einer solchen (endogenen) Depression zu Störungen der Stoffwechselprozesse im Gehirn (genauer: im Transmitterhaushalt) kommt. Wenn eine familiäre Belastung besteht und vor allem die eigene Mutter an nachgeburtlichen Befindlichkeitsstörungen gelitten hat, ist das Risiko größer, dass auch ihre Tochter eine postpartale Depression oder Psychose entwickelt. Dr. Anke Rohde macht in diesem Zusammenhang folgende Ergänzung:

> „Es heißt aber andererseits nicht, dass man keine Wochenbettdepression bzw. -psychose bekommt, wenn bisher niemand in der Familie so etwas hatte. Eine solche Depression kann man bekommen, ohne ‚selbst schuld' zu sein, genauso wie andere Erkrankungen, z.B. Diabetes, Bluthochdruck, Rheuma etc. Wir hoffen, dass die biologische psychiatrische Forschung uns in Zukunft mehr Erkenntnisse über genaue Zusammenhänge im Gehirn bringen wird."

Einmal PPD – immer PPD?

In der Fachliteratur wird davon ausgegangen, dass bei Frauen, die schon einmal eine postpartale Depression oder Psychose erfahren haben, ein erhöhtes Risiko für eine Wiederholung nach einer weiteren Schwangerschaft besteht. Die Angaben über die Wiederauftretensrate postpartaler Erkrankungen schwanken. Hier müssen wir unterscheiden zwischen jenen Untersuchungen, die sich auf die postpartale Depression beziehen, und Forschungsergebnissen, die auf die postpartale Psychose Bezug nehmen. Für die PPD liegen folgende Zahlen vor: Dalton ermittelte eine Quote von 68 Prozent an Rückfällen nach einer weiteren Entbindung. Für Frauen, die sie prophylaktisch mit Progesteron behandelt hatte, stellte sie dagegen nur eine Rückfallquote von neun Prozent fest (vgl. S. 166). Nach den Untersuchungen anderer Wissenschaftler bekamen 30 bis 50 Prozent der Frauen erneut eine postpartale Depression. Für die Wochenbettpsychosen liegen ebenfalls teilweise unterschiedliche Rezidivquoten vor. Interessant ist, dass in einer deutschen Studie von Dr. A. Rohde und Prof. Dr. A. Marneros, die einen Untersuchungszeitraum von durchschnittlich 26 Jahren umfasst, eine Wiederauftretensrate von nur 25 Prozent ermittelt wurde. Das bedeutet, dass bei bekannter Wochenbettpsychose statistisch betrachtet nur für jede vierte Frau das Risiko einer weiteren Wochenbettpsychose besteht. Daraus wird die Schlussfolgerung gezogen, dass man nicht pauschal Frauen mit einer postpartalen Psychose von weiteren Schwangerschaften abraten sollte, zumal viele Frauen vielleicht ihr ganzes Leben darum trauern, kein Kind mehr zu bekommen. Wichtig sei in diesem Zusammenhang eine umfassende Aufklärung in Bezug auf die Wiederauftretensrate im Wochenbett, von der die Entscheidung für oder wider ein weiteres Kind individuell abhängig gemacht werden kann. Wenn sich eine Frau dann für eine weitere Schwangerschaft entscheiden sollte, ist eine angemessene Betreuung schwerpunktmäßig in den ersten zwei Wochen nach der Entbindung angezeigt.[13]

Die Entscheidung, ob Sie sich ein weiteres Kind wünschen, liegt bei Ihnen. So beurteilen Frauen, die bereits eine PPD-Erfahrung durchlebt haben, die Frage nach einem weiteren Kind sehr unterschiedlich:

„Es wird kein Kind mehr in meinem Leben geben. Zu groß ist die Angst, aus dieser Krise nicht wieder herauszukommen und alles beginnt wieder von vorne. Obwohl meine Umwelt mich stets und ständig bearbeitet. Einige Leute können sich nicht damit abfinden. Sie wissen ja auch nicht, was ich durchgemacht habe." (Johanna)

„Wir wünschen uns ein weiteres Kind. Ich habe aber unheimliche Angst, so etwas noch einmal mitzuerleben. Wir haben es auch sehr lange überlegt, ob wir noch ein Kind haben sollten. Mein Mann litt darunter, wie auch meine Eltern und Schwiegereltern. Ich denke aber, dass solche Faktoren wie z. B. Kinderpflege, Stillen, Haushaltsorganisation usw. bei einem zweiten Kind kein Neuland mehr sind." (Melanie)

„Ich habe trotz Ängsten nach drei Jahren nochmals entbunden. Ich bin auch froh darüber, diesen Schritt getan zu haben. Jetzt wusste ich doch vieles mehr, was nach der Geburt so alles auf frau zu kommt. Ich hatte aber doch auch wieder leichtere depressive Verstimmungen."

(Dagmar)

„Ich habe ein zweites Kind bekommen und es diesmal ‚wie im Bilderbuch' erlebt und bin unendlich dankbar für die wundervolle Erfahrung, wie es ist, ‚normal' ein Kind zu kriegen. Ich glaube heute, dass der schwere Start mit meiner Tochter mir den Weg dafür geebnet hat."

(Fiona)

Die schlaflosen Nächte

Die meisten Babys wachen in der Anfangszeit nachts mehrmals auf. Für die Mutter hat das zur Folge, dass sie wiederholt aus ihrem Schlaf gerissen wird – und das über Wochen, teilweise über Monate, Nacht für Nacht. Ein ständig unterbrochener Schlaf kann ungeheure Auswirkungen haben:

Pro Nacht durchläuft der Mensch vier bis sechs Phasen, wobei sich Tiefschlafphasen abwechseln mit Phasen leichteren Schlafs, in denen geträumt wird. Letztere werden auch als REM-Phasen bezeichnet (engl.: Rapid Eye Movements = rasche Augen-Bewegungen), da sich hierbei die Augen bei geschlossenen Lidern rasch hin- und herbewegen. Gerade diese Traum- bzw. Remphasen sind für unser seelisches und körperliches Wohlbefinden ungemein wichtig, um die vielfältigen Reize und Belastungen des Tagesablaufs zu kompensieren. Durch unsere Träume befreien wir uns vom angestauten seelischen Ballast. Aus der Schlafforschung weiß man, dass das allnächtliche Aufwachen in diesen Phasen bereits nach wenigen Tagen zu erheblichen Störungen führen kann, die sich in Verwirrung, Wutanfällen, Angstattacken und Halluzinationen äußern können. Aber auch ein häufiges Unterbrechen der Tiefschlafphasen schädigt unsere Gesundheit, da dadurch die Stoffwechselprozesse und die Tätigkeit der Drüsen in ihren Funktionen beeinträchtigt werden.

Es wird vermutet, dass Schlafstörungen an der Entwicklung von Depressionen beteiligt sind. Ein anhaltendes Schlafdefizit kann mitunter der Auslöser für eine spät einsetzende postpartale Depression sein.

2. Entbindung und die Zeit danach

In diesem Abschnitt werden Ursachen vorgestellt, in denen biologische, psychische und gesellschaftliche Elemente zusammenfließen. Sie sind zum Teil untrennbar miteinander verwoben und gehören daher in eine eigene Kategorie. Es geht darum zu veranschaulichen, was in Ihrem Körper vor sich geht, was an belastenden Faktoren von außen auf Sie eindringt und wie Ihre Seele darauf reagiert.

Komplikationen in der Schwangerschaft

Jede Mutter wünscht sich eine komplikationslose und glückliche Schwangerschaft. Einem Teil der Frauen wird denn auch ein relativ unproblematischer Ablauf beschert. Andere müssen sich mit vielfältigen Schwangerschaftssymptomen herumschlagen: Übelkeit, Erbrechen, Müdigkeit, Kopfschmerzen und Niedergeschlagenheit.

Daneben gibt es auch Frauen, die innerhalb ihrer Schwangerschaft regelrecht depressiv werden. Bei einigen wenigen nimmt die Erkrankung sogar einen psychotischen Verlauf, so dass sie als suizidgefährdet gelten und unter Umständen in eine Klinik müssen.

Es besteht die Möglichkeit, dass sich diese Schwangerschaftsdepression nach der Entbindung fortsetzt und sich zu einer Wochenbettpsychose oder postpartalen Depression entwickelt. Insbesondere in England beschäftigen sich Fachleute mit der Frage, inwieweit sich aus der Untersuchung von Schwangerschaftsdepressionen Voraussagefaktoren für eine nachgeburtliche Depression ableiten lassen können. Vieles ist noch ungeklärt und bedarf einer weitergehenden Forschung. Warum Depressionen bereits in der Schwangerschaft auftreten können, scheint wieder ein zweigleisiges Phänomen zu sein. Da liegt einerseits der hormonelle Erklärungsansatz vor und andererseits die psychisch bedingte Interpretation: ein schlechter Zeitpunkt, Unstimmigkeiten in der Partnerschaft, eine unerwünschte Schwangerschaft u. a.

Das Risiko, nach einer normalen Geburt depressiv zu werden, scheint auch bei jenen Frauen erhöht zu sein, bei denen Abtreibungen oder Fehlgeburten vorausgegangen sind. Teils liegt es an den abrupten hormonellen Veränderungen, teils muss sich die Seele mit den veränderten Umständen abfinden. Eine Abtreibung vorzunehmen ist eine schwere Entscheidung, die von vielen widerstreitenden Gefühlen begleitet wird. Schuldgefühle schleichen sich ein, die meist durch eine verständnislose Umwelt noch verstärkt werden. Auch Fehlgeburten können nachhaltig das Selbstbild der Frau ins Wanken bringen und werden häufig – wie es der Name bereits nahelegt – als persönliche „Fehlschläge" verstanden. Schuld und Trauer bilden ein fatales Paar, wenn keine Entlastung durch liebevolle Zuwendung von anderen Menschen erfolgt.

Daneben kann auch manchmal eine nach der Entbindung vorgenommene Sterilisation zur Entwicklung von PPD beitragen. Es ist festgestellt worden, dass die Eierstöcke von Frauen, deren Eileiter unterbrochen wurde, in der Folge weniger Progesteron produzieren. Wie wir bereits wissen, ist das Progesteron der reinste Balsam für die Seele. Außerdem ist mit dem Eingriff eine Endgültigkeit verbunden, die verarbeitet werden muss. Eine bald nach der Niederkunft durchgeführte Sterilisation stellt eine zusätzliche seelische und körperliche Belastung dar und kann Depressionen den Weg ebnen.

Eine Schwangerschaft kann aus vielen Gründen kompliziert ablaufen. Vielleicht müssen Sie aufgrund von Blutungen die letzten zehn Wochen der Schwangerschaft das Bett hüten oder Sie müssen angesichts einer drohenden Frühgeburt vorzeitig ins Krankenhaus. Die Schwangerschaft entwickelt sich demnach nicht so, wie Sie es sich erträumt haben. Es ist möglich, dass allein aus der Erinnerung an die erschwerten Bedingungen der Schwangerschaft postpartale Probleme entstehen können. Verdrängungsmechanismen versagen im Leben oft.

Das Geburtserlebnis

Der Geburtstermin rückt näher und tausenderlei Fragen und Ängste beschäftigen Sie gerade in den letzten Wochen: Wie wird die Geburt sein? Soll mein Partner die Geburt miterleben? Wie wird er reagieren? Wie mag das Kind wohl aussehen?

Sicherlich, Sie haben einen Geburtsvorbereitungskurs mitgemacht und etwas über Atemtechnik und Massagegriffe erfahren. Aber was konkret auf Sie zukommt, wissen Sie nicht. Jede Geburt verläuft anders und durchkreuzt häufig vorher durchgespielte Erwartungen. Für die einen entwickelt es sich leichter als vermutet und für die anderen schlägt es um in einen Alptraum, der in diesem Ausmaß nie erwartet wurde.

„Die Geburt habe ich als sehr belastend … Quatsch, es war der reinste Horrortrip für mich. Ich drücke es so drastisch aus, weil ich es als so drastisch empfunden habe. Ich habe mich nie vorher derart fremdbestimmt gefühlt. ‚Es‘ hat einfach mit meinem Körper gemacht, was ‚es‘ wollte: Schmerzen, unsagbare Schmerzen. ‚Es‘ hat mir seinen Rhythmus aufgedrängt, der mir keinerlei Spielraum mehr ließ, irgendetwas zu tun. Parallel dazu hatte ich ständig Angst, ich reagiere falsch: Ich könnte zu laut schreien, die anderen könnte es ja stören. Außerdem war ich schockiert, welche Laute aus mir herausströmten. Ich konnte nicht mehr liegen, nach zwei Stunden konnten aber auch mein Mann und die Hebamme mich nicht mehr stützen. Ich spürte Schmerzen, wo ich sie nie erwartet hätte. Ich dachte die ganze Zeit, das Kind will den falschen Ausgang raus. Als das Baby endlich da war, war ich nur froh, dass es vorbei war.“   (Fiona)

„An die Geburt selbst und die nachfolgende Zeit kann ich mich auch heute nicht erinnern, ohne zwischen Gefühlen von Traurigkeit und Wut zu schwanken. Die Geburt wurde wegen Terminüberschreitung elf Tage nach dem Stichtag eingeleitet. Die Schmerzen bei der Entbindung habe ich als unerträglich empfunden und im nachhinein sehe ich die in den Geburtsvorbereitungskursen gemachten Äußerungen als völlige ‚Verarschung‘ (Verharmlosung) an. Nach der Geburt musste bei mir unter Vollnarkose noch eine Nachcurettage (Ausschabung) gemacht werden, bei der ich einen erheblichen Blutverlust erlitt.

Als ich aus der Narkose aufwachte und ins Krankenzimmer zurück gebracht wurde, habe ich mich erst einmal bei der zuständigen Hebamme dafür entschuldigt, dass ich vor Schmerzen so geschrien habe, und es mir nicht gelungen war, diese „wegzuatmen“. Insgesamt hatte ich im Krankenhaus ein Gefühl totalen Versagens, da ich der dort herrschenden Ideologie: ‚Bei uns stehen die Mütter schon wenige Stunden nach der Geburt mit frischem Make up und glückstrahlend im Wickelraum und sind gleich in der Lage, ihre Babies völlig selbständig zu versorgen‘, nicht entsprechen konnte. Dies kam unter anderem in der folgenden Äußerung des Chefarztes zum Ausdruck: ‚Sie haben wohl in der Schwangerschaft zuviel zugenommen, essen Sie mal in nächster Zeit nicht so viel Kuchen‘. Viel gravierender war eigentlich, dass ich massive Kreislaufprobleme und extrem schlechte Blutwerte hatte. Am zweiten Tag nach der Geburt schaffte ich gerade mal die Wegstrecke bis zur Zimmertür, am dritten Tag bis zum Wickelraum. Auch schien es üblich, dass die Väter einen großen Teil der Versorgung der Säuglinge übernahmen. Dies war in meinem Fall durch den chaotischen Schichtdienst meines Ehemannes in seinem neuen Job nicht möglich und auch der vielfach hilfreiche Urlaub des Vaters im Anschluss an die Entbindung war wegen seiner Probezeit nicht machbar. Als ich mich am dritten Tag durch den Flur quälte, schnappte ich Bemerkungen von Krankenschwestern auf, die ich auf mich bezogen habe und die sinngemäß aussagten, dass ich zuviel Rücksicht fordere und dann eben ,aufhören müsse zu stillen, wenn ich das nicht schaffen würde'. Dies verstärkte mein Gefühl völligen Versagens als Mutter, und ich wurde von Weinkrämpfen geschüttelt. Da ich bei so viel ,wohlmeinendem Verständnis und Hilfe' und totalem Schlafmangel durch die ständige Unruhe im Krankenhaus meinte, nur zu Hause zur Ruhe kommen und mich auf das Baby einstellen zu können, habe ich mich in den folgenden Tagen zusammengerissen, um entlassen zu werden." (Martina)

„Mit 25 Jahren war ich das erste Mal schwanger. Die Schwangerschaft war gewollt und verlief ohne Komplikationen. Gegen Ende der Schwangerschaft wurde festgestellt, dass das Kind in Steißlage war und deshalb ein Kaiserschnitt erforderlich sein würde. In mir brach Panik aus. Ich wusste nicht, was auf mich zukam. Niemand in unserer Familie hatte bis dahin einen Kaiserschnitt. Meine Mutter, die ich fragte, meinte nur, ich würde mir einiges ersparen. Ich wollte mir aber nichts ersparen, ich wollte genauso Wehen haben wie andere Frauen. Mein Frauenarzt äußerte auf die gleiche Frage: ,Die anderen Frauen haben vorher Schmerzen, Sie haben sie halt hinterher.' So kam der Termin der Operation. Die Geburt war ein Trauma. Als ich aus der Narkose erwachte, hatte ich Schmerzen und brüllte wie am Spieß. Das wusste ich aber nicht, ich war anscheinend noch nicht richtig wach. Ich bekam ein Schmerzmittel und schlief wieder ein. Nach ca. zwei Stunden wachte ich auf, hatte wahnsinnige Schmerzen, war allein im Zimmer, außer einem Baby, das fürchterlich brüllte und mir mit seinem Geschrei auf die Nerven ging. Dass es sich um meine Tochter handelte, erfuhr ich erst später. Ich litt unter den Folgen der Narkose mit Übelkeit, Müdigkeit etc. Von der Operation erholte ich mich körperlich sehr schnell. Aber seelisch verlief etwas falsch. Ich fühlte mich als Versager, weil ich es nicht geschafft hatte, ein Kind normal zur Welt zu bringen. Ich hatte das Gefühl, durch den Kaiserschnitt um vieles beraubt worden zu sein: den ersten Blick auf das Kind, die Geburt zusammen mit meinem Mann zu erleben, das Versorgen des Babys. Ich habe aber mit niemanden über meine Gefühle gesprochen, außer mit meinem Mann. Ich hatte ein gesundes Kind und war nicht glücklich. Ganz im Gegenteil, das Kind erinnerte mich an die schlimmsten Stunden in meinem Leben, und ich hatte große Probleme, es zu akzeptieren. Erst nach ungefähr zehn Monaten konnte ich meine Tochter lieben." (Eva)

Die Gefühle und Schmerzen, die eine Geburt begleiten, treffen viele Frauen trotz aller Vorbereitungen mit voller Wucht. Auch um das Geburtserlebnis rankt sich der Mutter-Mythos, der besagt, es sei der schönste und überwältigendste Augenblick im Leben einer Frau. Das mag sich in einigen Fällen bewahrheiten. Doch es wird vielfach übersehen, dass viele Frauen schlichtweg Erleichterung und Freude empfinden, weil die unsagbaren Schmerzen ein Ende gefunden haben. Mangelnde professionelle Aufklärung und häufig verzerrte Schilderungen anderer Mütter, die ihre negativen Erlebnisse verschweigen, begünstigen Gefühle des persönlichen Versagens, wenn bei der eigenen Entbindung alles ganz anders kommt. Es wird verharmlost und verschleiert, um die Schwangere nicht zu beunruhigen und zu verängstigen. Aber jede(r) kann sich vorstellen, dass der Schock umso größer ausfällt, je tiefer die Kluft zwischen erfahrener und erlebter Praxis ist.

Die Psychologin Dr. Veronika Windsor-Oettel aus Hamburg hat den Zusammenhang zwischen Geburtsverlauf und postpartaler Depression untersucht:

„Das Geburtserlebnis hat einen ganz entscheidenden Einfluss auf die Psyche der Frau. Das herkömmliche Klischee ‚Hast du dein Kind erst einmal im Arm, ist alles Leid vergessen', stimmt so einfach nicht.

In meiner Dissertation habe ich deutlich gemacht, dass Frauen ein geringeres Selbstwertgefühl und eine höhere Angst haben, wenn sie auf ein schlimmes Geburtserlebnis zurückblicken müssen. Jede Geburt schreibt ihre eigene Geschichte und wird zu einer ganz individuellen Erfahrung. Viele Faktoren laufen in dieser Stunde oder in diesen Stunden zusammen, die den Geburtsverlauf nachhaltig bestimmen: Wie verhält sich die Hebamme? Ist sie einfühlsam, freundlich oder kurzangebunden und ruppig? Wie behandelt der zuständige Arzt die werdende Mutter? Ist er aufmerksam, erklärt er seine Vorgehensweise oder zeigt er sich gleichgültig, barsch, arrogant? Streiten sich Arzt und Hebamme womöglich während der Entbindung? Wie reagiert der Ehemann? Ist er eine Stütze? Treten Geburtskomplikationen auf? Nimmt man der Mutter mit irgendeinem Argument das Kind gleich weg? Und wie reagiert schließlich die Frau auf die äußeren Umstände bzw. welche Chance hat sie zu reagieren?

Die zunehmende Technisierung im Kreißsaal ruft eine Atmosphäre hervor, die Ängsten Vorschub leistet. Die Frau fühlt sich schnell als

Patientin, die dem Geschehen vollkommen hilflos ausgesetzt ist. Sie wird in eine passive Rolle gedrängt, derer sie sich kaum zu erwehren vermag. Wir müssen berücksichtigen, dass sich die Frau während der Geburt in einer psychischen und physischen Grenzsituation befindet. Niemand hat ihr vorher gesagt, dass das Kinderkriegen so höllisch schmerzhaft sein kann, dass sie an einen Punkt angelangen könnte, wo sie nur noch aus dem Fenster springen möchte. Im Geburtsvorbereitungskurs hieß es ja, wenn du alle Übungen ordentlich machst, richtig atmest, dann kannst du den Schmerz wegatmen.

Ich glaube, dass eine Frau – neben anderen Faktoren – eine postpartale Depression entwickeln kann, wenn das Geburtserlebnis fürchterlich war, also traumatisch. Und ich denke auch, dass der Dammschnitt alleine schon unheimlich traumatisierend sein kann. In dem Augenblick, wo der Dammschnitt gemacht wird, wird Sexualität erst mal unmöglich gemacht. Vom Gefühl her kann es wie eine Bestrafung wirken. Es hat etwas unglaublich Brutales an sich. Ärzte behaupten immer, sie machen das aus Sicherheitsgründen, damit die Frau nicht reißt. Dabei heilt der gerissene Damm wesentlich besser als der geschnittene, da es einen von der Natur vorgegebenen Schwachstellenriss gibt. Dass eine Frau bis zum After durchreißt, ist höchst selten. Und selbst das wäre absehbar, wenn man bei der Frau ist, so dass man im Notfall eingreifen kann.

Ähnlich verhält es sich mit Kaiserschnitten. Es wird häufig viel zu schnell zum Messer gegriffen – meistens aus Angst vor Schadensersatzprozessen, wenn dem Kind irgendetwas fehlt.

Die physische Belastung für eine Frau mit Kaiserschnitt ist insgesamt größer, besonders durch den Blutverlust. Ganz entscheidend ist das psychische Element der Enttäuschung, besonders wenn es sich um einen Notfallkaiserschnitt handelt. Sie wollte normal gebären und fühlt sich jetzt als Versagerin. Für Frauen, bei denen der Kaiserschnitt geplant war, mag es etwas einfacher sein, weil sie sich schon länger damit auseinandergesetzt haben.

Ob es sich um eine Kaiserschnittgeburt handelt oder um eine normale Entbindung, die als Trauma empfunden wurde, ausschlaggebend ist, wie die Frau das Erlebnis für sich interpretiert: Ist sie die einzige, die so etwas Schreckliches erlebt? Niemand hat es ihr gesagt. Haben die anderen sie belogen und betrogen, weil sie es ihr gönnten, mal so richtig hereinzufallen? Gibt sie sich die Schuld oder den anderen? Hat sie es als persönliche Niederlage gesehen? Ist es die Strafe, weil sie schon einmal abgetrieben hat?

Es ist frauenspezifisch, die Schuld bei sich selbst zu suchen. Weder der Geburtshelfer noch die Hebamme werden für den Ablauf verantwortlich gemacht, obwohl oft Grund genug dafür besteht. Wut, Leid und Enttäuschung richten sich nach innen. Es heißt, wer immer passiv etwas erträgt und die Aggressivität nicht nach außen tragen kann, wird innerlich depressiv."

Die übliche Klinikroutine verhindert auch so manches Mal, dass der Kontakt zwischen Mutter und Kind sofort hergestellt wird, selbst nach normal verlaufenen Entbindungen. Der Säugling wird erst abgenabelt, gewaschen und gewogen, bevor er der Mutter in den Arm gelegt wird. Die sofortige Trennung von Mutter und Kind nach der Niederkunft begünstigt die Entwicklung von Depressionen. In ihrem Buch „Tränen nach der Geburt" macht Elisabeth Geisel eindringlich darauf aufmerksam, dass diese vermeidbare Trennung weitaus ernstere Folgen für die Psyche von Mutter und Kind haben kann, als viele gemeinhin glauben.

Um einige Grad schlimmer muss es für Frauen sein, die mit einem Kaiserschnitt entbunden haben. Es gibt Frauen, die plötzlich bezweifeln, dass es sich um ihr Kind handelt, weil sie die Geburt nicht bewusst miterleben konnten und Stunden später mit einem kleinen Wesen konfrontiert werden, von dem gesagt wird, das es jetzt das ihrige sei. In ihrem Buch „Kaiserschnitt – Narben an Seele und Bauch" erläutern die Autorinnen Theresia Maria de Jong und Gabriele Kemmler ausführlich die psychischen Belastungen durch einen Kaiserschnitt, der sich bei weitem nicht auf einen rein medizinischen Eingriff reduzieren lässt.

Neben all den „normalen" Komplikationen, die eine Geburt erschweren können, dürfen wir nicht jene Mütter vergessen, deren Kinder zu früh geboren werden oder behindert zur Welt kommen. Eine besondere Fürsorge, damit zusammenhängende Ängste, auch (unbegründete) Schuld- und Versagensgefühle treffen hier in geballter Form aufeinander und machen den Weg für nachgeburtliche Depressionen frei.

Wie verzweifelt und tief deprimiert muss eine Frau erst sein, deren langersehntes Kind tot geboren wird. Es braucht nicht besonders hervorgehoben zu werden, dass für die hiervon betroffenen Frauen ein erhöhtes Risiko für eine postpartale Depression besteht.

Neben den hier genannten psychischen Belastungen, die eine Entbindung insgesamt begleiten können, ist auf körperlich begründbare Depressionen und auch Psychosen hinzuweisen, die in unmittelbarer Beziehung zur Geburt stehen: Ein schwerer Infekt oder eine schwere Anämie im Wochenbett können auslösende Faktoren sein.

Stillen und Abstillen

Grundsätzlich gilt die Zeit des Abstillens als eine besonders gefährdete Phase, wenn die Stillzeit nicht allmählich ausklingt, sondern das Abstillen aus den unterschiedlichsten Gründen abrupt erfolgt. Die damit einhergehenden biologischen Veränderungen sind weit reichend. Das Abstillen bewirkt einen Rückgang der stimmungsaufhellenden Endorphine. Wenn eine Frau sozusagen von einen Tag auf den anderen abstillt, stürzen in einem ähnlichen Tempo die Endorphine ab, die bislang dafür gesorgt haben, dass sich die Mutter gut fühlt. Dieser plötzliche Absturz kann Auslöser für die Depression post partum sein.

Auftretende Stillprobleme sind einflussreiche Wegbereiter für depressive Verstimmungen: Die Milch will zum Beispiel nicht richtig fließen. Im Gefolge erschüttern Versagensgefühle, Zweifel an der Weiblichkeit und an der mütterlichen Kompetenz das Selbstbild. Eine „richtige" Mutter hat schließlich genug Milch und die anderen Frauen scheinen ja alle davon überzuströmen. Der Mutter-Mythos holt zu einem erneuten Tiefschlag aus und das Nicht-Stillen-Können wird als persönliche Demütigung empfunden.

„Am Anfang klappte es mit dem Stillen schon ganz gut und dann ließ der Milchfluss nach, was mich beunruhigte. Außerdem empfand ich es als zusätzlichen Schmerz. Es tat mir ganz einfach fürchterlich weh beim Säugen, und ich erschreckte mich vor mir selbst, als ich ein Gefühl in mir hochkommen spürte von Abwehr und ‚du laugst mich aus'. Das schlechte Gewissen über diese Empfindungen erschwerten mir meine neue Rolle erneut: ‚Du liebst dein Kind nicht.' Und jeder weiß, wie wichtig Mutterliebe für die Entwicklung eines Kindes ist. Dass auch ein solches Gefühl erst entstehen und wachsen muss, sah ich damals nicht. Ich erwartete etwas anderes und wertete es als weiteres erbärmliches Versagen von mir." (Inka)

Manchmal sind es nicht unbedingt Versagensgefühle, die depressive Verstimmungen begünstigen, sondern schlichtweg erschwerende Umstände beim Stillen:

„Ich hatte in den Tagen in der Klinik sehr viel Kraft, weinte nicht, wollte so viel wie möglich bei meinem Kind sein. Da Jennifer eine Staphylokokken-Sepsis hatte, welche durch mich übertragen worden war, war auch meine Muttermilch mit den Bakterien angereichert, ich konnte sie nicht stillen (war dazu aber bereit gewesen). Die Schwestern auf der Frauenstation trichterten mir ein, dass die Muttermilch gerade für mein krankes Kind sehr wichtig sei und ich mit allen Mitteln versuchen sollte, den Milchfluss in Gang zu halten. So zerrten sie mich fünf Tage an die Pumpmaschine. Mein Busen wurde dicker und dicker, aber es kam keine Milch (erst nach fünf Tagen hatte man ein Einsehen mit mir). Es kamen auch so Aussprüche wie: ‚Nun stellen Sie sich nicht so an, so weh wird es schon nicht tun.' Als ich dann eine Brustdrüsenentzündung bekam, wurde eine Tabletten-Therapie zum Abstillen eingeleitet. Laut Beipackzettel kann dieses Medikament Depressionen hervorrufen."

(Stefanie)

Es muss an dieser Stelle ganz eindringlich darauf verwiesen werden, dass bestimmte Abstill-Präparate in Verdacht stehen, Depressionen auszulösen. Etliche Frauen haben bereits berichtet, dass ihre Depression mit Einnahme ihres Abstill-Medikamentes einsetzte. Hier besteht unbedingter Handlungs- und Forschungsbedarf.

Dies ist die eine, als negativ erlebte Seite des Stillens, die zur Entwicklung postpartaler Depressionen beitragen kann. Umgekehrt kann aber auch ein positives Still-Erleben weitreichende Einflüsse auf die Gemütslage nach dem Abstillen haben: Ein Teil der Frauen empfindet die Phase des Stillens als Zeit engster Verbundenheit. Es dient nicht nur der Ernährung des Säuglings, sondern stellt auch eine besondere Form der Kommunikation zwischen Mutter und Kind dar. Der Körperkontakt ermöglicht eine intensive Anteilnahme an der Erlebniswelt des Neugeborenen. Das Abstillen signalisiert nun ein gewisses Ende der trauten Zweisamkeit und der intimen Nähe. Wenn Sie ihre Stillzeit als sehr glücklich erfahren haben, könnten Sie darüber traurig sein, dass diese Episode innigster Vertrautheit ausklingt. Wenn Sie aus bestimmten Gründen abstillen müssen (vielleicht wegen der Einnahme von

Medikamenten oder einer Brustentzündung), oder wenn Sie besonders lange gestillt haben, kann die Verlust-Erfahrung umso stärker ins Gewicht fallen.

3. Ihre Seele – einfach überwältigt

In diesem Kapitel sollen die rein psychischen Beweggründe vorgestellt werden, die an der Entwicklung der postpartalen Depression beteiligt sein können. Einige Parallelen werden Sie vielleicht selbst schon gezogen haben, wenn die psychischen Belastungen offensichtlich sind.

Andere Belastungsmomente verlaufen mehr im Unterbewusstsein und bedürfen einer Aufhellung. Bewusste und unbewusste seelische Vorgänge bilden Stressfaktoren, die mit der Geburt mehr oder weniger an die Oberfläche dringen und den Gefühlshaushalt erschüttern. Es ist nicht ausgeschlossen, dass die psychischen Stressoren eine Rückkoppelung zum biologischen System erfahren, in dem sie hormonelle und biochemische Veränderungen in Gang setzen bzw. ein bereits bestehendes physisches Ungleichgewicht verstärken.

Verlusterfahrungen

„Wenn wir etwas, das uns viel bedeutet, verlieren, so geraten wir darüber in Kummer. Es erscheint merkwürdig, dass wir, wo wir doch ein Baby bekommen haben, so sprechen, als handelte es sich hier um einen Verlust – ist doch der Gewinn des Babys der ganz offensichtliche Teil des Erlebnisses. Jedoch bringt das Baby den Verlust der Unabhängigkeit mit sich; den Verlust einer Gewohnheit; den Verlust einer Routine; den Verlust der Schwangerschaft; den Verlust aller Familienbeziehungen; und Schlafverlust. Eine ganze Menge wandelt sich in dem Augenblick, da das Baby die Welt betritt." Auf diese Weise beschreibt die Autorin Vivienne Welburn die Zweigleisigkeit der Gefühle, die den Übergang zur Mutterschaft charakterisieren.[14] Die Geburt eines Kindes eröffnet nicht nur neue Seiten, Möglichkeiten und Perspektiven, die eine persönliche Bereicherung darstellen, sondern lässt Sie gleichsam an einen Schnittpunkt Ihres Lebens gelangen, an dem Sie Halt machen und zurückblicken. Ein undefinierbares Verlust-Empfinden schleicht sich ein. Das erklärt, warum viele Frauen manchmal mit gemischten Gefühlen an der Wiege ihres Kindes stehen: Da sind einerseits Freude und Glück, andererseits Wehmut und Trauer. Das eine Duo wird erwartet, das andere überrascht und verunsichert. Dennoch gehören beide Gefühlswelten zusammen und verbinden sich zu einem untrennbaren Quartett. Es gibt Phasen, in denen wehmütige Stimmungen die Oberhand gewinnen und Schatten werfen. Das ist vollkommen normal. Denn das Kind fordert Sie auf, das bisherige Leben Revue passieren zu lassen.

Wenden wir uns noch einmal den von Welburn schlagwortartig aufgelisteten Verlust-Erfahrungen zu, die letztendlich in depressiv gefärbte Emotionen münden können:

Manche Frauen empfinden das Ende der Schwangerschaft als einen körperlichen Verlust. Die eng erfahrene Symbiose zwischen Mutter und Kind wird abrupt aufgehoben. Neun Monate konnten Sie miterleben, wie Leben in Ihnen wächst, wie sich das Kind bewegt, dreht, bemerkbar macht. Die Geburt beendet die tiefe Verbundenheit und bringt einen eigenständigen Menschen hervor, der sich nicht mehr von innen selbst ernährt, sondern Ihre ganze Kraft und Aufmerksamkeit in Anspruch nimmt. Hinzu kommt, dass Sie während der Schwangerschaft in den Genuss eines Sonderstatus gekommen sind: Man nahm Rücksicht, schwere Arbeiten wurden Ihnen abgenommen, Sie wurden umsorgt, gepflegt und „bemuttert". Schließlich galt es, einen Rahmen zu schaffen, in dem das Ungeborene wie in einem Kokon beschützt und behütet wachsen und gedeihen konnte. Wenn ich es überspitzt formuliere, haben Sie lediglich etwas von dem großen Kuchen abbekommen, der eigentlich mehr dem sich entwickelnden Menschenkind galt. Unabhängig von den Gründen, die zu Ihrer Ausnahme-Position geführt haben mögen, haben Sie in den neun Monaten eine besondere Form der Anerkennung und Zuwendung erfahren, die mit der Geburt übergangslos ein rasches Ende gefunden hat. Danach wird alle Aufmerksamkeit von Ihnen abgezogen und ausschließlich auf das Neugeborene übertragen. Der Verlust der persönlichen Anerkennung und Zuwendung wiegt umso schwerer, als er in eine Phase fällt, in der Sie außergewöhnlich vieler Unterstützung und Aufmunterung bedürfen.

Die Art des Geburtserlebnisses kann Traurigkeitsgefühle hervorrufen. Wenn eine Geburt nicht so verläuft, wie Sie es sich vorgestellt haben, brauchen Sie eine Phase der Trauer, um das Erlebte zu verarbeiten.

Manchmal muss sich eine frisch gebackene Mutter auch von Wunschbildern verabschieden, die während der Schwangerschaft um Aussehen, Geschlecht und Wesen des Kindes kreisen. Das Kind ist nun da, hat konkrete Gestalt angenommen und entspricht vielleicht nicht dem Traum-Baby, das Sie neun Monate in Ihrem Körper vermutet hatten. Daneben ist der gesellschaftliche Druck nach wie vor latent wirksam: Es geht darum, ein gesundes und kräftiges Kind hervorzubringen.

Auch gerade die ältere Generation kann sich häufig noch nicht von antiquierten Rollenvorstellungen freimachen und fordert – ob direkt oder indirekt – den ersehnten Stammhalter. Wenn die Rechnung nicht aufgeht, fühlt sich die Mutter schuldig.

Mutterwerden heißt gleichzeitig Abschied nehmen von der Kindheit, von sich als Kind. In der ersten Zeit haben Sie häufig das normale Verlangen, selbst so liebevoll umsorgt zu werden, wie Sie Ihr eigenes Kind bemuttern. Doch meistens sind Sie ganz alleine auf sich gestellt. Der Partner – wenn Sie einen haben – ist bedingt durch seine Arbeit den ganzen Tag abwesend, die eigenen Eltern können auch nicht immer präsent sein und Freunde und Bekannte halten sich ebenfalls zurück. Der Verlust des Kindseins wird umso stärker empfunden, als mit der Geburt des eigenen Kindes Erinnerungen, Erlebnisse und Eindrücke aus der Kindheit reaktiviert werden. Längst vergessene Bilder tauchen auf, ob positiver oder negativer Natur. Kindheitserinnerungen, Sehnsüchte, Träume und Illusionen brechen sich Bahn und spiegeln sich in Ihrem Kind wider. Die Abschiedsstimmung kann dazu führen, dass Sie sich plötzlich um Jahre gealtert fühlen. Sie vermag sich auch in den Gedanken zu äußern, am liebsten alles wieder rückgängig machen zu wollen und kein Kind in die Welt gesetzt zu haben.

Eine der schlimmsten Verlusterfahrungen ist jene des eigenen Selbst. Die Geburt eines Kindes kann eine schwere Identitätskrise auslösen und Anlass zu vielen grundlegenden Fragen geben: Wollte ich ein Kind? Wie bin ich da hineingeraten? Was ist von mir übriggeblieben? Und was wird später sein? Heute sind die meisten Frauen, bevor sie sich für ein Kind entscheiden, meist mehrere Jahre berufstätig gewesen. Der Beruf sicherte ihr Einkommen, ihre Unabhängigkeit, vermittelte gesellschaftliche Anerkennung und steigerte das Selbstwertgefühl. Ohne Kind oder Kinder konnten Sie frei über ihre eigene Zeit verfügen, vielfältigen Freizeitaktivitäten nachgehen, sich ihren Freunden oder Partnern widmen, reisen oder einfach Müßiggang betreiben. Das geht nun alles nicht mehr so einfach. Ein Kind zu haben bedeutet in vielerlei Hinsicht Einschränkungen, die die Einfindung in die Mutterrolle erschweren. Verlust- und Trauergefühle nach der Geburt sind etwas ganz Normales. Sie sind feste Bestandteile auf dem Weg des Mutter-Werdens und müssen als solche verstanden und akzeptiert werden. Sie anzunehmen bedeutet, das, was traurig macht, abzuschütteln und sich auf die Mutterrolle einzulassen, ohne von quälenden Erinnerungen belastet zu werden.

Mutter und Beruf

Wir können es drehen und wenden, wie wir wollen, eine Mutter schneidet heute in jeder Hinsicht schlecht ab: Eine Frau, die sich bewusst dafür entscheidet, in den ersten Jahren oder vielleicht für immer aus dem Beruf zu scheiden, um ausschließlich für ihre Kinder da zu sein, weil sie diesen Job gerne ausfüllt, wird nicht selten abqualifiziert als „Heimchen am Herd". In der heutigen Industrie- und Leistungsgesellschaft, in der nur Lohnarbeit und materielle Werte zählen, wird Hausarbeit nicht ernst genommen. Die Mutterschaft mag noch eine gewisse Form der Legitimität verleihen, wobei dieses Zugeständnis nur von kurzer Dauer ist. Zwangsläufig sieht sich eine Hausfrau schnell in die Defensive gedrängt und muss sich permanent rechtfertigen, warum sie nicht berufstätig ist.

Die Schizophrenität der gesellschaftlichen Erwartungshaltung spiegelt sich gleichfalls in der Bewertung berufstätiger Mütter wider. Eine Frau, die sich aus welchen Gründen auch immer dazu entschließt, die Mutterschaft mit dem Beruf zu verbinden, wird schnell mit dem Etikett „Rabenmutter" versehen, da sie angeblich ihr Kind vernachlässigt. Berufstätige wie nicht berufstätige Mütter sind versteckten oder offenen Anfeindungen und Vorwürfen ausgesetzt. Spitze Pfeile der Intoleranz schießen auch so manches Mal die Geschlechtsgenossinnen der jeweils anderen „Seite" ab. Der gesellschaftliche Druck schafft einen Nährboden, auf dem Depressionen ausbrechen und wuchern können.

Mütter unterscheiden sich in ihrem Grundmuster an Wünschen, Bedürfnissen, Sehnsüchten und Vorstellungen. Vielleicht leiden Sie darunter, in den Beruf zurückkehren zu müssen, obwohl Sie lieber zu Hause bei Ihrem Kind sein möchten. Vielleicht sind sie unsicher, weil Sie eigentlich nicht so genau wissen, was Sie wollen: Kind oder Beruf. Es kann sein, dass sich die in der Schwangerschaft vorgefasste Einstellung nach der Geburt ändert und Sie diese Veränderung sich selbst und anderen gegenüber nicht offen eingestehen wollen. Frauen, die fest entschlossen waren, ihren Beruf auf jeden Fall wieder aufzunehmen, empfinden es plötzlich als sehr hart und qualvoll, ihr Kleinkind in die Obhut anderer Menschen zu geben, selbst wenn es sich um vertraute Personen handelt. In der Baby-Pause können sich Ängste und Schuldgefühle einschleichen, die den Weg für Depressionen ebnen. Die bevorstehende Rückkehr in den Beruf wird als unmittelbare Bedrohung empfunden.

Betrachten wir die Sache von einer anderen Seite: Sie hatten sich vorgenommen, eine Weile auszusetzen und erst nach einer gewissen Zeit wieder in den Beruf zurückzukehren. Allmählich wird Ihnen klar, dass das Leben zu Hause mit Kind nicht dem Idealbild entspricht, das Sie sich von der Mutterschaft entworfen haben. Ihr Selbstwertgefühl liegt am Boden, die finanzielle Abhängigkeit wiegt schwer, Sie fühlen sich eingesperrt und als Mutter inkompetent.

„Doch mein Leben wurde zusehends mühseliger. Schon bald merkte ich, wie negative Gedanken sich in meinem Kopf festsetzten und mich nicht mehr losließen: ‚Wie konntest du dich nur auf ein Kind einlassen … wir hätten warten sollen … nie hat mir jemand gesagt, dass Muttersein so anstrengend ist … wo bleiben eigentlich meine Bedürfnisse, ich bin nur noch für das Kind da! Ach, wie vermisste ich meinen Beruf als Buchhändlerin, den Kontakt nach außen, die geistige Herausforderung. Jetzt saß ich da in dieser engen lauten Wohnung mit einem kleinen Baby und war den ganzen Tag beschäftigt mit Stillen, Schlafenlegen, Wickeln, Haushalt etc." (Barbara)

Spannen wir den Bogen noch ein bisschen weiter: Sie sind jetzt berufstätige Mutter, ob gewollt oder ungewollt. Das Bestreben, beiden Bereichen – Beruf und Mutterschaft – gerecht zu werden, entpuppt sich als kräfteverschleißender Drahtseilakt. Ihr Kind stellt unmissverständlich seine Ansprüche und Ihr Vorgesetzter steht dem in nichts nach. Das schlechte Gewissen folgt Ihnen zu Hause wie auch am Arbeitsplatz wie ein dunkler, nicht abzuschüttelnder Schatten, der sich auf ihre Seele legt. Manche Frauen überkommt das Gefühl, als Mutter und als berufstätige Frau gleichermaßen versagt zu haben. Das ständige Balancieren zwischen den unterschiedlichen Rollen als Mutter, Hausfrau, Ehefrau und Berufstätige wird durch eine Reihe äußerer Umstände erschwert: unzureichende Kinderbetreuungsmöglichkeiten, wenig Teilzeitjobs, unflexible Arbeitszeiten, wenig Unterstützung. Wird das Kind außer Haus betreut, stehen Sie unter Dauerstress: Morgens wird in aller Eile das Kind versorgt, mit Auto, Bus oder Straßenbahn zur Oma, Tagesmutter oder in den Kindergarten gebracht, danach hetzen Sie zur Dienststelle, nach der Arbeit setzt sich das gleiche Spiel in umgekehrter Reihenfolge fort. Freizeit ist ein Fremdwort geworden, für die Befriedigung persönlicher Bedürfnisse ist in dem eng gefassten Arbeitsplan kein Platz mehr, die eigene Identität scheint sich in der Flut unterschiedlicher Belastungen in ein Nichts aufgelöst zu haben. Für so manche Frau ist es nur noch ein kleiner Schritt bis zum völligen Zusammenbruch aus Erschöpfung.

Isolation

„Ich war einige Monate vor der Geburt meiner Tochter zu meinem Mann in ein Dorf mit 400 Einwohnern gezogen. Dort kannten wir niemanden. Ich saß also im Winter mit dem Baby den ganzen Tag allein in der Wohnung und wartete, dass mein Mann abends um 19 Uhr frühestens nach Hause kam. Ich ging auch jeden Tag mit dem Kinderwagen spazieren, aber bis auf einen älteren Herrn traf ich niemanden. Gespräche mit diesem Mann über das Wetter waren Höhepunkte des Tages. Ich saß zu Hause vor dem Fernseher, meine Tochter lag an meiner Brust und schlief. Ich ernährte mich nur noch von Schokolade. Manchmal weinte ich stundenlang vor Einsamkeit. Die Verwandschaft war weit weg, und die Freundinnen waren berufstätig." (Anke)

Kaum jemand vermag sich vorzustellen, dass sich Frauen mit einem Kind oder mehreren Kindern einsam fühlen könnten – die Mutter selbst wahrscheinlich am allerwenigsten. Und doch ist es möglich. Die Gefühle der Einsamkeit und des Eingesperrtseins können so mächtig sein, dass Sie darüber in eine depressive Stimmung geraten.

Selbst wenn Sie vor Ihrer Mutterschaft ein mehr häuslicher Typ gewesen sind, hatten Sie zumindest die Freiheit und die Unabhängigkeit, kurzfristig Verabredungen zu treffen, ohne auf ein kleines, hilfloses Wesen Rücksicht nehmen zu müssen, das Ihren vollen Einsatz verlangt. Besonders jene Frauen, die die reichhaltige Palette an Möglichkeiten der Zerstreuung aktiv wahrgenommen hatten, fällt die Fixierung auf die eigenen vier Wände sehr schwer, die mit der Geburt eines Kindes automatisch eingeläutet wird. All das, was Ihnen vorher lieb und teuer gewesen ist – und wenn es nur der gemütliche Plausch mit einer Freundin im Café gewesen ist – ist ohne Planung und ohne große Vorkehrungen nicht mehr realisierbar. Spontane Verabredungen, die dem Augenblick entspringen, gestalten sich zu einem Unternehmen, das manche Frau abschreckt. Nach dem Motto ‚Wenn ich erst mein Kind gestillt, gewickelt, den Kinderwagen die Treppe heruntergeschleppt habe, ist es sowieso zu spät‘, fällt die Entscheidung nicht selten gegen die Kaffeestunde mit der Freundin. Flexibilität und Mobilität gehören der Vergangenheit an.

Viele Frauen finden sich von einem Tag auf den anderen in der traditionellen Mutterrolle wieder, mit der vielleicht negativ besetzte Bilder assoziiert werden: Beschränkung der Persönlichkeit und der Freiheit, Unterdrückung eigener Bedürfnisse und Wünsche. Das neue Leben konzentriert sich auf die Bewältigung des Alltags, in dem Abwechslung schaffende Höhepunkte kaum noch vorkommen. Die anfallenden, manchmal auch langweiligen Arbeiten drehen sich ausschließlich um die Säuglingspflege und den Haushalt. Am Ende des Tages überkommt viele Frauen das Gefühl, eigentlich nichts geleistet zu haben, weil ein Tag dem anderen ähnelt. Die Gleichförmigkeit und zeitweilige Eintönigkeit des Alltags erwecken den Anschein, von der Lebendigkeit der Außenwelt abgeschnitten zu sein. So kommt es, dass so manche Frau mit Neid und Wut auf den Mann reagiert, der zur Arbeit gehen darf, während sie selbst wie eine Maus in der Falle sitzt.

Viele Paare entschließen sich dazu, angesichts des bevorstehenden Familienzuwachses ihre Wohnsituation zu ändern. Man möchte sich ein Nest schaffen, das dem neuen Lebensabschnitt angemessen ist: eine größere Wohnung in einem anderen Stadtteil oder einer anderen Stadt, vielleicht ein Haus auf dem Land. Die Auswirkungen eines Wohnortwechsels um den Zeitpunkt der Geburt eines Kindes werden häufig unterschätzt. Bewirkt die Aufgabe des Berufs schon eine gewisse Form der Isolation, so sieht sich manche Frau durch die räumliche Veränderung zusätzlich ihrem vertrauten Umfeld (Freunde, Bekannte) entrissen. Viele Frauen sind davon überzeugt, dass sich durch das Kind rasch neue Freundschaften entwickeln. Doch Kontaktmöglichkeiten sind abhängig von den Gegebenheiten und Angeboten vor Ort, die sehr unterschiedlich sein können.

Entstehende Einsamkeitsgefühle können sich wie ein zu enges Korsett um die Seele schnüren und die Mutter in einen Zustand der Lethargie versetzen. Andere Frauen leiden zeitweilig unter Panikattacken, weil sie der bedrohlichen Enge nicht zu entfliehen vermögen. In einigen Fällen kann sich eine ablehnende Haltung dem Kind gegenüber herauskristallisieren, weil es in den Augen der Mutter als alleiniger Verursacher erscheint, der die Berührung mit der Außenwelt blockiert.

Keine Mutter ist wie die andere

Wie Sie schon aus vielen Andeutungen herausgehört haben mögen, sind **Erstgebärende** wahrscheinlich einem größeren Risiko ausgesetzt, postpartale Reaktionen zu entwickeln. Der Übergang zur Mutter- bzw. zur Elternschaft ändert das Leben einer Frau in kaum vorstellbarer Weise. Die oben beschriebenen Verlust-Erfahrungen treffen vorwiegend Frauen, die zum ersten Mal Mutter werden. Der Prozess des Abschiednehmens (von der Schwangerschaft, der Kindheit, der Unabhängigkeit) ist neu, ungewohnt und bedarf einer längeren Verarbeitung. Erstgebärende sind in besonderem Maße Opfer des gesellschaftlich zementierten Mutter-Mythos. Sie hatten bislang noch keine direkten Erfahrungen mit der Mutterschaft und bezogen viele ihrer Visionen und Vorstellungen aus den verschiedenen Medien, die rosarot gefärbte Mutter-Bilder in Umlauf brachten bzw. bringen. Träume und Hoffnungen wurden geschürt, die nach der Geburt wie ein Kartenhaus in sich zusammenpurzeln. Die eigene erfahrene Realität gestaltet sich so ganz anders. Für viele Mütter tun sich plötzlich Abgründe auf, wenn sie schmerzhaft feststellen müssen, dass ihre vorgefertigten Erwartungen nicht einzuhalten sind, dass sie nicht so perfekt und unfehlbar sind wie jene fiktiven Mütter-Gestalten aus der Werbung.

Frauen mit zwei, drei oder mehr Kindern werden vielleicht dem Mutter-Mythos weniger aufsitzen als Erstgebärende. Dennoch sind sie gegen Depressionen nicht gefeit, da mit jedem Kind die Ansprüche und Belastungen steigen. Was mit einem Kind gerade noch bewältigt worden ist, muss mit mehreren Kindern zum Balanceakt zwischen den unterschiedlichen, der Altersstufe entsprechenden Anforderungen ausarten. Ein Kind mitzunehmen ist verhältnismäßig unproblematischer als eine kleine Gefolgschaft zu betreuen und zu beaufsichtigen. Jedes weitere Kind wird eine Mutter mehr ans Haus fesseln und ihre sowieso schon gering bemessene Freizeit weiterhin beschneiden. Auch die Möglichkeiten, in den Beruf wieder einzusteigen, verringern sich erheblich. Hinzu kommt, dass eine Mutter beim ersten Kind mehr Zuwendung und Unterstützung erfahren hat, da sie ja in ihren neuen Tätigkeitsbereich erst eingewiesen werden musste. Beim zweiten Kind reduziert sich die Aufmerksamkeit anderer Mitmenschen schon wesentlich mehr, da davon ausgegangen wird, dass die Mutter bereits ausreichend Routine erworben hat.

Heutzutage entschließen sich immer mehr Frauen aus vielerlei Gründen, erst später Kinder zu bekommen. Obwohl **ältere Mütter** auch einige Vorteile gegenüber den jüngeren besitzen, scheint es doch so, dass sie gleichfalls für die postpartale Depression anfällig sind – vielleicht sogar noch stärker. Spätgebärende stehen unter Erfolgsdruck. Sie müssen unter Beweis stellen, dass der Aufschub der Mutterschaft entgegen einigen Prognosen hinsichtlich der Risiken keine Probleme bereitet, die nicht gemeistert werden können. Die späte Mutterschaft, ob freiwillig oder unfreiwillig, ist häufig mit einer sehr hohen Erwartungshaltung verknüpft, die noch realitätsferner sein kann als bei jüngeren Müttern. Die Euphorie und die Dankbarkeit älterer Frauen, noch ein Kind zu bekommen, ist überdurchschnittlich groß. Viele Spätgebärende sind vor der Entbindung viele Jahre berufstätig gewesen. Ihr Leben verlief über einen langen Zeitraum in wohlgeordneten und fest etablierten Strukturen – ein Gewöhnungseffekt, den viele Frauen unterschätzen. Das lang ersehnte Kind bringt den totalen Umsturz und verlangt nach einer Routine, der sich die Mutter unterzuordnen hat. Es ist nicht mehr möglich, den langgehegten und eingeschliffenen Gewohnheiten und Tätigkeiten nachzugehen. Wut, Schuldgefühle und Depressionen resultieren aus dem zermürbenden Konflikt,

Liebe zu dem Kind zu empfinden und sich gleichzeitig heftig nach dem früheren Leben zurückzusehnen.

Eine weitere Risiko-Gruppe für postpartale Schwierigkeiten bilden **alleinstehende Mütter**, die aus den unterschiedlichsten Gründen keinen Partner haben. Es gibt Frauen, die sich bewusst dazu entschliessen, ihr Kind alleine großzuziehen und Frauen, die sich unfreiwillig mit dieser Situation auseinandersetzen müssen. Alleinstehende Mütter tragen die alleinige Verantwortung für ihr Kind, emotionale und praktische Unterstützung in der Bewältigung des Alltags müssen sie aus anderen Bezugsquellen schöpfen. Alleinerziehende sind in erhöhtem Maße auf ein gut ausgebautes Netz an Hilfskräften angewiesen. Zeigt dieses Netz Brüche, können sich angesichts der anstehenden Probleme, wie verstärkte Isolation und Geldsorgen, depressive Verstimmungen entwickeln. Alleinstehende Mütter laufen manchmal Gefahr, die Mutterschaft überzubetonen, da sie sich besonders stark auf das Kind als den alleinigen Lebensinhalt fixieren. Die Depression kann sich in einem überbeschützenden Verhalten und in chronischen Ängsten äußern, dass dem Kind etwas passieren könnte.

Mütter begegnen uns in den verschiedensten Variationen. Besonders vernachlässigt werden in unserer Gesellschaft die Belange und Probleme **körperlich behinderter Frauen**, die in ganz extremer Weise ans Haus gefesselt sind. Die Treffpunkte anderer Mütter bleiben häufig unerreichbar, sie sind wesentlich isolierter und abhängiger von der Hilfe ihrer Mitmenschen. Behinderte Mütter sehen sich gezwungen, ihrer Umgebung zu demonstrieren, dass auch sie, wenn auch langsamer und unter größeren Schwierigkeiten, in der Lage sind, ihr Kind angemessen zu versorgen. Durch den allseitigen Leistungsdruck besteht die Tendenz, eventuell auftauchende postpartale Verstimmungen zu verschleiern.

Auf wenig gesellschaftliche Beachtung stoßen auch **HIV-infizierte Mütter**, deren Zahl in den letzten Jahren angestiegen ist. Eine HIV-positive Mutter lebt in der ständigen Angst, dass die Aids-Erkrankung zum Ausbruch kommt und sie gesundheitlich nicht mehr fähig sein könnte, für ihr Kind zu sorgen. Der Tod ist ständig gegenwärtig.

Daneben muss sie mit der Ungewissheit fertig werden, ob sie den Virus auf das Kind übertragen hat, was mit Sicherheit erst nach ungefähr 18 Monaten feststellbar ist. Es bedarf kaum einer

Erwähnung, dass für HIV-infizierte Mütter ein erhöhtes Risiko für postpartale Depressionen besteht.

Owohl **Adoptivmütter** nicht den gleichen hormonellen und biochemischen Veränderungen wie „natürliche" Mütter ausgesetzt sind, stoßen auch sie nach der Adoption eines Kindes auf Probleme und Konflikte. In diesen Fällen dominieren die hier vorgestellten psychosozialen Schwierigkeiten. Bei Adoptivmüttern kommt als belastender Umstand hinzu, dass sie mitunter jahrelang gekämpft haben, um unzählige Institutionen davon zu überzeugen, dass sie und ihr Partner dazu befähigt sind, ein Kind zu erziehen. Umso schwerer fällt es ihnen zuzugeben, dass die eigenen vorgeformten Idealvorstellungen nicht der Wirklichkeit entsprechen. Sie tendieren dazu, Erschöpfungszustände und Depressionen zu verschleiern, zumal Außenstehende sich als wenig tolerant erweisen, da das fremde Kind ja erwünscht war.

Wenig Mitgefühl können auch **Stiefmütter** erwarten. Der Begriff ist gefüllt mit Vorurteilen und versteckten Ressentiments. In Anbetracht ihrer schlecht angesehenen gesellschaftlichen Stellung und ihrer konfliktanfälligen Position in der Familie bemüht sich so manche Stiefmutter, ihre angenommene Mutterrolle mit Bravour zu bewältigen. Sie fürchtet sich vor Fehlentscheidungen, die ein schlechtes Licht auf ihre mütterliche Kompetenz werfen könnten. Wut, Zweifel und Schuldgefühle bleiben nicht aus und können zu einer schweren seelischen Belastung heranreifen. Das Konfliktpotential nimmt in dem Moment zu, wenn Stiefmütter ein eigenes Kind bekommen.

Seelischer Ballast

Seelischer Ballast mag in Ihren Ohren zunächst einmal sehr negativ klingen, ist aber nicht so gemeint. Es wird wohl kaum einen Menschen geben, der nicht eine gewisse Hypothek an seelischen Problemen aus der Vergangenheit mit sich trägt. Dabei wiegt der Rucksack an psychischen Belastungen unterschiedlich schwer. Entscheidend dabei ist, ob frühere Konflikte verarbeitet und bewältigt worden sind. Sie müssen sich immer wieder vor Augen halten, dass die Geburt und die ihr innewohnenden Begleiterscheinungen in der postpartalen Phase in sich bereits ein Risiko für nachgeburtliche Depressionen bergen. Gerade das erste Jahr post partum ist ein hochsensibler Lebensabschnitt, in dem Sie körperlichen, biologischen, emotionalen und sozialen Veränderungen unterworfen sind. Zurückliegende und unverarbeitete negative Umstände und Erlebnisse können an die Oberfläche dringen und Sie zusätzlich belasten. In diesem Zusammenhang möchte ich Ihnen einige wunde Punkte benennen, die von einem Teil der Fachleute als Mitverursacher in Betracht gezogen werden.

1. Wenn Sie bereits unter Depressionen, extremen Angstzuständen oder Psychosen in Ihrem Leben gelitten haben sollten, sind Sie wahrscheinlich für postpartale Reaktionen empfänglicher. Leider ist es auch heute immer noch so, dass viele Menschen aus Schamgefühl keine professionelle Hilfe in Anspruch nehmen, weil sie befürchten, als geisteskrank stigmatisiert zu werden. Die beste Versicherung gegen weitere Perioden psychologischer Schwierigkeiten besteht in vorbeugenden Gesprächen oder in einer prompten und effektiven Behandlung mit Beginn der Symptomatik.

2. Frauen, die als Kind sexuell missbraucht worden sind, sind teilweise mit einem höheren Risiko behaftet, nachgeburtliche Probleme zu entwickeln. Die Geburtserfahrung kann die Erinnerung an den sexuellen Missbrauch wiederaufleben lassen. Das trifft wahrscheinlich umso mehr zu, wenn bei der Geburt jegliche persönliche Einflussnahme versagt wurde und Gefühle der einst erfahrenen Vergewaltigung durch diese Fremdbestimmung wachgerüttelt werden. In der Vorstellung einer betroffenen Mutter verschmelzen Geburt und Vergewaltigung und rufen schlimme Erinnerungen hervor, die in Depressionen münden können.

Anfällig für die postpartale Depression sind gleichermaßen Frauen, die aus zerrütteten Familienverhältnissen stammen, wo z.B. ein Elternteil oder beide Alkoholiker waren. Die daraus resultierende extreme Vernachlässigung und Missachtung verdichten sich zu Erfahrungen, die das Selbstwertgefühl stark mindern und die Fähigkeit herabsetzen können, enge persönliche Beziehungen herzustellen.

3. Da die Geburt eines Kindes nicht nur einen Neubeginn signalisiert, sondern auch gleichzeitig von Verlustgefühlen begleitet wird, können unverarbeitete Verlust- oder Trennungserlebnisse aus der eigenen Biographie durchsickern. Diese Verlusterfahrungen zeigen sich auf verschiedenen Ebenen: Vielleicht haben Sie in Ihrer Vergangenheit einen nahestehenden Menschen aus Ihrer Verwandschaft oder Ihrem Freundeskreis verloren. Oder Sie muss-

ten um eine Fehlgeburt, eine Totgeburt, eine abgebrochene Schwangerschaft trauern. Unter die Rubrik „Verlusterfahrungen" kann auch der Umzug in eine andere Stadt oder in ein anderes Land fallen, weil damit die Trennung von Familie, Freundes- und Bekanntenkreis verbunden ist, selbst wenn das schon mehrere Jahre zurückliegt. Auch der Umzug einer guten Freundin oder eines Freundes, Kündigung oder gesundheitliche Probleme bilden Verlusterfahrungen. Es ist ganz wichtig zu betonen, dass nicht die Tatsache ins Gewicht fällt, ob Sie in irgendeiner Form einst mit schmerzlichen Verlusten konfrontiert worden waren, sondern ob Sie die Möglichkeit hatten, diese zu verarbeiten. Wenn der Prozess des Trauerns nicht abgeschlossen worden ist, wird er unterschwellig weiter aktiv bleiben und kann an bestimmten Wendepunkten Ihres Lebens – wie die Geburt eines Kindes – reaktiviert werden.

Interessant ist in diesem Zusammenhang, dass etliche Fachleute in ihren Untersuchungen zu dem Ergebnis kamen, dass Frauen, die in ihrer frühen Kindheit von ihrer Mutter bzw. ihren Eltern getrennt wurden, besonders gefährdet sind, eine postpartale Depression zu entwickeln.

4. Belastende Vorkommnisse, die während der Schwangerschaft oder kurz nach der Geburt auftreten, erhöhen die Wahrscheinlichkeit postpartaler Probleme, weil sie einen zusätzlichen psychischen Druck erzeugen. Einige Beispiele seien hier genannt: der Tod eines lieben Menschen, eine schwere Erkrankung einer nahe stehenden Person, ein Ortswechsel, der Verlust oder Wechsel des Berufs für Sie oder auch Ihren Partner, eine Veränderung in der Vermögenslage und vieles mehr. Je näher diese Belastungen um die Geburt eines Kindes (pränatal oder postpartal) angesiedelt sind, desto mehr werden sie den bereits durch die Niederkunft vorhandenen psychischen Stress erhöhen.

Eine Frage der Persönlichkeit?
Depressionen jeglicher Ausformung sind gesellschaftlich nicht anerkannt. Wer depressiv ist, begegnet vielen kritischen Blicken und Vorurteilen: Es muss sich wohl um hochsensible, labile, passive und neurotisch veranlagte Menschen handeln, die zu einem bestimmten Zeitpunkt mit ihrem Leben nicht fertig werden. Nach den Gründen, die eine Depression auslösen, wird kaum gefragt, allein das Ergebnis zählt. In einer leistungsorientierten Gesell-

schaft haben Depressionen keinen Platz, obwohl gerade bestimmte gesellschaftliche Strukturen für die Herausbildung depressiver Zustände mitverantwortlich sind.

Eine subtile Form der Auslese wird betrieben, indem man depressive Menschen meidet und ihre seelische Verfassung als persönliches Versagen diffamiert – ganz nach dem Motto: Wer depressiv wird, hat selbst schuld. Mütter mit Depressionen sind den latenten oder offenen Ressentiments ihrer Umwelt besonders ausgesetzt: Sie müssen an einem bestimmten charakterlichen Defekt leiden, sonst hätten sie sich wohl kaum in einer postpartalen Krise verfangen. Es heißt, dass das erste Jahr nach der Geburt eine hohe Anpassungsleistung seitens der Frau erfordert, um mit den vielfältigen Belastungen fertig zu werden. Das ist richtig. Wenn allerdings daraus die Schlussfolgerung gezogen wird, dass es gemäß einer besonderen Fähigkeit gut angepasste und weniger gut angepasste Mütter gibt, dann negiert man die Komplexität der postpartalen Problematik. Wie bereits dargelegt worden ist, fließen in der nachgeburtlichen Phase unzählige biologische, psychische, soziale und gesellschaftliche Aspekte zusammen. Ausschlaggebend für die Entwicklung der postpartalen Depression ist sowohl die Summe als auch die Intensität der einzelnen Belastungsfaktoren, die sich bei jeder Frau anders gestalten. Sie sind dafür verantwortlich, dass auch aus sehr selbstbewussten und lebensbejahenden Persönlichkeiten seelische Wracks werden können.

Auch eine veränderte hormonelle Situation kann einen stabilen Gefühlshaushalt entscheidend negativ beeinflussen. Frauen unterscheiden sich in ihrem hormonellen Grundmuster, was – neben den anderen genannten Kriterien – unterschiedliche Reaktionen mit bedingen kann.

Immer wieder wird von einer Mutter erwartet, dass sie sich ändert und dass sie sich anpasst. Und was ist mit den anderen? Wo sind die Voraussetzungen, die eine gelungene Anpassung ermöglichen? Sicherlich müssen Mütter ihren Teil dazu beitragen, aber es wird immer stillschweigend erwartet, dass sich der zugrunde gelegte Anpassungsprozess bitte möglichst schnell und ohne viel Aufhebens vollziehe. Wird diese „Regel" nicht eingehalten, gelten sie als nicht ganz „normal". Der Anpassungsprozess ist von vielerlei Faktoren abhängig, die es einer Frau unterschiedlich schwer machen, den für sie selbst unbefriedigenden Zustand zu beheben.

Die eine hat es leichter, die andere stößt auf mehr Probleme, die sich ihr in den Weg stellen. Im Prinzip wird uns die Berechtigung abgesprochen, auf bestimmte belastende Umstände depressiv zu reagieren. Jeder Mensch hat das Recht, auch mal über einen längeren Zeitraum unglücklich zu sein! Wir wachsen nur an unseren persönlichen Krisen. Menschen, die auch die dunklen Seiten des Lebens kennengelernt haben, sind für die Probleme, Sorgen und Ängste anderer zugänglicher, wahrnehmungsfähiger, toleranter und stellen aus diesem Grund eine Bereicherung für die zwischenmenschlichen Beziehungen dar. Die Tatsache, dass Mütter ihr Tief nach der Geburt häufig unter sehr harten Bedingungen meistern, findet wenig Berücksichtigung und Anerkennung.

Die Psychologinnen Dunnewold und Sanford gehen in der Frage nach der Persönlichkeit von Charakteristika aus, die der postpartalen Problematik eher gerecht werden, und die zumindest auf einen Teil der Frauen zutreffen mögen:

- ein Bedürfnis, ständig alles unter Kontrolle haben zu wollen,
- ein ausgeprägter Perfektionismus, gepaart mit einer hohen Erwartungshaltung,
- eine Neigung zu extremer Besorgnis.[15]

Die Bedürfnisse eines Babys folgen keinem geregelten Zeitplan und Rhythmus. Es diktiert Ihnen, was Sie zu tun und zu unterlassen haben: stillen, Windeln wechseln, in den Schlaf wiegen, spazieren gehen etc. Die Schlafgewohnheiten Ihres Säuglings nehmen Einfluss auf Ihren Schlaf. An dieser Situation können Sie nicht viel ändern. Ständig haben Sie das Gefühl, unterbrochen zu werden, nichts richtig beginnen oder beenden zu können. Das Liegengebliebene und Unerledigte macht unzufrieden und frustriert. Je größer Ihr Verlangen ist, alles im Griff und unter Kontrolle zu haben, desto mehr Probleme werden Sie bekommen. Es muss eine Traumvision bleiben, mit einem Kleinkind die gleiche Routine in der Bewältigung des Alltags aufrechtzuerhalten, wie Sie es von jeher gewohnt waren. Dazu fehlt auch die frühere Energie: Der Körper ist noch geschwächt und die Hormone fließen mitunter auch noch nicht so, wie sie sollten.

Der Wunsch, immer „Frau der Lage" zu sein, und ein ausgeprägter Hang zum Perfektionismus sind häufig eng miteinander verwoben. Je höher die Erwartungen geschraubt werden, desto tiefer wird der Absturz sein, wenn sie nicht erfüllt werden können. Die postpartale Phase stellt einen Lebensabschnitt enormer physischer und psychischer Umwälzungen dar. Höchstleistungen in dieser Zeit von sich abzuverlangen, die in dem Bestreben stehen, immer das Allerbeste für das Kind zu tun, müssen zwangsläufig zum Scheitern verurteilt sein. Die daraus resultierenden Versagens- und Minderwertigkeitsgefühle tragen zur Entwicklung der postpartalen Depression bei.

„Die freie Zeit während des Mutterschutzes genoss ich in vollen Zügen. Nicht, dass ich mich schonte, ganz im Gegenteil, angetrieben von der nichtendenwollenden Energie, alles selbst in die Hand zu nehmen und möglichst perfekt zu machen, legte ich bis zum Tag der Geburt meines Sohnes den Garten an, ging jeden Tag reiten, führte einen tollen Haushalt; schließlich war unsere Tochter im Kindergarten, und ich hatte sehr viel Zeit. Auch die Hausgeburt fand ihre Wurzeln in diesem Perfektionsdrang, es möglichst allen auch recht zu machen: meiner Tochter, um ihr keinen Anlass zur Eifersucht zu geben und sie möglichst nahe bei mir und dem Baby zu haben, und um unserem Sohn die sterile Atmosphäre des Krankenhauses zu ersparen. Niemand und zuletzt ich haben es für möglich gehalten, dass diese Seifenblase einmal platzen könnte. Es begann direkt nach der Geburt. Ich war nach der Geburt so geschwächt, dass ich nicht aufstehen konnte. Wir hatten niemanden für den Haushalt, die gesamte Verwandschaft hatte sich nach dem Besuch des Knuddelbabys verabschiedet, ohne ihre Hilfe anzubieten. Nur meine Großmutter fragte am nächsten Tag, ob sie uns etwas kochen sollte. Nach einigen Tagen kam dann meine Schwiegermutter nach Deutschland und versorgte uns wirklich bestens. Nur – ich hatte inzwischen schon einen undefinierbaren Infekt, der die Gynäkologen vor einige Rätsel stellte: Fieber, Schwäche, Schweißausbrüche – keiner konnte mir helfen bzw. eine konkrete Diagnose stellen. Nach zehn Tagen war alles vorbei, und ich stürzte mich mit meiner Schwiegermutter in die Hausarbeit. Ich kam mir so faul vor in ihrer emsigen Gegenwart. Als sie dann abreiste und ich mehr oder weniger auf mich allein gestellt war, lief alles nur noch chaotisch. Mein Mann war mitten in seiner Doktorarbeit, unser Sohn war ein kleiner Vielfraß, der nach acht Wochen zwei- bis maximal dreistündlich gestillt werden wollte, und unsere Tochter ließ uns aus Eifersucht geschlagene sechs Monate links liegen: ,Fass mich nicht an, lass mich in Ruhe', waren ihre meist gebrauchten Redewendungen, ihren kleinen Bruder jedoch liebte sie heiß und innig. Als ich dann, neben der Versorgung unserer diversen

Haustiere – vom Hund angefangen über Pferde – mit den sprachlichen Korrekturen der Doktorarbeit meines Mannes konfrontiert war, brach eine Welt für mich zuammen. Ich konnte nachts nach dem Stillen nicht mehr einschlafen (unser Sohn war inzwischen fünf Monate alt), hatte Schweißausbrüche, Unruhe, Nervosität, etc. Der entscheidende Tag war ein verhangener, nebliger Herbsttag, als ich mit meinem schreienden Sohn an der Terrassentür stand, nach draußen schaute und wusste: Ich kann nicht mehr! Ich bin von Natur aus ein optimistischer, offener und fröhlicher Mensch, aber ab diesem Moment gab es keinen Weg mehr für mich. Ich erstarrte, kannte meine Gefühle nicht mehr, konnte sie nirgends einordnen. Statt nach Lösungen zu suchen, mich frei zu machen, abzustillen, meinen Mann mehr in die Pflicht zu nehmen, grub ich mir immer mehr das Wasser ab. Ich hatte Angst durchzudrehen, in der Küche mit dem Messer zu arbeiten löste in mir Panik aus, vielleicht ausrasten zu können. Es waren nie ausgedachte Gedanken, aber das Negative grub sich immer mehr in meine Seele ein. Ich lehnte mich ab, hasste mich für meine Gefühle.

Auslösend für diese Depression waren sicherlich meine hohen Ansprüche an mich in Bezug auf Leistungsfähigkeit zum einen, und zum anderen mein pädagogischer Beruf, der sehr hohe Ansprüche an mich in puncto Erziehung stellte. Ich habe oft schon Frauen bzw. Mütter bewundert, die ihre Kinder einfach so ,aus dem Bauch heraus' erziehen und sich nicht ständig den Kopf darüber zerbrechen, welche erzieherischen Maßnahmen sie anwenden, um ja ihren Kindern gerecht zu werden."   *(Kerstin)*

Des Weiteren kann eine Tendenz, sich generell viele Sorgen über die unterschiedlichsten Umstände zu machen, nachgeburtliche Schwierigkeiten fördern. Wie Sie über bestimmte Dinge denken, beeinflusst in irgendeiner Form Ihre Gefühle. Für alle Mütter gilt erst einmal, dass das Kinderkriegen einen Wust an Sorgen, Bedenken, Fragen und Gefühlsschwankungen auslöst. Die Geburt eines Kindes schärft oft die Wahrnehmung und die Sensibilität für Umwelt- und Zukunftsprobleme. Berichte von Umweltkatastrophen erhalten plötzlich eine größere Bedeutung. Die persönliche Verantwortung für ein Kind macht empfänglich für die Probleme und die Verletzbarkeit von Menschen, insbesondere von Kindern. Heftigen Gefühlswallungen sind alle Frauen mit einem Neugeborenen ausgesetzt. Es ist vollkommen normal, wenn Sie angesichts von hungernden Kindern in Afrika in Tränen ausbrechen (worüber übrigens nicht nur Mütter weinen sollten).

Wenn Sie nun diese normalen Sorgen und Ängste, denen im Prinzip alle Mütter mehr oder weniger unterworfen sind, kombinieren mit einer gewissen charakterlichen Grundstruktur, die zu übermäßiger Besorgnis und zu Negativ-Einschätzungen tendiert, erhöht sich die Wahrscheinlichkeit einer Reaktion post partum. Das kann sich darin äußern, dass Sie permanent um die Gesundheit und das Wohlergehen Ihres Babys besorgt sind. Jeder Husten und Schnupfen kann Sie in Panik versetzen. Oder Sie sehen im Fernsehen einen Autounfall und befürchten sogleich, dass dies auch Ihrem Kind zustoßen könnte. Vielleicht denken Sie häufig darüber nach, welchen Gefahren Ihr Kleinkind im Teenager-Alter begegnen wird. Wenn sich diese Gedankengänge und Gefühle einnisten und festsetzen, kann es sein, dass die Seele irgendwann überläuft.

„Ich litt nach beiden Geburten (ich habe zwei Töchter) unter einer Krise, allerdings nach der ersten Geburt weitaus schlimmer als nach der zweiten. Vor allem wurde ich beim ersten Mal davon völlig überrumpelt, weil ich mit so etwas nie gerechnet hätte. Beim zweiten Mal war ich wenigstens schon mal darauf vorbereitet, dass es so etwas überhaupt gibt und wusste, es besteht die Möglichkeit, dass es wieder auftreten könnte. Auslöser für mein seelisches Tief nach der ersten Entbindung gibt es viele, direkte und indirekte. Direkter Auslöser war damals folgender: Als ungefähr am dritten oder vierten Tag nach der Geburt mein Mann zu Besuch kam, hatte ich schon ziemlich nahe am Wasser gebaut. Das Stillen klappte nicht, sitzen konnte ich wegen der schmerzenden Dammnaht nicht, Katrin trank kaum. Mein Mann brachte mir die Tageszeitung mit. Ich hatte die Tage seit der Geburt in einem zeit- und nachrichtenlosen Raum gelebt und griff neugierig nach dem Blatt. Die Titelzeile und die abgebildeten Photos sprangen mir sofort in die Augen. Es handelte sich um einen schrecklichen Unfall mit vielen Toten. In diesem Moment hatte ich ein Gefühl von ‚in die Realität geworfen werden'. Vorher hatte ich mit meinem Baby in einer Art Schwebezustand gelebt, im Schonraum dieses Krankenzimmers. Jetzt wurde mir schockartig bewusst, dass es die Welt da draußen noch gibt, eine Welt, in der entsetzliche Dinge möglich waren und tagtäglich passierten. Dinge, vor denen auch mein Kind nicht sicher war, vor denen auch ich es nicht beschützen konnte. Plötzlich brach es über mich herein – die ungeheure Verantwortung, die ich mir aufgeladen hatte, und die ich jetzt den Rest meines Lebens haben würde. Würde ich die Kraft haben, sie zu tragen? Hinzu kam, dass sich im

Krankenhaus die Ärzte und Schwestern dauernd die Hände desinfizierten, und wir wurden angehalten, das auch zu machen. Also setzte sich in mir eine Bakterien-Angst fest. Ich dachte, wenn irgendein Mikroorganismus an mein Baby geht, stirbt es. Dann hatte ich dauernd Angst, sie verschluckt sich, erstickt … ist dann einfach tot. Ich habe ständig geguckt, ob sie noch atmet und habe mich kaum getraut zu schlafen, aus lauter Angst, es passiert etwas ganz Schreckliches, sobald ich die Augen zumache.

Diese Zeitung war aber der ganz konkrete Auslöser – allerdings denke ich, wenn sie nicht gewesen wäre, wäre es irgendetwas anderes gewesen: eine Fernsehsendung, eine Bemerkung, die irgend jemand gemacht hätte. Meine Ängste saßen in mir drin auf der Lauer, bereit auszubrechen, wenn irgendein Anstoß kommen würde.

Nachdem das erste Jahr vorbei war, wurde es etwas besser, unter anderem, weil dann ja die gefährliche Zeit für den Kindstod vorbei war. Nach der zweiten Entbindung hatte ich auch diesmal wieder ‚Heultage‘, aber alles versetzte mich nicht mehr in diese extreme Panik wie beim ersten Mal. Das erste Kind war nicht am plötzlichen Kindstod gestorben, also würde ich es wahrscheinlich auch schaffen, dass das zweite überlebte. Ängste, traurige und verzweifelte Tage gab es trotzdem – aber alles mehr ‚im Rahmen‘, und ich konnte damit umgehen und wusste, dass es vorbeigehen würde."   (Ute)

4. Beziehungs-Geschichten

Wenn ein Kind geboren wird, verändern sich sämtliche Beziehungen und damit Ihr ganzes Leben. Ein umfassender Perspektivenwechsel findet durch Ihre Position als Mutter statt: Der Ehemann oder Freund wird zum Vater, die Eltern zu Großeltern, das Erstgeborene wird zu einer älteren Schwester oder einem älteren Bruder, Schwestern werden zu Tanten, Brüder zu Onkeln. Alte Feundschaften lösen sich auf, neue rücken an ihre Stelle. Sie nehmen sich selbst und auch Ihre Mitmenschen anders wahr, wie auch Sie umgekehrt in einem anderen Licht erscheinen. Die alten Beziehungen müssen neu definiert werden. Sie treffen sich mit Ihrem Partner, Ihrer Familie, Ihren Freunden auf einer neuen Ebene wieder, die den Anstoß zu Konflikten und Krisen geben kann.

Neben allem Neuen, das auf Sie einströmt, müssen Sie sich einen Weg zu Ihrem Neugeborenen bahnen, zu dem die Beziehung erst aufgebaut und intensiviert werden muss.

Die Mutter-Kind-Beziehung

Mit der Geburt löst sich die Mutter-Kind-Einheit auf, die vielleicht als besonders harmonisch und glücklich empfunden worden ist. Mutter und Kind treten jetzt in eine neue Phase ein, in der sie sich erst kennen lernen müssen. Aber auch in diesem Punkt fallen etliche Frauen dem gängigen Mutter-Mythos zum Opfer, der besagt, dass sich die Liebe zum Kind nach der Entbindung automatisch einstellt. Dabei ist es ganz natürlich, dass Sie Ihr Kind erst entdecken und sich auf seine eigenständige Persönlichkeit einstellen müssen. Und es ist ebenso natürlich, dass diese Kennenlern-Phase von widerstreitenden Empfindungen begleitet wird, die zwischen Entzücken und Ablehnung, zwischen überströmender Zärtlichkeit und ohnmächtiger Wut schwanken.

In diesem Zusammenhang möchte ich noch einmal an das Kapitel „Die mütterlichen Liebeshormone" erinnern, das darauf verweist, dass durch Interventionen von außen (medizinische Eingriffe bei der Geburt) die frühe Bonding-Phase verschoben werden kann.

Das Kind ist nun da – mit seinen ganz realen Forderungen und Bedürfnissen, die es befriedigt sehen möchte. Besonders in den ersten Monaten werden Sie das Gefühl haben, immer nur zu geben, ohne je etwas zurückzubekommen. Ein Kind bedeutet harte Arbeit, verminderte Kontakte, Verlust der Unabhängigkeit und Verzicht auf viele Annehmlichkeiten des Lebens. Addieren wir dazu noch die körperlichen sowie hormonellen Umstellungen, den Schlafentzug, das Weinen und Schreien des Kindes, dann sind wir nicht mehr allzu weit davon entfernt, wo die allgemeine Fürsorge umschlägt in Erschöpfung, Niedergeschlagenheit, Resignation, Wut und Aggressionen gegen das Kind. Da aber das doch alles nicht sein darf und der verinnerlichten Ideal-Vorstellung einer Mutter nicht Rechnung trägt, meldet sich prompt das schlechte Gewissen, und das Baby wird zum Sinnbild des persönlichen Versagens. Ist diese Grenzsituation erreicht, wünscht sich so manche Frau, ihr Kind für immer weggeben zu können, es anderen Menschen zu überlassen. Dieser Wunsch ist gleichzeitig Ausdruck eines schlagartig einsetzenden Bewusstseins, dass nichts im Leben mehr so wie früher sein wird. Die lebenslange Verantwortung lässt sich nicht mehr abschütteln und mag manche Frau erschrecken.

Wenn Frauen wüssten, dass Widersprüchlichkeiten in der Beziehung zu ihrem Kind gehören, könnten sie zumindest von den immensen Schuldgefühlen entlastet werden, die sie häufig in eine postpartale Krise stolpern lassen. Wenn es dann noch gelingt, sich kleine Oasen im Alltag mit einem Säugling zu schaffen, die Phasen der Regeneration gestatten, wird sich das Verhältnis zwischen Mutter und Kind schneller entspannen.

Doch leider geht es nicht immer so einfach. Verschiedene Belastungsfaktoren können der sich entwickelnden Beziehung zu Ihrem Kind einen zusätzlichen Dämpfer verpassen. Je mehr Schwierigkeiten in dem Mutter-Kind-Verhältnis auftreten, desto höher ist das Risiko für die Herausbildung einer postpartalen Reaktion. Dabei handelt es sich nicht um Belastungen, die die Mutter selbst kreiert hat, sondern die der spezifischen Situation entspringen:

Wir müssen unterscheiden zwischen „pflegeleichten" Babys und jenen, die in ihrer Pflege anspruchsvoller sind und eines höheren Aufwandes bedürfen. Es gibt einfach Säuglinge, die schnell einschlafen, vor allem lange schlafen und rascher zu befriedigen sind. Andere Kinder reagieren wiederum auf die gleichen Bemühungen nach einem anderen Schema: Sie müssen erst stundenlang herumgetragen oder in den Schlaf gewiegt werden, bevor es ihnen einfällt, ihr Weinen und Quengeln zu beenden. Das Schlaf-Muster von Kleinkindern kann sehr unterschiedlich ausfallen.

Besonders problematisch wird es für eine Mutter, deren Kind unter Koliken leidet. Über die Ursachen von Koliken kursieren verschiedene Theorien, die entsprechend unterschiedliche Ratschläge erzeugen. Interessant fand ich den Hinweis einer Frau, bei der sich herausstellte, dass die Koliken ihres Babys möglicherweise auf Darmpilzen ihrerseits beruhten. Das furchtbare, teilweise über Monate anhaltende Schreien und Weinen des Kindes spielt Klavier auf der Nerven-Tastatur einer Mutter und kann zu einer traumatischen Erfahrung ausarten. Gewohnte Mechanismen, ein Kind zu trösten und zu beruhigen, versagen in diesem Fall. Wie hilflos, ohnmächtig, tief erschöpft muss sich eine Frau fühlen, die kaum eine Chance hat, dem unaufhörlichen Weinen ihres Kindes zu entrinnen. Sie fühlt sich schuldig und als Mutter inkompetent, weil es ihr nicht gelingt, das Leiden ihres Kindes zu beheben.

„Nach der Geburt geht es mir super: kein Heultag, keine körperlichen Probleme. Die Schwestern sind sehr lieb und unterstützen mich bei allem (Babypflege, Stillen usw.). Fünf Tage später sind wir wieder zu Hause. Jana hat Drei-Monats-Koliken und schreit und schreit. Ich stehe vor meinem Kind und heule. Was ich auch mache, Jana schreit. Sie ist sauber, trocken, satt und schreit. Meine Gedanken: Was mache ich falsch? Dazu stelle ich fest, dass ich nicht genug Milch habe. Mein Frauenarzt spricht lange mit mir und rät zum Abstillen. Er merkt, dass ich nervös bin und meint, es würde sich auf Jana übertragen. Ich schlafe kaum noch, da Jana acht Mahlzeiten braucht. Mein Mann hilft, aber nachts und von sieben bis 17 Uhr bin ich dran. Wenn Jana dann mal schläft, schaffe ich es nicht, mich zu entspannen. Ende September bin ich mit den Nerven fertig, Jana ist drei Wochen alt. Ich laufe mit dem Kinderwagen sechs Kilometer in die Stadt, nur um unter Leute zu kommen. Eine Woche später hilft nichts mehr, ich kann nicht mehr allein zu Hause sein. Jana schreit und schreit und schreit."
(Franziska)

Gefühle der Hilflosigkeit erfährt auch eine Mutter, deren Kind seit der Geburt ernsthafte medizinische Probleme hat. Extreme Ängste können sich entwickeln, das Kind zu verlieren. Vielleicht zwingen die Umstände dazu, das Kind im Krankenhaus unter medizinischer Obhut zu lassen, so dass nur noch ein begrenzter Kontakt zu dem Kind möglich ist. Heutzutage erkennen Fachleute mehr und mehr die Bedeutung der mütterlichen Anwesenheit für die Genesung eines Kleinkindes an und räumen der Mutter einen Platz in der Klinik ein. Dennoch ist die Situation nicht vergleichbar mit der häuslichen Atmosphäre, so dass das Gefühl aufkommen kann, einer intensiven Form der Nähe mit dem Baby beraubt worden zu sein. Wird das kranke Kind dagegen zu Hause versorgt, ist zwar der Kontakt intensiver, aber die Mutter kann durch die Überbeanspruchung sehr schnell an ihre eigenen psychischen und physischen Grenzen stoßen.

Schließlich sind einige Fachleute der Auffassung, dass Unstimmigkeiten zwischen Mutter und Kind in ihren Persönlichkeitsstrukturen die Entwicklung einer zufriedenstellenden Beziehung zumindest in ihren Anfängen hemmen könnten (z.B. Unterschiede im Temperament).

Sheila Kitzinger drückt es folgendermaßen aus: „Manches Kind macht es der Mutter schwer, geliebt zu werden, so als passten die unterschiedlichen Persönlichkeiten von Mutter und Kind nicht zusammen. Die Mutter empfindet vielleicht für das eine Kind liebevolles Verständnis, weil es ihr so ähnlich ist, und hat beim anderen Kind das Gefühl, ein Kuckucksei ins Nest gesetzt bekommen zu haben. Manchmal ärgert sich die Mutter besonders über Eigenschaften ihres Kindes, die sie auch an sich selbst nicht mag. Die eine Mutter mag lieber Jungen, die andere lieber Mädchen. Eine Mutter ist besonders glücklich, wenn ihr Kind groß, ungestüm und ‚aggressiv‘ ist. Wieder eine andere mag sanfte, zurückhaltende, hübsche und adrette kleine Babys, die alles mit sich machen lassen, sich ankuscheln und auf das Schmusen und Spielen der Mutter eingehen. Manche Mütter haben mit einem solchen ruhigen Kind Probleme; sie haben Angst, das Kind könnte in seiner Entwicklung hinterherhinken und unselbständig bleiben. Andere Mütter führen einen ständigen Kampf mit ihrem selbstbewussten Kind, das genau weiß, was es will, und seine Bedürfnisse durchzusetzen versteht."[16]

Die Beziehung zu den anderen Kindern

Mit der Geburt eines jeden Kindes verändert sich die Familiensituation aufs Neue. Es wird sich für Sie die Frage stellen, wie Ihre anderen Kinder auf den Neuankömmling reagieren. Und genau von diesen Reaktionen kann es abhängig sein, inwieweit Ihnen die Anpassung an die veränderten Umstände gelingen wird.

Denn das Verhalten Ihrer Kinder lässt Sie nicht unberührt. Wenn Kinder große Probleme haben, das neue Schwesterchen oder Brüderchen zu akzeptieren, weil sie sich zurückgesetzt und weniger geliebt fühlen, verschärft sich die Konfliktsituation Je schwieriger sich die Beziehungen zum Neugeborenen gestalten, desto mehr wird es Sie belasten. Es ist ganz normal, dass Sie eine gewisse Traurigkeit verspüren, weil Sie wegen der Inanspruchnahme durch den Säugling weniger Zeit haben, sich um die anderen Kinder zu kümmern. Diese Empfindungen können sich jedoch auch vertiefen: Vielleicht ärgern Sie sich einerseits über das Benehmen Ihrer anderen Kinder, vielleicht fühlen Sie sich aber auch schuldig und sind frustriert, dass Sie ihnen durch das neue Baby seelischen Kummer zufügen müssen, der manchmal schwer auf kleinen Kinderherzen lasten kann. Je mehr Sie sich in diese Gefühle verstricken, desto mehr werden diese Emotionen zu postpartalen Problemen beitragen. Nicht zuletzt spielt auch die hohe Erwartungshaltung eine Rolle, es allen gleichermaßen recht machen zu wollen.

Die Beziehung zum Partner

Dem Mythos, der sich um die Geburt eines Kindes rankt, fallen nicht nur die Frauen zum Opfer, sondern in zunehmendem Maße auch die Männer. Der Traum von der Familienidylle soll wahr werden. Dass Paare gerade im ersten Jahr post partum in eine tiefgehende Krise geraten können, vermögen sich viele in Ermangelung angemessener Aufklärung kaum vorzustellen. Die Geburt ihres ersehnten Kindes entwickelt sich zum Stolperstein für ihre Beziehung. Machen wir uns die einzelnen Punkte deutlich, die sich zu einem Bündel an konfliktträchtigen Belastungen formieren können:

Faktor Elternrolle:
Unabhängig davon, wie sich die Paarsituation vor der Geburt eines Kindes gestaltete, kommt es nach der Entbindung zu einer klar umrissenen Rollenverteilung: Die Frau bleibt zu Hause und kümmert sich um das Kind, während der Mann in der Funktion des Ernährers seiner Arbeit nachgeht. Die Tatsache, dass Frauen meist weniger verdienen, manchmal zumindest für die erste Zeit ihre ureigenste Domäne nicht gern an den Mann abtreten möchten und dieser auch nicht bereit ist, sie zu übernehmen, liegt dieser Entwicklung zugrunde.

Auch wenn sich ein Paar über die Zuteilung der Rollen einig geworden ist, fällt doch die Gewöhnung an die veränderte Lebenssituation unterschiedlich schwer. Der Therapeut und Pädagoge Hermann Bullinger geht davon aus, dass jene Paare, die vor der Geburt ihres Kindes das klassische Rollenprinzip abgelehnt haben, größere Probleme damit haben, den Rückfall in traditionelle Beziehungsmuster zu akzeptieren.[17]

Faktor Arbeitsteilung:
Die klassische Rollenverteilung impliziert häufig eine klassische Arbeitsteilung, die wahrscheinlich die meisten Streitpunkte garantiert. Die Psychologen Carolyn und Philipp Cowan aus Kalifornien haben festgestellt, dass im Rahmen der traditionellen Rollenverteilung eine weitere Spezialisierung beider Partner erfolgt: Der Mann

beschäftigt sich mit allen anfallenden Arbeiten und Aufgaben außer Haus, die Frau verlagert ihren Arbeitsplatz ins Haus.

Es ist ein durchaus nicht selten anzutreffendes Phänomen, dass sich selbst der Emanzipation aufgeschlossene Männer plötzlich zu kleinen Patriarchen mausern, sobald das Kind da ist. Da er jetzt eine Frau hat, die nicht mehr berufstätig ist, sondern „nur" Kind und Haushalt versorgt, möchte so mancher Mann seine Mit-Versorgung gewährleistet sehen: Das Essen muss abends pünktlich auf dem Tisch stehen, den Mülleimer muss seine Frau jetzt selber herausschleppen, nachts will er nicht durch Baby-Geschrei gestört werden etc. Unglücklicherweise machen viele Frauen, obwohl sie sich selber am Rand der Erschöpfung bewegen, das Spielchen mit. Da sie im materiellen Sinne nichts zum Lebensunterhalt beitragen, fühlen sie sich nicht berechtigt, Forderungen zu stellen. Das Psychologen-Ehepaar Cowan macht darauf aufmerksam, dass die Partnerschaft im ersten Jahr nach der Geburt besonders krisenanfällig ist, wenn sich der Vater wenig um das Baby kümmert.[18]

Faktor Zeit:
Eines liegt klar auf der Hand: die Betreuung des Kindes reduziert erheblich die Zeit, die Paare vor der Geburt füreinander aufbringen konnten. Die Rund-um-die-Uhr-Pflege raubt sämtliche Energien. Zeitmangel und Energielosigkeit lassen die Kommunikation zwischen Mann und Frau einschlafen und können sich in einer allgemeinen Beziehungsmüdigkeit niederschlagen.

Faktor Sexualität:
Nach der Geburt eines Kindes unterliegt auch die sexuelle Beziehung zwischen Mann und Frau einer Veränderung. Die Mehrheit der Frauen erfährt in den ersten Monaten nach der Geburt eine sexuelle Lustlosigkeit. Hier liegen psychische und biologische Ursachen vor, die die Libido erheblich dämpfen.

Faktor Stillen:
Das Stillen verleiht der Mutter-Kind-Beziehung einen symbiotischen Charakter. Viele Väter können nicht damit umgehen und fühlen sich in eine Art Statistenrolle abgedrängt. Manche Männer reagieren mit Neid und Eifersucht auf die Exklusivität der Bindung zwischen Mutter und Kind, die durch das Stillen symboli-

siert wird. Wenn das Kind Hunger hat oder körperliche Nähe und Geborgenheit sucht, will es nur an der Brust der Mutter saugen. Viele Väter müssen die frustrierende Erfahrung machen, dass sie ihr Kind nicht zu beruhigen vermögen und ziehen sich allmählich aus dem „Geschäft" zurück.

Die meisten Paare rutschen nach der Geburt ihres Kindes in eine Krise. Statt der erhofften Bereicherung wird das Kind zu einer harten Belastungsprobe für die Partnerschaft. Selbst ausgesprochen stabile Beziehungen halten keinen Freibrief auf ungetrübtes Glück in den Händen. Das Risiko für postpartale Probleme steigt, wenn die Beziehung bereits vor der Entbindung auf wackeligen Grundmauern stand. Einige Paare hoffen, dass ein Kind wieder Harmonie in die gefährdete Beziehung bringt. Das muss ein Trugschluss bleiben, denn erfahrungsgemäß verschärft ein Kind bestehende Konflikte.

Auf die Frage, wie die Einschätzung der Partnerschaft nach der Geburt des Kindes aussieht, gibt Dr. Gabriele Gloger-Tippelt folgende Antwort:

„In meiner Längsschnittstudie, die den Untersuchungszeitraum von Beginn der Schwangerschaft bis zu einem Jahr nach der Geburt wie auch bis zu inzwischen sechs Jahren danach umfasst, habe ich folgende Feststellung gemacht: Die Partnerschaftseinschätzung beider Partner, sowohl aus der Sicht der Frau wie auch des Mannes, stellt sich insgesamt ungünstiger dar. Die Paare sehen ihre Beziehung nach der Geburt durch weniger Zärtlichkeit oder wechselseitigen Austausch gekennzeichnet. Sie streiten mehr, die Zeit für ausführliche Gespräche fehlt. Die Zufriedenheit mit der Partnerschaft lässt allgemein deutlich nach. Und dieser Knick in der Einschätzung der Partnerschaft, der sich besonders in den Bereichen Zärtlichkeit und Sexualität niederschlägt, tritt bereits im ersten halben Jahr nach der Geburt auf. Allerdings sind Unterschiede in den Verläufen zu berücksichtigen. Größere amerikanische Studien haben herausgefunden, dass sich im Durchschnitt bei allen Paaren zumindest eine leichte Verschlechterung ihrer Beziehung zeigt. Aber bei manchen Paaren kommt es sehr schnell und deutlich zu einer negativen Entwicklung ihrer Beziehung, während wiederum andere Paare eine geringere Beeinträchtigung erfahren. Insgesamt muss festgehalten werden, dass es nur ganz wenige Paare gibt, die eine leichte Verbesserung der Situation unmittelbar nach der Geburt des ersten Kindes erleben. Das ist leider eine traurige Feststellung.

Viele Paare haben auch damit zu kämpfen, dass die Rollenverteilung traditioneller wird. Selbst bei gleicher beruflicher Qualifikation treten oftmals die Frauen zurück und übernehmen den Part der Baby-Versorgung. Entscheidend ist in diesem Zusammenhang, dass dieser doch sehr erhebliche Umbruch in der Lebenssituation unterschiedlich verarbeitet wird. Es wird dann kritisch, wenn Frauen die Veränderung als Einschränkung werten und den Partner hauptsächlich dafür verantwortlich machen. In der Folge treten negative Gefühle auf, wie Ärger über den Partner oder Hoffnungslosigkeit. Auf der anderen Seite muss man auch sehen, dass es sich in der Regel um eine Lebenszeit handelt, in der nicht nur Elternaufgaben anstehen, sondern sich auch die Männer im Beruf etablieren wollen. Sie stecken jetzt in der Ernährerrolle und wollen diese auch besonders gut ausfüllen. Man muss den Vätern sicherlich zugute halten, dass sie dieser Konflikt zwischen Familie und Beruf sehr beansprucht.

Ich denke, dass die Übernahme der Elternrolle beim ersten Kind der eigentlich schwierige Schritt ist. Es kann auch beim zweiten Kind problematisch werden, aber das allererste Kind konfrontiert Eltern erstmalig mit der lebenslangen Verantwortung, die sie oft ängstigt und verunsichert. An Eltern wird heute viel delegiert. Sie unterstehen einem massiven gesellschaftlichen Erwartungsdruck: die Kinder präventiv vor allen möglichen Gefahren, angefangen vom Drogenmissbrauch oder anderen Enttäuschungen später zu bewahren, ihnen frühzeitig Selbstsicherheit mitgeben etc. Insofern existieren sehr idealisierte Anforderungen an Eltern.

Auf jeden Fall sollten wir insgesamt das Augenmerk nicht ausschließlich auf die Frau und auf ihre Beziehung zum Baby richten, sondern es muss in den Gesamtkontext von Partnerschaft, Unterstützung durch andere Personen und gesellschaftliche Bedingungen eingeordnet werden. Das erscheint mir wichtig."

(Prof. Dr. Gabriele Gloger-Tippelt,
Erziehungswissenschaftliches Institut, Universität Düsseldorf)

Die Beziehung zur eigenen Mutter

Mutter-Tochter-Beziehungen galten schon immer als kompliziert und ambivalent, auch wenn sie noch so innig sind. Diese Erfahrung machen Frauen mit ihrer eigenen Mutter, und sie wird sich bei ihren Töchtern wiederholen. Es ist ein ganz normaler Vorgang, der abläuft, wenn Töchter mit fortschreitendem Alter bemüht sind, sich aus der inneren Abhängigkeit von ihrer Mutter zu lösen.

Dieses Bedürfnis ist besonders gegenwärtig, wenn die Tochter selbst Mutter wird. Jede Tochter-Generation ist von dem Wunsch beseelt, es anders, vielleicht besser zu machen als die eigene Mutter. Gleichzeitig kann sich ein neuartiges Verständnis für die eigene Mutter entwickeln, da die Tochter jetzt ähnliche Funktionen ausfüllt. Die für die persönliche Entwicklung notwendige Ablösung von der Mutter beinhaltet eine neue Form der Annäherung auf ungewohntem Terrain. Es ist ein zweigleisiger Prozess, der sich in verwirrenden und zwiespältigen Gefühlen gegenüber der eigenen Mutter ausdrückt: der Wechsel von Festhalten und Loslassen, von Identifikation und Unabhängigkeit, von Übereinstimmung und Rivalitäten, von Kind-Sein-Wollen und Erwachsenen-Status. Alle Aspekte fügen sich zu einem Gesamtbild zusammen, das die Widersprüchlichkeit des Mutter-Tochter-Verhältnisses nach der Geburt des Kindes reflektiert. Dabei stellt sich die Frage nach der Ursache dieser Ambivalenz.

Jeder Mensch – Frauen wie Männer – trägt in sich als Erwachsener einen Persönlichkeitsanteil, der als das „Kind-Ich" oder auch als das „innere Kind" bezeichnet wird. Das Kind in uns ist geprägt von unseren positiven wie negativen Erfahrungen. Das innere Kind hat seinen fest verankerten Platz in der erwachsenen Persönlichkeitsstruktur. Durch Schwangerschaft und Geburt wird das innere Kind besonders stark aktualisiert. Unterschwellige Probleme und Konflikte aus der Kinder- und Jugendzeit schieben sich an die Oberfläche. Wir erleben – wie Fachleute es nennen – eine Regression auf die orale Phase. Damit ist gemeint, dass bei der Geburt eines Kindes frühkindliche Emotionen und Bedürfnisse wiederkehren. Aus der extremen Belastungssituation heraus entsteht der Wunsch, selbst geliebt, genährt, versorgt –, also bemuttert zu werden. Da die ersehnte Bemutterung vielfach ausbleibt, können Reaktionen wie Traurigkeit, Enttäuschung, aber auch Eifersucht in Verbindung mit Rivalitätsgefühlen gegenüber dem Kind die Folge sein. Aus dem Bestreben, einerseits „die symbiotische Form der Liebe" zur eigenen Mutter wiederzubeleben, und andererseits, sich von ihr innerlich unabhängig zu machen, resultieren Konflikte. Die Zwei-Poligkeit in der Mutter-Tochter-Beziehung spiegelt sich in dem Wunsch wider, sich der eigenen Mutter nach der Geburt des Kindes auf einer neuen Ebene zu nähern und der gleichzeitigen Angst, ihr zu ähneln. Der gewählte Lebensstil soll sich von dem der Eltern, insbesondere der Mutter unterscheiden, frau möchte nicht in das gleiche Fahrwasser geraten. Auf diese Vorstellungen stoßen wir in jeder Generation. Jede Frau hat sich ihr ganz persönliches Ideal-Bild einer Mutter entworfen, und das entspricht häufig nicht dem Leben der eigenen Mutter. Plötzlich muss aber so manche Frau entdecken, dass sich ihre Lebensumstände nicht besonders von denen der Mutter abheben, sobald sie selbst diese Rolle bekleidet. Solche Ähnlichkeiten können z.B. ihren Ausdruck in der gleichen Anzahl der Kinder finden. Darüber hinaus finden sich Frauen oftmals in einer Art Konkurrenzsituation zu ihren eigenen Müttern wieder. Unterschiedliche Erziehungsvorstellungen, die den unterschiedlichen Generationen eigen sind, prallen aufeinander und können sich an bestimmten Fragen entzünden und Konflikte schüren.

Nach Carol Dix kann der seelische Schmerz, der mit der Ablösung von der eigenen Mutter verbunden ist, zur Entstehung postpartaler Probleme beitragen.[19] Daneben zwingt die Geburt eines Kindes zur Auseinandersetzung und Reflexion über die Mutterrolle und über die Beziehung zur eigenen Mutter. Neue Formen der Annäherung müssen gesucht, alte Konflikte beseitigt und gegenwärtige Dissonanzen bewältigt werden. Letzteres gilt gleichermaßen für den eigenen Vater wie für die Schwiegereltern.

Freundschaften ändern sich

Viele Mütter müssen die Erfahrung machen, dass ihre (kinderlosen) Freundinnen und Freunde ihnen den Rücken zukehren, sobald das Kind da ist. Die Beweggründe sind manchmal schwer auszumachen. Vielleicht fühlen sie sich als Störfaktor oder zurückgesetzt, vielleicht spielt Neid auf das „Mutterglück" eine Rolle oder vielleicht ist die Frau als Mutter schlichtweg nicht mehr „interessant" genug.

Und wie sieht es mit Ihren Gefühlen aus? Vielleicht beneiden Sie Ihre kinderlose Freundin um ihre Freiheit und Flexibilität? Vielleicht sind Sie zutiefst enttäuscht, weil sie nicht versteht, welche gewaltigen Einschränkungen ein Kind nach sich zieht, welche organisatorische Höchstleistung nötig ist, um sich überhaupt an einem bestimmten Ort zu einer bestimmten Zeit treffen zu können? Sie sind traurig, weil Ihre Freundin nicht bereit ist, Zugeständnisse zu machen und Sie nicht auf eine Art unterstützt, so dass Sie mitmachen können? Es kann eine schmerzhafte Erfahrung sein, wenn sich alte Freundschaften auseinander leben und auflösen. Etwas Gewohntes und Vertrautes geht verloren, die entstandene Lücke kann nicht so schnell gefüllt werden. Gefühle der Isolation und des Ausgeschlossenseins können sich durch den Verlust früherer Bindungen verstärken.

Allgemein gilt: Wenn Sie in Ihrem näheren Umfeld auf wenig emotionale und praktische Hilfe zurückgreifen können – damit ist ein enges Netzwerk aus Familie und/oder Freunden gemeint –, erhöht sich das Risiko für postpartale Schwierigkeiten. Das bedeutet, dass Sie kaum Gelegenheit haben, sich mitzuteilen, auszutauschen, sich psychisch und physisch zu stabilisieren. Oft sind sogar viele hilfreiche Hände da, die sich Ihnen aus Sorge vor falsch verstandener Einmischung allerdings nicht freiwillig entgegenstrecken, oder die Sie selbst geflissentlich übersehen, weil Sie der Meinung sind, alles rund um das Kind alleine bewältigen zu müssen. Einstellungen dieser Art können postpartale Probleme begünstigen.

„Ich war zu Hause todunglücklich. Ich bekam den Haushalt nicht auf die Reihe, Michael schrie wegen der Blähungen viel und wollte stundenlang nur getragen werden. Er schlief auch relativ wenig. Ich kam nicht zum Duschen oder frühmorgens nicht einmal aus meinem Schlafanzug heraus. Hilfe wollte ich auch nicht annehmen, da ich es alleine schaffen wollte. Ich hatte zu diesem Zeitpunkt immer das Bild einer alleinerziehenden Mutter vor Augen, die niemanden hat."

(Melanie)

Die Ursachen, die zur postpartalen Depression hinführen, bilden ein Geflecht von körperlichen, hormonellen, biochemischen, psychischen, sozialen und gesellschaftlichen Einflüssen. Es lässt sich nicht zerschlagen wie der Gordische Knoten, die Fäden müssen einzeln und behutsam entwirrt werden. Das Wissen um die Vielschichtigkeit der postpartalen Problematik bietet zwar nicht in allen Fällen einen ausreichenden Schutz gegen ein mögliches Tief nach der Geburt, aber es kann zumindest den Problemen die Spitze nehmen. (Allerdings gibt es auch Maßnahmen der Prävention, von denen im nächsten Kapitel die Rede sein soll.) Ihre gewonnenen Kenntnisse sind jedoch in einer Hinsicht von unschätzbarem Wert: Sie können handeln, Ihr Partner kann handeln, Ihre

Familie und Ihre Freunde können initiativ werden. Aus den verschiedenen Ursachen lassen sich verschiedene konkrete Schritte ableiten, die Ihnen helfen werden, Ihre postpartalen Schwierigkeiten zu meistern. Erste Anzeichen einer einsetzenden Depression können mitunter im Keim erstickt und ein tieferes Abgleiten verhindert werden.

Welche Art der Unterstützung Sie beanspruchen werden, hängt von Ihrer persönlichen Problemlage ab. In diesem Zusammenhang muss noch einmal ausdrücklich betont werden, dass die hier vorgestellten ursächlichen Kriterien der postpartalen Depression individuell verschieden sein können. Es liegt eine Vielfalt an möglichen Auslösern und unterschiedlichen Bedingungen vor, in deren Rahmen sich die Depression entwickeln kann. Bei den meisten Frauen kommen mehrere Faktoren zum Tragen, die das Ausmaß der Krise bestimmen und ihr einen persönlichen Anstrich verleihen. Die multifaktorielle Betrachtungsweise und die individuelle Ausprägung der postpartalen Depression müssen in Bezug auf die Vorgehensweise und Behandlung unbedingt berücksichtigt werden. Keine Frau lässt sich in ein bestimmtes Schema pressen.

Ich möchte Ihnen im folgenden unterschiedliche Wege aufzeigen, wie Sie in Ihrer Eigenschaft als Mutter Wege aus der postpartalen Krise finden können.

Teil IV
Wege aus der Krise

Die seelische und körperliche Verfassung, in der Sie sich nach einer Geburt befinden können, trägt einen Namen: postpartale Depression. Diese Einordnung kann den psychischen Druck bereits mildern, da es bedeutet, dass Sie für Ihren aufgewühlten Seelenhaushalt nicht verantwortlich sind. Ihre Gefühle und Gedanken sind erklärbar und haben nichts damit zu tun, dass mit Ihnen als Person etwas nicht stimmt. Die Erklärbarkeit der vielfältigen Ursachen und Symptome, die der postpartalen Depression eigen sind, hilft, den Berg an Schuldgefühlen abzutragen, der sich im Laufe der Zeit angehäuft haben kann.

Ausgestattet mit fundierten Grundkenntnissen können Sie auch Gesprächen mit Fachleuten selbstsicherer entgegensehen, zumal etliche unter ihnen mit der Thematik weit weniger vertraut sind.

Sobald Sie wissen, womit Sie es zu tun haben und sobald Sie sich selbst gegenüber eingestanden haben, unter postpartalen Schwierigkeiten zu leiden, können konkrete Maßnahmen eingeleitet werden. Manchmal fällt es schwer, sich mit einer Krise auseinanderzusetzen, oft aus Angst vor einer Verschlimmerung. Doch das offene Eingeständnis, sich schrecklich und todunglücklich zu fühlen, ist immer der erste Schritt, um wieder aus dem Schatten herauszutreten. Erst diese Einstellung schafft die Ausgangsbasis, damit Sie, unterstützt von anderen Menschen, zu handeln vermögen.

Und damit kommen wir zum nächsten kritischen Punkt: Ihr erster Impuls wird wahrscheinlich die Suche nach einem möglichst schnellen Ausweg sein. Das ist einerseits eine verständliche Reaktion, andererseits jedoch nicht realisierbar. Sie brauchen vielmehr eine kräftige Portion an Geduld, indem Sie zunächst den Ist-Zustand akzeptieren, so wie er sich Ihnen derzeit präsentiert. Damit ist nicht gemeint, dass Sie die Hände in den Schoß legen und die Dinge auf sich zukommen lassen sollen. Aber sich Zeit zu geben bedeutet, zumindest die Traurigkeit über die Traurigkeit zu mildern, einen seelischen Erfolgsdruck zu vermeiden und eventuelle Rückschläge gelassener hinzunehmen. Der Weg aus der Krise kommt einer anstrengenden Reise gleich, die über Berge und durch Täler führt. Es ist ein ständiges Auf und Ab, bis das Ziel endlich erreicht wird. Für manche Frau gestaltet sich die Fahrt kurz, anderen müssen mit längeren Zwischenstopps rechnen.

Ein Allheilmittel für die postpartale Depression, das für alle Frauen gleichermaßen Gültigkeit besitzt, gibt es leider nicht. Der einzuschlagende Weg richtet sich nach den jeweiligen Ursachen, nach dem Grad der Betroffenheit und nach der Symptomatik, die individuell verschieden ausfällt. Prof. Dr. Pauleikhoff macht darauf aufmerksam, dass jeder Einzelfall eine erneute Überprüfung der Behandlungsmethodik erfordert. Denn was sich bei der einen Frau als gut und richtig erwiesen hat, kann bei einer anderen gerade das Falsche sein.

Aus diesem Grund soll hier eine breit angelegte Palette möglicher Wege vorgestellt werden, die als Anregungen zu verstehen sind. Eine gewisse Tendenz schreibt der Verlauf der postpartalen Depression vor: In leichteren Fällen mag es ausreichend sein, sich auf Selbsthilfe zu beschränken, wie sie im nächsten Abschnitt beschrieben werden soll. Wenn der depressive Zustand jedoch länger anhält, ist es auch hier ratsam, professionelle Unterstützung zu suchen.

Bei mittelschweren bzw. gemäßigten Depressionsformen kann Selbsthilfe zwar möglich sein, genügt aber häufig nicht allein, um die Krise zu meistern. Die Hinzuziehung von Fachleuten wird erforderlich.

Eine eigenständige Behandlung ist bei schweren postpartalen Depressionen oder sogar Psychosen vollkommen ausgeschlossen. Schwermut, Lethargie und Pessimismus wiegen so stark, dass es der betroffenen Frau nicht gelingt, sich mit eigener Kraft aus der Depression zu ziehen. Sie bedarf dringend einer sofortigen Behandlung durch Fachkräfte. In einigen Fällen ist auch ein Klinikaufenthalt angezeigt, um das Leben von Mutter und Kind zu schützen. Eine behutsame Anwendung des Selbsthilfeprogramms durch andere nahe stehende Menschen kann – nach Absprache mit dem behandelnden Arzt – parallel dazu angewendet werden.

Da häufig die Grenzen zwischen leichten, gemäßigten und schweren Depressionen nach einer Geburt fließend sind und sich die einzelnen Abstufungen verwischen, halte ich es persönlich für ratsam, so früh wie möglich einen vertrauenswürdigen Fachmann bzw. eine Fachfrau einzuschalten, um ein tieferes Abgleiten zu verhindern. Viele Frauen neigen dazu, ihrer Umwelt beweisen zu wollen, dass sie es alleine schaffen.

Hinter dieser ‚heroischen‘ Haltung steckt meist die Angst, als verrückt abgestempelt zu werden oder in die falschen Hände zu geraten. Wie Sie einen guten Therapeuten finden, soll Ihnen in diesem Kapitel erläutert werden. Jede Chance, die Depressions-Phase zu verkürzen, sollte ergriffen werden – im eigenen Interesse und im Interesse des Kindes. Dabei bedürfen Sie der nachhaltigen Unterstützung durch Ihr Umfeld (Partner, Familie, Freunde).

1. Hilf dir selbst ...

„Die Depression wird immer schlimmer. Meine Eltern lasse ich aus dem Spiel. Sie sollen denken, alles sei okay. Ich kann ihnen nicht ein-gestehen, dass ich nun, nach einer in ihren Augen unüberlegten Schwangerschaft, völlig überfordert bin. Meine Hebamme hilft mir beim Milchstau, bei der Nabelpflege, beim Baby-Durchfall. Beim Thema ‚Krise der Mutter‘ lässt sie mich im Regen stehen, so ziemlich jedenfalls. Doch das Bedürfnis, über meine katastrophale Verfassung offen zu reden können, wird in mir immer größer. Als eine Tante auf ‚Kindanschaubesuch‘ da ist, fasse ich mir ein Herz und gestehe, dass ich gar nicht so glücklich bin. Eine wahnsinnige Erleichterung bricht in mir aus, als sie mir daraufhin erzählt, wie schlecht es ihr ein ganzes Jahr lang nach der Entbindung ihres ersten Sohnes – einer Frühgeburt mit nicht mal 1000 Gramm (vor 30 Jahren!) – erging. Dieses Gespräch und die darauf folgende Fürsorge dieser Tante bringen die Wende für mich: Ich bin nicht allein, nicht nur mir geht es so! Und vor allem: Ich bin weder unfähig als Mutter noch bin ich verrückt! Das alles ist erklärbar, vergeht wieder, es gibt einen Weg raus aus diesem Nebel. Dieses positive Erlebnis ermutigt mich, auch andere Frauen, Freundin-nen, Nachbarinnen etc. auf das Thema ‚Krise nach der Geburt‘ anzu-sprechen. Es ist unglaublich: Dachte ich bis jetzt, allen Müttern – außer mir natürlich – geht es prima und glücklich, so erfahre ich jetzt, dass eigentlich so ziemlich jede Probleme in mehr oder minder starker Weise hat. Dass es mancher sogar noch schlimmer geht als mir und dass es Hilfen gibt, mit dieser Situation besser zurechtzukommen. Im Buchladen fällt mir ein Buch über ‚Postpartale Depression‘ in die

Hände. Ein bis dahin für mich unbekannter Begriff, doch nun hat ‚das Kind einen Namen'. Ich verschlinge das Buch an drei Abenden. Das alles macht mir Mut, meine Verkrampfung und Angst lässt allmählich nach. Bei den vielen kleinen Schritten ‚ans Licht' ist mein Mann mein größter Helfer. Wenn er nicht gewesen wäre, hätte ich es vermutlich nicht so gut ohne ärztliche Hilfe geschafft. Er ist immer da, verständnisvoll und ruhig. Liebt mich, so komisch ich im Moment bin. Und er gibt mir immer wieder den Stups, der nötig ist, den Teufelskreis zu verlassen: Er ermuntert mich zu Ausflügen, obwohl ich, kaum sind wir aus dem Haus, wieder zurück will, da ich sicher bin, dass eh alles schief gehen, mir alles zu viel werden wird. Er zwingt mich regelrecht dazu, etwas ‚nur für mich' zu tun. Obwohl ich inzwischen weiß, dass dies ganz wichtig für mich wäre, halte ich es noch immer für unerhört egoistisch. Habe Angst, mein Kind könnte einen seelischen Knacks bekommen, wenn ich für zwei Stunden verschwinde und es vom Papa versorgt wird. Ich kann nicht loslassen, fühle mich völlig zerrissen, wenn ich dann aus dem Haus bin. Doch immer wieder ‚schubst' mich mein Mann und nach und nach fange ich an, diese Stunden zu genießen.

Überhaupt wird vieles einfach durch die Zeit besser. Allmählich gewöhne ich mich an das ‚neue' Leben, komme zu mehr Schlaf. Ich versuche bewusst, gegen meinen Perfektionsanspruch in Sachen Kind und Haushalt anzugehen. Ich beginne mit Joggen, Schwimmen, Sauna. Nur selten, aber immerhin. Und schließlich ist es meine Tochter, die mich immer mehr schöne Augenblicke entdecken lässt. Komisch, sie war der Auslöser für meine schwere Zeit, doch sie ist auch der größte Grund, warum ich nicht aufgeben will. In der ganzen Zeit habe ich nie das Gefühl, dass ich sie nicht annehmen, lieben kann. Mein Problem ist, dass ich seit der Geburt mich so schwer annehmen und lieben kann.

Letztendlich kann ich nicht genau sagen, was mich schließlich aus der Krise rausgeholt hat. Es ist wie ein Puzzle, die Zeit fügt eines zum anderen. Viele Schritte nach vorne und auch immer wieder welche zurück, wo ich dann das Gefühl habe, es wird nie besser werden.

Nach drei Monaten ist das Allerschlimmste vorbei. Nach einem halben Jahr gibt es recht viele schöne Tage, wenn auch immer noch deftige ‚Rückschläge'. Erst nach einem Jahr fühle ich mich wieder wie früher."   *(Angelika)*

Aus diesen geschilderten Erfahrungen, die einen möglichen Weg aus dem nachgeburtlichen Tief skizzieren, lassen sich einige Punkte ableiten, die Sie als Richtlinien beherzigen sollten:

Das entlastende Gespräch

Wie es der obenstehende Bericht anschaulich verdeutlicht, war das Gespräch mit einem verständnisvollen Menschen der Anstoß zur Selbsthilfe. Das kann eine Verwandte, eine Freundin, gute Nachbarin, auch der Partner sein. In Betracht kommt aber auch ein vertrauenswürdiger Arzt oder Therapeut.

Vielen Frauen fällt es verständlicherweise sehr schwer, ihre negativen Empfindungen und widerstreitenden Gedanken freizulegen. Die weit verbreitete Idealisierung der Mutterrolle bildet eine kaum zu durchbrechende gesellschaftliche Barriere. Wie eine Wand schiebt sich der Mythos vor Frauen, die ihre Mutterschaft als weniger glücklich erleben. Das führt dazu, dass Mütter leider erst sehr verspätet, wenn der seelische Druck kaum noch auszuhalten ist, sich nach außen wenden. Daneben grassiert die Angst vor Negativ-Reaktionen, die vielleicht den letzten mühsam bewahrten Rest an Selbstwert rauben. Diese Sorgen und Bedenken sind vor dem Hintergrund einer bestehenden Depression begreiflich. Dennoch gibt es keine Alternative: Sie müssen die Flucht nach vorne antreten, damit sich die Spirale aus Isolation, Erschöpfung und Depression nicht enger zieht. Vielleicht werden Sie so positiv überrascht sein wie die junge Frau, die sich in ihrer Seelennot ihrer Tante anvertraute. Die Erkenntnis, dass andere Frauen ähnlich gelagerte Probleme haben, dass Sie kein außerirdisches Wesen verkörpern, das aus Versehen in die Märchenlandschaft glücklicher Feen-Mütter mit Zauberstab geplumpst ist, dass Sie also mitnichten einen traurigen Einzelfall darstellen, birgt ein unglaubliches Potential an Erleichterung und Beruhigung in sich. Der geschwundene Lebensmut taucht plötzlich, wenn auch noch zaghaft, aus der Versenkung wieder auf und kann Prozesse mit einer unvorstellbaren Eigendynamik in Gang setzen, die zum Handeln befähigen. Die Chance zum offenen Gespräch, in dem auch negative Gefühle ihren Platz haben, sollte so früh wie möglich ergriffen werden, um den angestauten Emotionen ein Ventil zu geben. Wenn Sie nicht in der glücklichen Lage sein sollten, auf eine verständnisvolle Zuhörerin oder Zuhörer zu stoßen, empfiehlt es sich, Kontakte zu Selbsthilfegruppen aufzunehmen. Einige Frauen mussten tatsächlich die bittere Erfahrung machen, dass ihre Versuche sich mitzuteilen kläglich scheiterten. Statt Verständnis trafen sie auf direkt oder indirekt ausgesprochene Vorwürfe und Schuldzuweisungen. Andere Mütter reagieren auf die depressive Verstimmung einer Frau hin und wieder mit Ablehnung, Feindseligkeit oder Rückzug. Vielleicht bestehen (unbegründete) Ängste, in das gleiche trübe Fahrwasser zu gleiten.

Als Gegenreaktion steuert sich eine Frau mit postpartalen Schwierigkeiten möglicherweise immer weiter ins gesellschaftliche Abseits und sieht sich bestätigt, eine schlechte und inkompetente Mutter zu sein. Wenn Sie solche negativ gefärbten Erfahrungen machen sollten, lassen Sie sich trotzdem nicht von der offensichtlichen Intoleranz anderer Mitmenschen entmutigen. So manche Frau, die Sie erst in Ihrem Elend allein gelassen hat, kann schon Wochen später mit ähnlichen Problemen an Ihre Tür klopfen. Außerdem stellen Krisensituationen immer auf die Probe, wie belastbar und gefestigt Beziehungen und Freundschaften sind. Entweder haben sie Bestand oder sie lösen sich auf – manch harte, aber auch gute Erfahrung.

Ärztliche Beratung

Insgesamt bedürfen alle körperlichen Beschwerden, die während des Wochenbetts auftreten, einer gründlichen ärztlichen Untersuchung. Teilweise liegen die Ursachen physischer Probleme in den durch die Geburt ausgelösten Veränderungen (Hormone, Schilddrüse, Mineralstoffmangel), zum Teil kann es sich aber auch um Folgereaktionen der Depression handeln, die also dann psychosomatischer Natur sind und nach Überwindung der depressiven Verstimmung abklingen. In einigen wenigen Fällen sind auch schon körperliche Beschwerden diagnostiziert worden, die nicht im direkten Zusammenhang mit der Geburt stehen.

Grundsätzlich sollten Sie auf jeden Fall, unabhängig davon, ob Sie sich physisch oder psychisch nicht gut fühlen, den Körper gründlich untersuchen lassen. Warten Sie dazu nicht erst die nächste routinemäßige Nachuntersuchung ab, sondern wenden Sie sich gleich an Ihren behandelnden Arzt.

Ernährung und Bewegung

Der Körper braucht Zeit, um sich nach Schwangerschaft und Geburt zu erholen. Vermeiden Sie deshalb auf jeden Fall Radikal-Diäten, nur um möglichst schnell die alte Figur wiederherzustellen. Der Blick in den Spiegel oder der Griff in den Kleiderschrank sind sicherlich manchmal entmutigend und tragen dazu bei, die negative Stimmung noch weiter abrutschen zu lassen. Ihr Körper hat sich verändert und vielleicht wird er nie wieder den Vorschwangerschaftsstatus zurückerlangen, was als Verlust empfunden werden kann. Versuchen Sie trotzdem, ein positives Körpergefühl zu entwickeln. Dazu gehört, sich hin und wieder mal etwas Schönes zu gönnen, z. B. ein neues Kleidungsstück. Warten Sie nicht erst ab, bis Sie einige überschüssige Kilo verloren haben (weil sich ja eine Neuanschaffung sonst nicht „lohnt"). Erstens kann es eine längere Durststrecke werden, die Ihr Selbstwertgefühl mit Sicherheit nicht steigern wird, und zweitens benötigt Ihr Körper gerade jetzt eine ausgewogene Ernährung und keine Diät. Eine frische und vollwertige Kost wirkt der Erschöpfung entgegen, die für viele Frauen nach einer Entbindung ein Grundproblem darstellt. Dabei sind viele kleine Mahlzeiten über den Tag verteilt wichtig, um den Blutzuckerhaushalt konstant zu halten. Schwankungen im Zuckerspiegel des Blutes können am Vorhandensein von Reizbarkeit mitwirken. Auch Koffein verstärkt sowohl die gereizte Stimmung als auch Ängste und sollte von daher vermieden werden. Zu empfehlen sind kaliumreiche Nahrungsmittel wie Bananen, Tomaten und Orangen. Auch andere einfache Mittel, wie zusätzliche Vitamine (vor allem das Vitamin B6) und Mineralstoffe, unterstützen den Abbau von Erschöpfungszuständen.

Neben einer guten und ausreichenden Ernährung stellt die körperliche Bewegung einen stabilisierenden Faktor dar. Es ist sicherlich äußerst schwer, vor dem Hintergrund einer bestehenden Depression, die lethargisch macht, sich zu körperlichen Aktivitäten aufzuraffen. Aber wenn Sie sich dazu überwinden, werden Sie feststellen, dass es Ihnen gut tut. Denn viel Bewegung hilft nicht nur einem erschöpften Organismus wieder auf die Beine, sondern dient gleichzeitig dazu, den Zustand der inneren Erstarrung, den eine Depression häufig widerspiegelt, zu lockern. Durch körperliche Aktivitäten kommt die Energie wieder in Fluss, die Stimmung hebt sich. Sport wirkt sich positiv auf den Hormonhaushalt aus, die Neurotransmitter werden mobilisiert und das biochemische Gleichgewicht wird somit schneller wieder ausbalanciert. Außerdem geht man davon aus, dass durch Körpertraining Endorphine freigesetzt werden, die als natürliche Stimmungsaufheller gelten.

Gehen Sie spazieren, schwimmen, in die Sauna, fahren Sie mit dem Rad, machen Sie Gymnastik.

Die sportliche Betätigung hat zudem einen weiteren Vorteil: Sie kommen dadurch aus dem Haus und haben zumindest zeitweilig die Gelegenheit abzuschalten.

Entspannungsübungen

Bei Depressionen und Angstzuständen haben sich einige so genannte alternative Therapien bewährt, die Körper, Geist und Seele in Einklang bringen. Yoga, Qigong und Atemübungen dienen dazu, innere Blockaden zu lösen und die aufgestaute Lebensenergie wieder zum Fließen zu bringen. Bei regelmäßiger Ausübung zeigen sie eine erstaunliche Wirkung. Es gibt viele Menschen, die allein dadurch wieder gesund geworden sind. Auch die Meditation ist eine ausgesprochen wirkungsvolle Methode, das innere Gleichgewicht wieder herzustellen. Sie beruhigt die angespannten Nerven, bringt Ruhe und Gelassenheit. Natürlich sind dies alles Techniken, die erlernt werden müssen. Eine Unterweisung empfiehlt sich auf jeden Fall. Mittlerweile gibt es viele Anbieter, wie auch beispielsweise die Volkshochschule. Wenn es Ihnen schon wieder besser geht oder sie nicht gar so schwer betroffen sind, lege ich Ihnen ans Herz, sich auf dieses Abenteuer einzulassen. Erlernte Entspannungsübungen lassen sich jederzeit unproblematisch in den Tagesablauf einbauen. Manchmal reichen schon 15 Minuten. Man muss sich nur wirklich auch ein wenig Zeit dafür nehmen. Und es lohnt sich, denn vieles geht danach erheblich leichter von der Hand. Sie fühlen sich „leichter". Ich selber praktiziere „Reiki". Reiki kommt aus dem Japanischen und bedeutet „Universale Lebensenergie". Diese sehr alte Heilkunst fußt auf dem Wissen, dass unser Universum erfüllt ist mit unerschöpflicher Energie, ohne die kein Leben möglich ist. Diese nie versiegende Kraft- und Energiequelle können wir „anzapfen", indem wir die universelle Energie durch unsere Hände fließen lassen. Reiki stimuliert unsere Selbstheilungskräfte, löst Blockaden, stärkt Körper und Geist. Viele Menschen legen instinktiv ihre Hände auf schmerzende Stellen des Körpers. Probieren Sie es gleich einmal aus. Legen Sie Ihre Hände beispielsweise auf den Bauch und lassen Sie sie dort wenigstens für fünf Minuten liegen. Sie werden bald spüren, dass Sie sich entspannen. Es ist ein schönes bequemes Hausmittel, das Sie jederzeit anwenden können, auch abends im Bett vor dem Einschlafen. Gerade wenn Sie unter Schlafstörungen leiden, sollten Sie sich einfach irgendwo Ihre Hände auflegen. Die Reiki-Energie (oder wie immer man sie auch bezeichnen mag) findet von allein ihren Weg. Wenn Sie mehr über Reiki erfahren wollen, können Sie einen Kurs besuchen.

Positive Gedanken

Mittlerweile weiß ich, dass die eigentliche Heilung nur durch uns selbst geschieht. Wir können oder sollen sicherlich auf viele therapeutische „Krücken" zurückgreifen, wie ich sie ja auch hier im Buch vorstelle, aber ohne unsere aktive innere Mitarbeit verlieren sie an Effizienz. Damit komme ich zum nächsten wichtigen Punkt im Heilungsprozess: die Macht der Gedanken. Es ist festgestellt worden, dass der Mensch pro Tag ungefähr 80.000 Gedanken durch seinen Kopf spult. Und wissen Sie was? In den meisten Fällen sind es die gleichen Gedanken von gestern, von vorgestern, von letzter Woche usw. Bestimmte Gedanken ziehen bestimmte Gefühle nach sich. Es ist im Prinzip eine einfache Formel: Wenn Sie wütend sind, werden Sie vorher Wutgedanken gehabt haben, die ihre Wut auslösten. Deprimierende Gedanken bewirken deprimierte Gefühle. Negative Gedanken fördern emotionale Schmerzen. Das heißt, in der Art, wie Sie über ein Ereignis denken, werden entsprechend Ihre Gefühle ausfallen. Ihre Gefühle können Sie nicht ändern, aber Ihre Gedanken. Sie müssen sozusagen an die Quelle des Übels. Negative Gedanken werden häufig aus tief sitzenden, lang verinnerlichten Glaubenssätzen über uns selbst genährt, derer wir uns selten bewusst sind. Das können beispielsweise folgende Sätze sein: „Ich kann es nicht. Ich schaffe das nicht. Ich bin nichts wert. Ich gehöre nicht dazu. Ich mache alles falsch. Keiner liebt mich. Ich bin keine gute Mutter. Ich habe versagt. Es ist alles meine Schuld. Ich habe keine Anerkennung." Dies ist nur eine kleine Auswahl an inneren Programmierungen oder Überzeugungen, die unbewusst kontinuierlich dafür sorgen, dass wir uns in negativen Denkweisen festfahren. Um diesen Teufelskreis zu durchbrechen, sollten wir anfangen, unsere Gedanken zu beobachten. Als ich selber damit begonnen habe, musste ich plötzlich mit Entsetzen feststellen, dass auf meiner inneren Leinwand sich tagtägliche Horrorszenarien abspielten. Und „mein

Kino" sendete vor allem immer wieder die gleichen „Filme". Beim
Fegen, Wischen, Bügeln ertappte ich mich ständig dabei, wie ich
in Gedanken bestimmte Situationen schwarz malte, mich ängs-
tigte, mich sorgte, mich kritisierte, andere beschuldigte, mich är-
gerte, mich beklagte und mich vor allem sehr gerne bemitleidete.
Letzteres konnte ich besonders gut. Für diese ständigen Wiederho-
lungen in unserem Heimkino zahlen wir jedoch auf die Dauer einen hohen Preis: unsere Gesundheit. Denn jeder negative Gedanke richtet sich gegen uns selbst, schraubt unsere Energie her-
unter. Irgendwann beschloss ich, mein Abonnement – in diesem
Kino – zu kündigen. Ich las sehr viele Bücher, die sich mit dem
Einfluss unserer Gedanken auf unsere Psyche befassten. Vieles
wurde mir dadurch klar, was ich hier nur ausschnittweise wieder-
geben kann. Ich lernte und übe mich auch heute noch darin,
meine negativen Gedanken in positive Bahnen zu lenken. Ich
überlege, was hat mich wütend, traurig, ärgerlich gemacht? Was
hat mich verletzt? Was führte zu diesen Gefühlen? Und die entscheidende Frage: Was hat das alles mit mir zu tun? Denn es geht
nicht darum, einen Schuldigen zu finden oder zu verurteilen. Weder Sie noch andere haben „Schuld". Sondern es geht in erster Linie darum zu erkennen, welche Glaubenssätze wir in unserem
Körper abgespeichert haben. Haben wir sie identifiziert, können
wir mit ihnen arbeiten. Wir können das Programm ändern, indem
wir allmählich unsere negativen Gedanken durch positive austau-
schen. Ich habe gelernt, dass ich die Wahl habe, und zwar jeden
Tag. Ich kann Regisseur sein oder bloßer Zuschauer meiner Filme.
Ich kann mir einen Schwarz-Weiß-Film oder einen Farbfilm anschauen. Die Verantwortung liegt bei mir. Denn für meine Gedanken bin ich allein verantwortlich. Niemand denkt für mich. Ich
habe zum Beispiel an mir selber festgestellt, dass mein schnelles
Verletztsein, mein ewiges Beleidigtsein, mein Ärger über andere,
meine Angst- und Schuldgefühle auf meinem geringen Selbstwert
basierten. Und über Jahre fütterte ich eifrig meinen Negativwert,
aber ohne dass es mir bewusst war. Denn eigentlich hielt ich mich
für eine patente Frau, und dieses Bild vermittelte ich auch sorgfältig meiner Umwelt. Schließlich habe ich viele Jahre als Lehrerin am Gymnasium gearbeitet, schreibe Bücher und Artikel, halte
Vorträge vor vielen Menschen. Das können doch nur selbstbe-
wusste Menschen, oder? So dachte ich. Bis ich entdecken musste,

dass ich meinen Selbstwert willkürlich an äußere Bedingungen geheftet hatte: Jemand lobte mich, und ich strahlte. Jemand kritisierte mich, und ich lag am Boden. Ich verdiente viel Geld: Mein Selbstwert aalte sich in der Sonne. Ich verdiente wenig Geld: Mein Selbstwert plumpste in einen dunklen Keller. Ein Verlag lehnte mein Buch ab, und schon haderte ich mit meinem Schicksal. Das kann es doch auf die Dauer nicht sein! Ein Selbstwert, der von außen regiert wird, ist kein Selbstwert, sondern mangelnde Eigenliebe. Mangelnde Eigenliebe führt dazu, dass wir ständig andere wie uns selbst kritisieren, andere für unser Schicksal und unsere Emotionen verantwortlich machen, immer in der Defensive leben und uns angegriffen fühlen. Ein ewiger, schmerzhafter Kleinkrieg. Sich selbst zu lieben und zu wertschätzen ist ein Lernprozess und stellt sicherlich eine der größten Herausforderungen dar. Der erste Schritt besteht darin, seine negativen Programmierungen überhaupt zu erkennen. Der zweite Schritt ist eigentlich ein ganz simples Tauschgeschäft: Statt sich (unbewusst) beispielsweise einzuflüstern: „Ich bin wertlos – Ich bin hässlich – Ich bin dumm" können Sie betonen: „Ich bin wertvoll – Ich bin schön – Ich bin intelligent". Positive Gedanken wirken wie natürliche Antidepressiva auf das Gehirn. Unser Gehirn ist wie ein Computer programmierbar: Gebe ich negative Leitsätze hinein, druckt er mir diese in gleicher Form aus. Ich kann also „meinen Computer" neu programmieren und meine Festplatte mit positiven Glaubenssätzen auffüllen. Probieren Sie es einfach mal aus. Irgendwann gibt es immer einen Anfang. Und bedenken Sie: Positives Denken funktioniert nur dann, wenn Sie das positive Gedankengut auch *fühlen*. Es bringt Ihnen nichts „Ich bin liebenswert" herunterzuplappern, wenn Sie nicht daran glauben. Positives Denken ist auch unwirksam, solange man permanent schlecht über andere denkt oder redet. Der eigene Müll sollte nicht plötzlich im Garten des Nachbarn abgeladen werden. Außerdem weiß unser „Computer" nicht, wer gemeint ist. Wenn Sie einen tiefen oder langanhaltenden Zorn auf andere Menschen hegen, richtet sich dieser letztendlich gegen Sie selbst. Sie verletzen langfristig damit ihre eigene Seele. Damit ist nicht gemeint, dass Sie nicht auch mal zornig sein dürfen. Sondern ich meine diesen ständig gärenden Zornesfluss, der nie aufhört zu fließen. Und bedenken Sie noch eines: Wenn Sie sich durch andere verletzt fühlen, haben Sie es auch mit Menschen zu tun, die ähnlich tiefe innere Verletzungen und persönliche Verstrickungen des Lebens mit sich herumtragen. Es gibt keine Schuldigen. Es ist auch wichtig, irgendwann in die Verzeihung zu gehen. Im Verzeihen und Friedenschließen liegt ein immens großes Heilpotential. Wenn Sie dauerhaft sauer sind auf andere, versauern Sie selbst, schwächen Ihr Immunsystem, werden krank oder bleiben krank. Wer anderen verzeihen kann, kann auch sich selbst vergeben. Wer sich liebt, empfindet auch Liebe für andere Menschen. Und noch ein Hinweis auf dem Weg zur Selbstliebe: Schauen Sie sich Ihre Potentiale und Fähigkeiten an. Wühlen Sie nicht ständig nach vermeintlich Negativem in Ihnen. Viele Menschen sehen immer nur ihre angeblichen Defizite und diese auch noch durch ein Vergrößerungsglas. Sie sind liebenswert! Erkennen Sie an, was Sie tagtäglich leisten. Die einfachen Dinge des Lebens sind die wahrhaft größten. Hören Sie auch auf, Vergleiche zu ziehen. Wir schielen immer gerne danach, was der eine oder die andere vermeintlich Besseres hat: Die hat einen tollen Job, die hat ruhige Kinder, die hat ein großes Haus, die wohnt in der Stadt, die wohnt im Grünen, die ist immer toll gekleidet, die kann sich ja auch mehr leisten, die wird von ihrem Mann unterstützt etc. Ständige Vergleiche machen unzufrieden und unterhöhlen unser Selbstbewusstsein. Es ist so, wie es ist. Und wenn es Dinge gibt, die veränderbar sind, dann fangen Sie mit der Veränderung an. Wenn Sie lernen, Ihre eigenen Potentiale herauszuschaufeln (die im Übrigen da sind, sie sind nur verschüttet), sind Sie auch bereiter, die Potentiale von anderen Menschen in den Vordergrund zu rücken und sich nicht an ihren angeblich schlechten Seiten ständig festzubeißen. Nach diesen Ausführungen werden Sie sicherlich denken: Das klingt ja alles ganz gut. Aber wie sieht es mit der Praxis aus? Ich kann immer nur wieder betonen: Es ist ein Lernprozess. Viele kleine Schritte bringen uns auch ans Ziel. Fangen Sie erst einmal an, Ihre Gedanken zu beobachten, und dann tasten Sie sich weiter vor. Es gibt auch viele gute Bücher, die Ihnen weiterhelfen. Ich wollte Ihnen hiermit – aus eigener Erfahrung – ans Herz legen: Legen Sie Ihre Gesundheit nicht ausschließlich in die Hände anderer. Ich habe für mich festgestellt, dass Gesundheit und Gesundwerden vor allem eines bedeutet: Arbeit an sich selbst.

Ausreichend schlafen

Eine Faustregel sollten Sie auf jeden Fall beherzigen: Schlafen Sie dann, wenn Ihr Kind schläft. Jedes Baby muss irgendwann einmal schlafen. Diese Zeit sollten Sie nutzen, um sich auszuruhen und wieder Kräfte zu sammeln. Auch wenn Sie nicht einschlafen können, wird Ihnen die wohlverdiente Ruhepause als Entspannung dienen. Lassen Sie Haushalt Haushalt sein und versuchen Sie möglichst nicht, in dieser Zeit alles Liegengebliebene zu erledigen, auch wenn es Ihrem Sinn nach Perfektionismus widerstrebt. Wenn Sie zur Ruhe kommen, tun Sie Ihrem Kind auch etwas Gutes. Musik hören, etwas Schönes lesen, Kräutertee trinken sind schlichte Mittel, die helfen, die innere Unruhe abzubauen. Wenn Ihr Kind viel weint, schreit und wenig schläft, benötigen Sie dringend Unterstützung von anderen nahe stehenden Personen, die Ihr Kind phasenweise übernehmen, damit Sie mal wieder richtig ausschlafen können. Eine Serie von aufeinander folgenden schlaflosen Nächten kann den totalen Zusammenbruch herbeiführen. Schlafmangel stellt einen der wichtigsten Faktoren dar, der die Depression letztendlich zum Durchbruch bringen kann.

Wenn Sie Einschlafprobleme haben, entweder gegen Abend oder in der Nacht nach dem Stillen, sollten zunächst physische Ursachen abgeklärt werden. Häufig ist Koffein für derartige Probleme verantwortlich. Auch das Gläschen Wein am Abend kann sich zu einem Bumerang entwickeln: Der Alkohol entspannt und beruhigt zunächst, doch schon einige Stunden später wirkt er sehr stimulierend und anregend. Auch scharfes oder stark gewürztes Essen und die beliebten Knabbereien verhindern ein rasches Einschlafen. Wenn Sie abends oder nachts im Bett liegen und nicht schlafen können, empfiehlt es sich, den Raum zu wechseln und etwas Entspannendes zu machen. Erst wenn Sie schläfrig werden, gehen Sie wieder zurück ins Bett. Das Ziel besteht darin, das Bett in Ihrer Vorstellung mit schnellem Einschlafen zu assoziieren. Daneben ist es ausgesprochen hilfreich, zu regelmäßigen Zeiten abends ins Bett zu gehen und morgens wieder aufzustehen, damit sich der Körper an ein bestimmtes Muster gewöhnt.

Wenn Sie morgens Schwierigkeiten haben, das Bett zu verlassen, kann Ihnen ein festgesetzter Zeitplan ebenfalls helfen. Sollte es Ihnen überhaupt nicht gelingen, morgens aus dem Bett zu kommen, werden Sie voraussichtlich alleine damit nicht fertig und bedürfen einer professionellen Unterstützung. Das Gleiche gilt für Einschlafprobleme: Wenn sich keine Besserung einstellt, brauchen Sie fachlichen Beistand.

Stillen ist Einstellungssache

Auch das Stillen schafft von der Natur der Sache her Schlafprobleme. Manche Frauen treibt es an den Rand der Erschöpfung, wenn sie wiederholt in der Nacht aufstehen müssen, um ihr Baby zu stillen. Aus diesem Grund können Sie als Alternative in Erwägung ziehen, die Milch abzupumpen, kühlzustellen und das Baby in der Nacht mit der Flasche durch den Vater versorgen zu lassen. (Gute Hinweise zum Umgang mit Schlafproblemen bei Kleinkindern enthält das Stillbuch von Hannah Lothrop.)

Insgesamt gilt es, zum Stillen eine realistische Grundhaltung zu gewinnen. Aus der Tatsache, dass Muttermilch das Beste für den Säugling darstellt und dass das Stillen die Mutter-Kind-Beziehung intensiviert, muss nicht zwangsläufig das Postulat auf ausschließliches Stillen folgen. Ein bestimmter Still-Modus lässt sich nicht ohne weiteres auf jede Frau übertragen. Wenn Sie sich durch häufiges Stillen seelisch und körperlich beeinträchtigt fühlen, ist es ratsam, dem Stillen gewisse Grenzen zu setzen, indem z.B. ein Still-Rhythmus von maximal drei Stunden veranschlagt wird. Das Stillen je nach Bedarf des Kindes kann auch dazu führen, einen bestimmten Gewöhnungseffekt einzuleiten: Der Säugling gewöhnt sich daran, wenig zu trinken und möchte ständig an die Brust, weil er schnell wieder hungrig wird. Sie müssen sich sagen, dass Ihr Kind eine Mama will und keine Märtyrerin. Wenn Sie sich vor Übermüdung kaum noch auf den Beinen halten können, hat Ihr Kind auch nichts davon. Das Beste für das Kind ist immer das, was Eltern aus Liebe und Überzeugung geben bzw. machen – unabhängig davon, ob die Milch aus der Flasche oder aus der Brust kommt. Falls Sie sich zum Abstillen entschließen, ist es ausgesprochen wichtig, dass dies sehr langsam geschieht. Unterstützung und Rat erhalten alle Frauen bei den Stillgruppen und erfahrenen Stillberaterinnen, die es inzwischen fast schon überall gibt.

Nicht zu viel erwarten

Die vernünftige Einstellung, wie sie für das Stillen nahegelegt worden ist, lässt sich auf weitere Bereiche ausdehnen.

Verabschieden Sie sich zunächst von Ihrem Perfektionismus, der für die meisten Frauen zum Stolperstein im Alltag wird. Wie Ihnen z. B. dieser Abschied gelingen kann, sollen folgende einsichtsvollen Worte einer jungen Frau und Mutter vermitteln:

„Ich habe durch die Erfahrung der postpartalen Depression gelernt, mich von dem Druck zu lösen, eine stets perfekte Mutter sein zu müssen – immer zu wissen, was am besten ist für meine Kinder. Dadurch habe ich auch meine Tochter von einem Druck befreit: stets ein perfektes Kind zu sein. Man kann im Großen und Ganzen sagen, dass ich mir durch die postpartale Depression das Zusammenleben mit meiner Tochter sehr vereinfacht habe: Ich gehe sehr viel unverkrampfter mit ihr um, ,beglucke' sie nicht so sehr und denke an mich selbst auch als Frau, nicht nur als Mutter. Ich nehme mich selbst wieder wahr." (Ina)

Um nicht am eigenen Perfektionismus zu ersticken, muss frau lernen, Aufgaben und Verantwortung zu delegieren und andere mehr in die Pflicht zu nehmen. Leider lässt sich das Superfrau-Syndrom nicht so leicht abschütteln. Dennoch sind Abstriche und Kompromisse unabdingbar, sonst werden Sie an Ihren zu hoch geschraubten Maßstäben scheitern. Ihr Kind wird es wenig stören, wenn das Bad nicht geputzt oder das Wohnzimmer nicht aufgeräumt ist. Vorhaben, die gar über die Babypflege und Haushaltsführung hinausgehen, sollten zumindest im ersten Jahr post partum zurückgestellt werden.

Wenn Sie ein Baby haben, fällt es oft schwer zu akzeptieren, dass sich viele Dinge im Leben nicht mehr in Ihrem Sinne kontrollieren lassen: Das Baby lässt sich nicht ohne weiteres beruhigen, Sie können nicht immer schlafen, wann Sie möchten, Ihr Mann ist vielleicht nicht der perfekte Vater, den Sie sich erträumten, Wäsche und Geschirr stapeln sich, überall stehen Baby-Utensilien herum, Sie laufen nur noch in fleckigen T-Shirts herum, die Pflanzen vertrocknen etc. In Ihren Augen scheint das Chaos perfekt. Während sich das vorherige Leben bis zu einem gewissen Grad in geregelten Bahnen bewegte, dessen Rhythmus noch einigermaßen steuerbar war, muss jetzt mit Kind oder Kindern zwangsläufig der Eindruck entstehen, als sei ein Großteil Ihres Lebens außer jeglicher Kontrolle geraten. Und wissen Sie was? Es ist so!

Die Zeit ist reif, die eigenen Erwartungen an die ,chaotische' Situation anzupassen. Es gibt Dinge im Leben, die sich eben nicht vollständig lenken lassen und schon gar nicht, wie man/frau es gerne hätte.

Dazu gehören alle Aspekte, die mit einem Kind im Zusammenhang stehen. Werfen sie Ihre hohen Ansprüche über Bord, geißeln Sie sich nicht mit selbstauferlegter Disziplin, üben Sie mehr Gelassenheit. Das geht sicherlich nicht von heute auf morgen. Anerzogene und eingeschliffene Verhaltensweisen sind wie treue Fans, die sich ungern abwimmeln lassen. Aber Sie können es sich zumindest vornehmen und in kleinen Etappen darauf hinarbeiten.

Alles in allem ist es wichtig, sich zu verdeutlichen, dass die Ausübung der Mutterrolle nicht so einfach ist wie vielfach erwartet und dass sie nicht immer unbedingt gerne ausgefüllt wird. Manche Frauen haben am Ende eines langen Tages, der angereichert ist mit sich wiederholenden Tätigkeiten, das Gefühl, eigentlich überhaupt nichts Produktives geleistet zu haben. Dieser Grundstimmung ist schnell abzuhelfen: Machen Sie sich einmal eine Liste, in der Sie sämtliche Aufgaben rund um die Baby-Pflege schriftlich festhalten, auch wenn sie sich im Prinzip ähneln. Sie werden erstaunt sein, was Sie alles geschafft haben. Dabei sollten Sie sich darüber im Klaren sein, wie wichtig und bedeutend jede einzelne Handlung alleine für sich genommen für die Entwicklung Ihres Kindes ist. Wir neigen schnell dazu, unsere eigene Leistung unterzubewerten, wenn nicht möglichst bald sichtbare Ergebnisse vorliegen, die den mühevollen Einsatz bezeugen.

Auch hinsichtlich der Beziehung zu Ihrem Kind sollten Sie eine rationale Einstellung gewinnen, um nicht von idealisierten Vorstellungen enttäuscht zu werden. Liebe braucht manchmal Zeit, um sich zu entwickeln. Gerade wenn die Umstände um die Geburt weniger glücklich verliefen, liegt die Liebe erst einmal brach. Aber sie ist da, sie ist nur verschüttet. Sobald Sie sich erholt haben, wird sich auch die Liebe wieder einstellen. Frauen, die von der postpartalen Depression betroffen sind, leiden häufig unter der zusätzlichen Sorge, welche Konsequenzen ihre postpartalen Schwierigkeiten für die Entwicklung ihres Kindes haben mögen. Sie müssen sich sagen, dass sich die Bindung zu Ihrem Baby im Laufe der Zeit entfaltet und gleichzeitig von vielen äußeren Faktoren beeinflusst wird. Ihre depressive Stimmung ist nur einer von diesen Faktoren, Ihre Gefühle stellen nicht den einzigen Einfluss dar. Das Temperament Ihres Babys, die Einbeziehung anderer Erwachsener in das Leben Ihres Babys, die Interaktion zwischen Ihnen und dem Baby an Ihren guten Tagen, all das beeinflusst den Bonding-Prozess. Sobald Sie sich besser fühlen, wird es die Zeit bringen, eine intensive und glückliche Beziehung zu Ihrem Kind aufzubauen.

Vom Umgang mit Gefühlen

Die vielschichtigen Empfindungen, die sich nach der Geburt eines Kindes manifestieren – unabhängig davon, ob es das erste oder das fünfte Kind ist – sind erklärbare Antworten auf die Mutterschaft. Sie sind biologischen, psychischen und gesellschaftlichen Ursprungs.

Als oberste Regel sollte für Sie gelten, Ihre unterschiedlichen Empfindungen wie Traurigkeit, Ängste, Ärger, Wut, Minderwertigkeits- und Schuldgefühle auszudrücken. Eine bewusste Unterdrückung dieser Emotionen kostet sehr viel Zeit und Energie. Statt sie ständig wegzuschieben, ist es sinnvoller und kräftesparender, sie zuzulassen und in Kanäle umzuleiten, die Erleichterung versprechen. Verschiedene Ausdrucksformen sind denkbar, die je nach persönlicher Zuneigung zur Auswahl stehen: Reden Sie mit Ihrem Partner, einem Familienmitglied oder einer verständnisvollen Freundin; schreiben Sie Ihre Gefühle in ein Tagebuch oder Heft; sprechen Sie Ihre Empfindungen und Gedanken auf ein Tonband; malen oder zeichnen Sie Ihr Erlebnis; treffen Sie andere Mütter oder auch Eltern. Zu dieser Strategie gehört es auch, jene Personen zu meiden, die Ihrer Situation keinerlei Verständnis entgegenbringen.

Gefühle der Unzulänglichkeit, des mangelnden Selbstvertrauens überkommen viele Frauen, wenn sie mit ihrem Baby nach Hause kommen. Es ist ein Mythos, Sie könnten oder müssten wie aus dem Nichts heraus genau wissen, was Ihr Baby braucht, wünscht oder verlangt. Am meisten werden Sie von Ihrem Kind selbst lernen. Es wird Ihnen Zeichen geben, die Sie im Laufe der Zeit zu deuten lernen. Gestatten Sie sich, einen eigenen Stil im Umgang mit dem Baby zu entwickeln, der zu Ihnen passt. Eine gute Mutter- bzw. Elternschaft ist ein Prozess und keine exakte Wissenschaft. Es gibt nicht nur den einen richtigen Weg. Was für das eine Kind funktioniert oder in einer Familie wirksam ist, kann man nicht zwangsläufig anderen Verhältnissen überstülpen.

Gefühle der Traurigkeit und Hoffnungslosigkeit sind nichts Ungewöhnliches, wenn Sie ein Baby haben. Wichtig ist es, sich einzugestehen, warum Sie traurig sind: Verlust der Freiheit, der Unabhängigkeit, der Kindheit, der Kontakte, geliebter Gewohnheiten, des Berufs und vieles mehr. All das trägt zu Ihrer Traurigkeit bei, wobei die hormonelle Umwälzung auch eine Rolle spielt. Die Verluste sind real und deshalb dürfen Sie darüber auch weinen. Andere Verlusterfahrungen, wie z.B. Tod, Krankheit, Trennung von einem lieben Menschen, erschweren die postpartale Verfassung besonders. Vielleicht wird man Ihnen raten, all das zu vergessen, es gäbe doch jetzt Wichtigeres, Sie sollten sich nur auf das Kind konzentrieren. Das wird Ihnen aber wohl kaum weiterhelfen. Sie haben einen wirklichen tiefen Verlust erfahren und dieser bedarf der Aufarbeitung. Erlauben Sie sich, traurig zu sein, Kummer zu haben und zu weinen, wie zu jedem anderen Zeitpunkt in Ihrem Leben auch. Nur weil Sie jetzt ein Kind haben, bedeutet es nicht, dass ihre Gefühle anders oder weniger mächtig sind. Es bedeutet nur, dass Sie weniger Zeit haben, Ihre emotionalen Bedürfnisse auszuleben. Doch diese Zeit müssen Sie sich unbedingt nehmen, sonst verkapselt sich die Trauer in Ihrem Herzen und gärt beständig unterschwellig weiter. Für alle Mütter gilt, dass Sie Ihrem Kind zuliebe nicht krampfhaft die Fassade einer glücklichen Mutter aufrechterhalten müssen, wenn Ihnen nicht danach zumute ist. Mit seiner Sensibilität spürt es Ihre nach innen geweinten Tränen sowieso auf. Und je eher Sie Ihre Gefühle und Gedanken herauslassen, desto schneller wird sich Ihre seelische Verfassung stabilisieren, so dass Sie Ihrem Kind wieder zurücklächeln können.

Auch **Ängste** und Sorgen plagen viele Mütter und Eltern. Die Geburt eines Kindes schafft ein neues Bewusstsein um die fragile Natur menschlichen Lebens. Sie stellen plötzlich fest, wie klein, zerbrechlich und verletzbar Ihr Baby erscheint. Sie möchten es vor der Welt da draußen mit ihren potentiellen Gefahren beschützen. Die Last der Verantwortung liegt auf einmal sehr schwer auf Ihrer Seele. Da ist es nicht verwunderlich, dass tief greifende Sorgen und Ängste an die Oberfläche treten. Doch sollten Sie sich darüber im klaren sein, dass Sie Ihr Kind nicht vor jeglicher Gefahr abschirmen können. Was Sie zu tun vermögen, liegt in den alltäglichen empfohlenen Sicherheitsvorkehrungen, um Ihr Kind zu schützen: den Autositz benutzen, die notwendigen Impfungen machen, für gute

Ernährung sorgen, nicht in der Wohnung rauchen u. a. Für ihren eigenen Seelenfrieden empfehle ich Ihnen, zumindest in der ersten Zeit weitestgehend auf Zeitung und Fernsehen zu verzichten.

Wut und Ärger sind Gefühlsregungen, die Sie wahrscheinlich am wenigsten nach der Geburt Ihres Kindes erwartet haben. Vieles hängt mit falschen und überzogenen Hoffnungen und Erwartungen zusammen, die sehr schnell den Eindruck erwecken, um das Mutterglück betrogen worden zu sein. Dabei gibt es durchaus berechtigte Gründe, auch mal zornig und unwillig zu sein: Sie haben nicht erwartet, sich so schlecht und außerhalb jeglicher Kontrolle zu fühlen. Sie haben nicht erwartet, dass Ihr Kind viel schreit, weint, krank wird, Koliken bekommt. Sie haben nicht mit diesem schlimmen Geburtserlebnis gerechnet. Sie haben sich noch nie von allen so vernachlässigt gefühlt, wie nach der Geburt Ihres Kindes. Diese unerwartete Gefühlswelt überrascht, verängstigt, macht gereizt. Seien Sie sich einer Sache gewiss: Es ist alles in Ordnung mit Ihnen. Doch auch in diesem Zusammenhang heißt es, die eigenen Erwartungen allmählich an die Realität anzupassen. Damit Ihre Wut nicht auf das Kind projiziert wird, das ebenso wenig für Ihren Zustand verantwortlich ist, müssen Sie den Propfen vom Ventil lösen, indem Sie Ihrem Zorn nach außen hin Luft machen. Eine Möglichkeit besteht darin, sich gewissermaßen physisch Abhilfe zu verschaffen: Körperliche Betätigungen wie Laufen, Radfahren, Schwimmen, Gymnastik bauen Aggressionen ab. Wenn Sie sich momentan dazu nicht in der Lage fühlen oder wenn niemand da ist, der sich in Ihrer Abwesenheit um das Kind kümmert, helfen auch kurzfristige Methoden: auf ein Kissen einschlagen, auf den Boden stampfen, Papier zerreißen, die Fäuste ballen, mehrmals hintereinander tief Luft holen, Gesichter im Spiegel schneiden oder nach draußen gehen und die Wut herausschreien. Letzteres wollen Sie nicht, weil ja alle denken könnten, Sie sind jetzt wirklich verrückt? Dann gehen sie unter die Dusche und schreien Sie dort. Das wird die Laute dämpfen, nicht aber Ihre Wut.

Daneben ist das freie und offene Reden ein sehr wichtiges Mittel, um Aggressionen ihre Explosivität zu nehmen und sie zu zerstreuen.

Die **Schuld** ist ein ständiges wiederkehrendes Thema bei postpartalen Problemen. Sie macht sich in allen erdenklichen Situationen bemerkbar. Vielleicht ist es sogar unmöglich, die Mutterrolle ganz ohne jegliche Schuldgefühle zu leben. Aber wie tief sie sich in die Seele vergraben können, hängt auch davon ab, was Sie sich selber einflüstern. Statt ständig darüber nachzusinnen, was unerreichbar und unerledigt geblieben ist, sollten Sie sich lieber auf das konzentrieren, was Sie bereits geschafft haben. Manchmal hilft es, sich laut zu sagen, welche Aufgaben schon erfüllt worden sind, auch wenn es in Ihren Augen nur ‚Kleinigkeiten' sind. Hoch gesteckte, ehrgeizige Ziele sollten zunächst vermieden werden, um die Kluft zwischen Anspruch und Wirklichkeit nicht zu vergrößern.

Kleine Fluchten
Um Stress und Spannung abzubauen, brauchen Sie Zeit für sich, um wieder Atem holen zu können. In der Welt der Lohnarbeit sind Pausen gesetzlich verankert. Von diesem Recht müssen auch Sie Gebrauch machen. Sie bedürfen mindestens einmal am Tag Phasen der Muße, in denen Sie sich zurückziehen und sich angenehmen Dingen widmen können. Desgleichen benötigen Sie mindestens einmal die Woche einen größer gesteckten Freiraum, den Sie ohne Ihr Kind verbringen. Machen Sie einen Einkaufsbummel, gehen Sie ins Kino, verabreden Sie sich mit einer Freundin. Es ist wichtig, einige Bestandteile des früheren Lebens zu bewahren bzw. wieder aufzunehmen, auch wenn das nur noch reduziert möglich ist. Die Anknüpfung an ehemalige Zerstreuungen und Hobbys hilft zudem, das verstaubte „Ich" zu reaktivieren und das zusammengefaltete Selbstwertgefühl zu glätten. Es schadet auch nichts, sich mal für ein paar Tage vom Schauplatz des Geschehens zurückzuziehen und einen wohlverdienten Mutterschaftsurlaub einzuschieben. Um Pläne in dieser Richtung in die Tat umzusetzen, müssen einige Spielregeln beachtet werden. Zunächst gilt es, die wahrscheinlich größte Hürde zu überwinden: Das sind Sie selbst! Vielen Frauen fällt es unheimlich schwer loszulassen. Die Vorstellung, das Kind einem anderen Menschen zu überlassen, auch wenn es sich um eine vertraute Person handelt, löst zunächst Beklemmung aus. Aber auch das ist ein Schritt, der erlernt werden kann. Wenn Sie die Erfahrung machen, dass es Ihrem Baby woanders nicht schlechter ergeht, werden Sie beim nächsten Mal schon beruhigter das Haus verlassen. Dazu ist es sicherlich erfor-

derlich, dass Sie sich eine Betreuungsmöglichkeit suchen, die Sie in jeder Hinsicht zufriedenstellt. Manche Frauen trauen auch ihrem Mann zu wenig zu. Wenn Sie der Meinung sind, sich als ständige Beobachterin im Hintergrund aufhalten zu müssen, um notfalls einzuspringen, laufen Sie Gefahr, dass sich Ihr Mann eines Tages ganz aus der Verantwortung zurückzieht. Ihr Mann wird sich dem Baby auf einer anderen Ebene nähern, die nicht als ‚falsch' gedeutet werden darf. Im Gegenteil – Kinder profitieren von den unterschiedlichen Umgangsformen durch Mutter und Vater.

Andere Frauen halten es für extrem egoistisch, wenn sie sich Freiräume gestatten, nur um sich selbst etwas Gutes zu tun. Das passt nicht in das eingeimpfte Bild der allseits präsenten Mutter. Sie sollten sich bewusst machen, dass man auch mit sich selbst fürsorglich umgehen kann und muss. Eine gesunde Portion an Egoismus benötigen Sie dringend, um mit den vielfältigen Anforderungen klarzukommen.

Wenn Sie ein weniger „pflegeleichtes" Kind haben oder alleinerziehend sind, brauchen Sie im besonderen Maße ein unterstützendes Umfeld, damit Sie wieder zu sich selbst finden.

Wir wissen, dass Isolation zu Depressionen führen kann und dass frau sich auch in der Zweisamkeit mit einem Kind einsam fühlen kann. Gefühle, Ängste und Sorgen werden in den eigenen vier Wänden mit eingesperrt, wenn Sie nicht von Zeit zu Zeit den Ausbruch wagen. Die Gefahr des Rückzugs ist bei Müttern mit Kleinkindern besonders ausgeprägt. Sämtliche Energien konzentrieren sich auf das Kind, frühere Kontakte haben sich im Sande verlaufen, neue lassen sich nicht so schnell aufbauen, der Mann geht arbeiten, vielleicht noch ein grauer und trister Winter, und schon schnappt die Falle zu.

Diese Erfahrung durchleben viele Frauen mehr oder weniger stark in den ersten Monaten nach der Geburt des Kindes. Für einige unter ihnen gestaltet sich die Situation wirklich vertrackt: auf dem Land, neue Nachbarn, kein Auto, schlechte Busverbindungen. Da ist guter Rat teuer. Aber auch in diesen Fällen gilt es, die Schranke der Isolation zu durchbrechen: Nehmen Sie sich einen Babysitter, oder Ihr Mann nimmt sich hin und wieder frei, laden Sie die Eltern oder alte Freunde zu sich nach Hause ein. Auch das Telefon hilft in ganz verzweifelten Momenten, wo nichts mehr zu gehen scheint. Bis sich das Leben mit einem Kleinkind eingespielt und normalisiert hat, müssen die Brücken zur Außenwelt mühsam geschlagen werden.

Die Partnerschaft pflegen

Ziel einer gut funktionierenden Partnerschaft muss die zeitweilige Etablierung gemeinsamer „Ausbrüche" sein, damit die Beziehung nicht im Alltagstrott zu ersticken droht. Der Übergang zur Elternschaft markiert eine Umbruchsituation, die alle Dimensionen des Lebens verändert. Die ständige Übermüdung, der neue Lebensrhythmus mit einem Säugling führen dazu, dass sich Liebe, Verständnis, Kommunikation in eine Sackgasse verrennen. Hinzu kommt, dass sich viele Frauen mit der Verantwortung und Pflege des Kindes alleine gelassen fühlen. Sie sind enttäuscht, weil ihr Mann die offensichtliche Belastung nicht nachvollziehen kann. In einigen Fällen sind es sicherlich berufliche Zwänge, die die verstärkte Abwesenheit des Partners bewirken. Doch nicht selten steckt dahinter auch die Auffassung, als „Brotgeber" genug des Beitrags geleistet zu haben. Wenn die Partnerschaft zu bröckeln anfängt, wenn die sichere und Halt gebende Rückendeckung ausbleibt, wird das Abgleiten in die Depression für eine Frau begünstigt. Das sollte sich jeder Partner klarmachen. Um der Entfremdung zwischen Mann und Frau entgegenzuwirken, bedarf es gemeinsamer Strategien, die einen Weg aus dem Dilemma versprechen:

Zunächst müssen Sie mit Ihrem Partner ins Gespräch kommen. Die eigenen Vorstellungen, Erwartungen und Hoffnungen im Leben mit Kleinkindern sollten – möglichst ohne gegenseitige Schuldzuweisungen – beidseitig offengelegt werden, um etwaige Missverständnisse aus dem Weg zu räumen und um das Verständnis füreinander zu fördern. Nehmen Sie sich Zeit für die Pflege Ihrer Partnerschaft. Halten Sie sich einen Abend pro Woche frei, an dem Sie sich einen Babysitter gönnen, um auszugehen. Fahren Sie auch ruhig einmal übers Wochende zusammen weg, ohne Kinder. In sehr schwierig gewordenen Beziehungen kann eine Paar-Beratung in Betracht gezogen werden.

Struktur für den Tag

Um mit den täglichen Anforderungen und um mit der depressiven Grundstimmung besser fertig zu werden, empfiehlt es sich, einen Plan für den jeweils folgenden Tag zu entwerfen. Sich kleine

Punkte im Sinne von Zielen zu setzen, hilft, den Blick nach vorne zu richten. Ein Ausgang am Tag sollte mindestens eingeplant werden, und wenn es nur ein kurzer Spaziergang um den Block ist. Wenn Sie Ängste haben, das Haus zu verlassen, rufen Sie am besten jemanden an, der Sie begleitet. Versuchen Sie auch möglichst einmal am Tag, den Kontakt zu einem Erwachsenen herzustellen, bevor Ihr Mann abends nach Hause kommt. Überlegen Sie sich am Abend zuvor, welche „Höhepunkte" angesteuert werden können, auch wenn es sich um ganz schlichte Dinge handelt: eine Zeitschrift oder ein Buch lesen, ein entspannendes Bad nehmen etc. Dem Tag eine gewisse Struktur zu verleihen gibt Halt, Sicherheit und das Gefühl von Kontrolle. Dabei sollten Sie darauf achten, den Bogen nicht zu überspannen, sonst ist die Enttäuschung groß, wenn das „Programm" nicht eingehalten werden kann.

Ähnliche Empfehlungen gelten, wenn Sie unter Konzentrationsproblemen leiden sollten, die typisch für die postpartale Phase sind. Manche Frauen haben das Gefühl, in einer dichten Nebelwand zu stecken, die sie orientierungslos und vergesslich macht. Konzentrationsschwierigkeiten haben ihre Ursache in der allgemeinen Müdigkeit, in den Anforderungen der Mutterrolle und in den Hormonschwankungen. Um den Nebel zu verscheuchen, müssen in erster Linie Phasen der Ruhe und Entspannung wie auch eine vollwertige Ernährung sichergestellt sein. Das konzentrierte Lesen wird wahrscheinlich schwerfallen. Einfache Listen, Notizen oder auch ein Kalender dienen als Hilfsmittel, die es erleichtern, sich einen Weg durch den Tag zu bahnen.

Keine Zeit für Veränderungen

Wenn es nicht unbedingt sein muss, sollten Sie in den ersten Monaten post partum einschneidende Veränderungen, die Ihr weiteres Leben bestimmen werden, vermeiden: umziehen, renovieren, ein Haus bauen, den Job wechseln, sich scheiden lassen etc. Es ist nicht der Zeitpunkt, schwerwiegende Entscheidungen zu treffen. Körper und Seele brauchen Erholung und müssen sich erst auf die veränderte Situation mit einem Neugeborenen einstellen. Alle zusätzlichen Veränderungen erhöhen die bereits vorhandene Belastung. Auch der Partner sollte sich dieser Tatsache bewusst sein und in seinem Lebensbereich anvisierte umwälzende Pläne für später aufbewahren. Seine Frau benötigt jetzt seine vollständige Unterstützung.

Hilfe annehmen lernen

Hilfe annehmen will gelernt sein. Viele Frauen (aber auch Männer) legen Hilfsgesuche als persönliches Versagen aus. Wenn der offensichtliche Grund für die physische und psychische Erschöpfung fehlt, wird die Bitte um Unterstützung zu einer scheinbar kaum zu überwindenden Hürde. Der Hilfeschrei kommt dann meistens erst kurz vor dem Zusammenbruch. Bis dahin ist schon viel Energie verschleudert worden, die durch sinnvolle Entlastung Außenstehender hätte eingespart werden können. Ganz im Gegenteil – es ist ein Zeichen von Stärke, die eigene Situation zu reflektieren, sich zu ihr zu bekennen und als Schlussfolgerung aus den Überlegungen Hilfe in Anspruch zu nehmen. Wie kann diese Hilfe aussehen?

Sie ist sowohl auf privater als auch auf öffentlicher Seite angesiedelt. Sie sollten zunächst Ihren Mann, Ihre Eltern, Ihre Geschwister, nahe stehende Verwandte, gute Freundinnen als „Stützpfeiler" einbeziehen.

Überlegen Sie sich, wer von Zeit zu Zeit das Kind betreuen kann, wer Einkäufe erledigt oder Ihnen das Kochen abnimmt. Ziel sollte es sein, Sie weitestgehend zu entlasten, damit Sie sich alsbald wieder regenerieren können.

Wenn Sie unter Depressionen leiden und diese von ärztlicher Seite attestiert worden sind, besteht per Gesetz die Möglichkeit, eine Haushaltshilfe bzw. eine Familienpflegerin als Hilfestellung zu bekommen. Die Kosten trägt in diesem Fall die Krankenkasse. Die Familienpflegerin kümmert sich um das Baby und versorgt auch den Haushalt. Dabei ist eine abnehmende zeitliche Dauer möglich (z.B. erst sechs Stunden täglich, dann vier, dann zwei Stunden). Familienpflegerinnen werden unter anderem von Sozialstationen, privaten Pflegediensten und dem Diakonischen Werk vermittelt. Auch längere Hebammenbesuche oder Hilfen durch Kinderkrankenschwestern sind möglich, wenn eine ärztliche Verordnung vorliegt.

Über allgemeine Hilfsmöglichkeiten beraten auch von staatlicher Seite die sozialen Dienste der Jugendämter. Allerdings gibt es von Bundesland zu Bundesland unterschiedliche Regelungen, nach denen man sich erkundigen muss. Jugendämter vermitteln zur Entlastung Tagesmutterplätze oder Kindergartenplätze. Wenn Erschöpfung und Depression Sie zu überwältigen drohen, sollten Sie die Unterstützung durch öffentliche Stellen ernsthaft in Erwägung ziehen. Das Gesetz hat diese Alternative geschaffen, und es ist Ihr gutes Recht, davon Gebrauch zu machen.

In manchen Fällen sind die äußeren Rahmenbedingungen so kompliziert, dass Hilfe auf privater Ebene nicht realisierbar wird. Der soziale Abstieg droht, wenn der Partner seinen Job aufgeben muss, um seine Familie zu unterstützen, weil es andere aus verschiedenen Gründen nicht leisten können. In diesen Notfällen sorgen die Jugendämter auch für eine vorübergehende Unterbringung des Kindes in einer Bereitschaftspflegefamilie, wobei der Kontakt zur Mutter aufrechterhalten bleibt.

In dieser ausweglosen Lage befand sich Martina, die nach der Geburt ihres ersten Kindes unter schweren Depressionen litt. Nach mehreren Klinikaufenthalten, wobei sie extrem negative Erfahrungen mit behandelnden Ärzten machte, entschied sie sich, wieder nach Hause zurückzukehren. Doch noch war sie außerstande, die Versorgung ihres Kindes zu gewährleisten. In ihrer Verzweiflung sah sie im Interesse des Kindes nur noch die Möglichkeit, sich an das Jugendamt zu wenden:

„Ich versuchte das Beste aus der gegebenen Situation zu machen und sie als Herausforderung zu begreifen, aber auch nunmehr Hilfe anzunehmen. Die eigentlich für mich ‚bedrohliche' Situation der ‚Abgabe' des Kindes in die Obhut des Jugendamtes und die Unterbringung in einer Pflegefamilie (‚Ich bekomme das Kind nie wieder', ‚Ich habe meine Familie und das Leben meines Mannes zerstört') nutzte ich nun doch in meinem Sinne. Schlimmer konnte es ja eh nicht werden. Der erfahrenen Pflegemutter mit drei Kindern stellte ich zum Beispiel die mich bewegenden Fragen über den praktischen Umgang mit dem Säugling und nutzte die Zeit seiner dortigen Unterbringung für Arztbesuche. Für meinen Sohn war es sicherlich das Beste, was ich für ihn tun konnte, ihn zum damaligen Zeitpunkt in Pflege zu geben, denn so bekam er die Nähe und Zuwendung, die ich ihm damals nicht geben konnte, von der Pflegefamilie. Besonders der Pflegemutter habe ich wohl am meisten zu verdanken, denn sie behandelte mich im Gegensatz zu den ‚großen Fachleuten' die ganze Zeit als gleichberechtigte Partnerin und ging auch auf meine Vorstellungen z.B. zur Ernährung des Säuglings ein. So begann mein Selbstbewusstsein wieder zu wachsen. Auch nachdem unser Sohn wieder bei uns lebte, betreute sie ihn als Tagesmutter einen Tag in der Woche, was mir die Wahrnehmung von Terminen beim weiterhin chaotischen Schichtdienstes meines Mannes ermöglichte."

2. Hilfe durch Partner, Familie und Freunde

Wie kann der Partner unterstützen?
In diesem Abschnitt wende ich mich an die Väter bzw. Partner. Auch Sie haben sich die Zeit nach der Geburt Ihres Kindes anders vorgestellt. Die ungetrübten Wonnen des Kindersegens scheinen sich nicht im erhofften Maße zu bewahrheiten. Die Welt steht plötzlich Kopf. Sie kommen abends von der Arbeit nach Hause und haben das Gefühl, entweder in ein Trauerhaus oder – drastisch formuliert – auf einen Kriegsschauplatz geraten zu sein: Tränen, Vorwürfe, verzweifelte und zornige Worte stürzen vielleicht wie eine Flutwelle auf Sie herein. Hilflos und fassungslos müssen Sie zusehen, wie sich die Persönlichkeit Ihrer Frau oder Freundin wandelt. Sie wirkt befremdend, ihre Gedanken und Gefühle haben mit Baby-Glück nichts mehr gemein. Enttäuschung, Besorgnis, Wut, Zweifel an der Richtigkeit der Entscheidung, ein Kind bekommen zu haben, Rückzug, Unterstützung, Trost, Ablehnung: Alle Reaktionen sind denkbar.

Sie haben jetzt durch die Lektüre des Buches erfahren, dass die seelische und körperliche Verfassung Ihrer Frau auf erklärbare postpartale Probleme zurückzuführen ist. Die Zeit ist gekommen, um zu handeln. Ihre Frau kann nichts für ihr Verhalten und bedarf Ihrer vollen Unterstützung und Rückendeckung. Wenn Sie die Möglichkeit haben, Urlaub zu nehmen, sollten Sie möglichst schnell darauf zurückgreifen.

Im Kapitel II sind die Unterschiede zwischen Baby-Blues, postpartaler Depression und Wochenbettpsychose erläutert worden. Wenn Sie den Verdacht haben sollten, dass Ihre Partnerin unter einer Psychose leidet (das heißt, sie kann nicht mehr klar denken, hat den Bezug zur Realität verloren oder wirkt wie „aufgedreht"), müssen Sie unbedingt sofort professionelle Hilfe suchen. Frau und Kind dürfen nicht mehr alleine zu Hause gelassen werden, die Psychose kann eine Bedrohung für beider Leben darstellen. Prompte medizinische Unterstützung ist absolut erforderlich. Das Gleiche gilt für eine schwer verlaufende postpartale Depression. Ich denke, dass Sie anhand der Reaktionen Ihrer Frau einschätzen können, ob sie fachlichen Beistand benötigt. Je größer die Anzahl der Symptome ist und je mehr diese das alltägliche Leben beeinträchtigen (z.B. Ihre Frau kommt morgens nicht aus dem Bett, läuft nur noch im Schlafanzug herum, kann sich nicht mehr richtig um das Kind kümmern, hat Schlaf- und Appetitstörungen etc.), desto dringender wird professionelle Unterstützung. Sie sollten in solchen Fällen nicht abwarten, bis sich Besserung einstellt. Je früher Sie beide Hilfe von außen suchen, desto schneller bekommen Sie die verfahrene Situation wieder in den Griff. Postpartale Reaktionsweisen sind relativ gut behandelbar, vorausgesetzt, Sie erhalten adäquate fachliche Unterstützung. Wie Sie diese bekommen, wird weiter unten ausführlich geschildert.

Wenn die Symptome Ihrer Partnerin nicht so gravierend scheinen, sie also z. B. in der Lage ist, das Kind zu versorgen, oder wenn Sie sich unsicher über den einzuschlagenden Weg fühlen, können Sie für ein bis zwei Wochen das oben vorgestellte Selbsthilfeprogramm in Angriff nehmen. Nach Ablauf dieser Zeit überprüfen Sie die Sachlage erneut: Haben sich die Beschwerden verbessert oder verschlimmert? Sind einige verschwunden? Sind andere hinzugetreten? Was sagt Ihre Partnerin selbst dazu? Wie stehen Sie zu ihren Äußerungen? Wenn Sie beide übereinstimmen, dass sich Lichtblicke auftun und eine allmähliche Besserung eingetreten ist, sollten Sie die Vorschläge zur Selbsthilfe weiterhin verfolgen, bis sich die Situation normalisiert hat. Wenn Sie der Auffassung sind, dass keinerlei Erleichterung zu verspüren ist oder dass sich die Dinge eher noch verschlimmert haben, sollten Sie die Einbeziehung von Fachleuten in Angriff nehmen.

Manchmal tun sich Paare schwer damit, einen Therapeuten aufzusuchen. Die zögerliche Haltung mag ihre Ursache darin haben, dass eine erforderliche Behandlung durch einen Psychiater oder Psychologen noch immer einer gewissen gesellschaftlichen Stigmatisierung unterliegt. Versuchen Sie, eine rationale Einstellung dazu zu gewinnen: Wenn Sie sich ein Bein brechen, gehen Sie auch zum Arzt. Was spricht also dagegen, auf angemessene Hilfe zurückzugreifen, wenn die Seele gebrochen ist – zumal auch physische Ursachen vorliegen können?

Wenn sich Ihre Frau in Behandlung begibt, sollten Sie auch in diesem Bereich eine aktive Rolle einnehmen: Begleiten Sie Ihre Frau von Zeit zu Zeit, teilen sie Ihre Beobachtungen mit, fragen Sie nach Behandlungsplänen, überwachen Sie die Einnahme von Medikamenten, falls diese erforderlich sein sollten. Der Weg aus der Krise ist oft steinig und mühsam. Sie müssen sich immer wieder vor Augen halten, dass diese Zeit vorübergehen wird. Auch wenn es manchmal Momente gibt, wo Sie sich mutlos fühlen: Die Sorge um die Partnerin, die Pflege des Kindes, der eigene Job mit seinen Verpflichtungen und Anstrengungen zerren an den strapazierten Nerven. Bitten Sie Familie und Freunde um Unterstützung. Denn auch Sie brauchen Oasen der Erholung, um die vielen Belastungen durchzustehen. Wenn Sie die Krise gemeinsam mit Ihrer Frau überwunden haben, kann Ihre Beziehung gestärkt daraus hervorgehen.

Was Familie und Freunde tun können
Die für den Ehemann dargelegten Handlungsempfehlungen lassen sich auch auf Familienmitglieder und nahe Freunde übertragen. Das hat umso mehr Gültigkeit, wenn die betroffene Frau ohne Partner lebt und allein auf sich gestellt ist.

Der Familie und den Freunden kommt insofern eine besondere Bedeutung zu, als sie eine weitere Perspektive in die Beurteilung der seelischen Verfassung der Mutter einbringen können. Manche Paare kreisen durch die bestehende Anspannung orientierungslos und hilflos um die eigene Problematik, schmoren sozusagen im eigenen Saft, wobei der Blick für praktische Erwägungen und nahe liegende Lösungen schon leicht verstellt sein kann. Frau und Mann sind mit der Situation begreiflicherweise vollkommen überfordert und benötigen dringend sowohl tatkräftige Unterstützung als auch freundliche Beratung. Wenn Sie der Familie angehören oder dem nahen Freundeskreis entstammen, sollten Sie folgende Schritte in Betracht ziehen: Nähern Sie sich der Mutter in einer direkten, aber kritikfreien Weise. Lassen Sie sie wissen, dass sie ihr Bestes in der Pflege des Babys leistet (Frauen mit postpartaler Depression sehen es meistens nicht so). Falls sie selbst Kinder haben, erzählen Sie ihr von Ihren eigenen Erfahrungen und Schwierigkeiten. Helfen Sie ihr dahingehend, sich nicht als Versagerin oder schlechte Mutter zu fühlen. Ziel soll es sein, sich gemeinsam an mögliche Lösungen heranzutasten. Überlegen Sie sich, welche Form der persönlichen Hilfe Sie anbieten können: z.B. die Mutter mit ihrem Kind bei sich aufzunehmen oder unter der Woche nach ihr zu sehen, Hausarbeiten erledigen, Essen kochen, einen Babysitter und/oder eine Haushaltshilfe einstellen.

Wenn Sie spüren, dass alle Ansinnen und gute Worte wie an einem Panzer abprallen und dass fachlicher Beistand nötig wird, lassen Sie es sie wissen und erklären Sie behutsam Ihre Überlegungen. Bei allem sollten Sie einen wachsamen Blick auf lebensbedrohliche Situationen behalten. Wenn die Mutter Ihnen gesteht, dass sie daran denkt, sich selbst oder ihrem Kind etwas anzutun, müssen Sie darauf insistieren, dass sie fachliche Unterstützung annimmt. Gewährleisten Sie, dass der Partner – möglichst durch seine Frau selbst – über suizidale Gedanken in Kenntnis gesetzt wird.

Es ist für andere nicht immer leicht, sich der depressiven Mutter zu nähern und Zugang zu ihr zu finden. Birgit Sauer, Diplom-Pädagogin aus Münster, über diese Problematik:

Die Familie einer depressiven Mutter kann entscheidend zu ihrer Heilung beitragen. Hierzu gibt es einige Verhaltensempfehlungen, wie Partner und sonstige Angehörige mit einer betroffenen Frau umgehen sollten:

1. Betroffene Frauen brauchen am dringendsten Verständnis, Geborgenheit und liebevolle Zuwendung, um aus der Depression herauszufinden. Sie benötigen emotionale Unterstützung, jemanden, der einfach da ist, zuhört und versucht, die Frau zu verstehen: Diese Hilfestellungen sind in dieser Zeit von ganz großer Bedeutung. Es ist wichtig, alle negativen Empfindungen, Gefühle und Äußerungen der betroffenen Frau ernst zu nehmen und zu akzeptieren und diese nicht zu bagatellisieren oder zu versuchen, sie ihr auszureden. Auf keinen Fall sollte von der Frau verlangt werden, dass sie immer die Selbstbeherrschung bewahrt. Weinen kann einen sehr entlastenden und befreienden Charakter haben. Auch Ratschläge, Vorwürfe und Ermahnungen, sich zusammenzunehmen, nützen der depressiven Mutter überhaupt nicht, sondern verschlimmern nur ihr Leiden, da sie zusätzliche Schuldgefühle hervorrufen und das ohnehin geringe Selbstwertgefühl weiter schwächen. Falsch sind außerdem platter Trost und triviale Aufmunterungsversuche.

2. Es darf nicht an den Willen oder die Verantwortung der Frau appelliert oder ihr vermittelt werden, sie solle sich zusammenreißen, denn wenn sie sich anders verhalten könnte, würde sie es sicherlich liebend gern tun. Man macht ihr damit nur noch mehr Druck und Schuldgefühle und vergrößert ihr Leiden. Die depressive Frau leidet wirklich, auch wenn es nach außen keine Gründe dafür zu geben scheint. Ihr Leidensdruck darf nicht in Frage gestellt werden; versucht man ihr einzureden, ihre Stimmung sei unbegründet, wird sie sich höchstens unverstanden und zurückgewiesen fühlen.

Das „Nicht-Können", die Antriebslosigkeit und Hoffnungslosigkeit, auch Gereiztheit und Vorwurfshaltungen müssen als Symptome der Krankheit gesehen werden, nicht als Schwäche der Frau!

3. Wichtig ist, immer wieder die positiven Seiten zu bestärken, im Gespräch mit der Frau ihre Fähigkeiten als Mutter und ihre sonstigen Stärken hervorzuheben, um ihr Selbstwertgefühl wieder aufzubauen. Dazu gehört auch, sie auf alles aufmerksam zu machen, was ihr gelungen ist.

4. Des Weiteren sollte der betroffenen Frau Hoffnung auf Besserung gemacht werden; die Angehörigen können ihr verdeutlichen, dass auch dieser Zustand vorübergeht und sie wissen lassen, dass sie ihr dabei beistehen wollen. Die depressive Frau braucht ihren Partner, ihre Angehörigen und Freunde jetzt mehr denn je. Deshalb sollte der Partner seiner Frau auch immer wieder die Sicherheit vermitteln, dass er sie nicht verlassen wird.

5. Zeitweise kann es angeraten sein, der Frau relevante Entscheidungen abzunehmen, eine ruhige, bestimmte und sichere Führung zu übernehmen, Arztbesuche zu organisieren und sie dorthin zu begleiten, wenn sie zu diesen Dingen nicht mehr allein in der Lage ist.

6. Eine depressive Mutter braucht aber auch praktische Unterstützung bei der Versorgung des Kindes und im Haushalt. Hier sind der Ehemann und andere Angehörige zur Mithilfe aufgefordert; sie dürfen an die kranke Frau keine überhöhten Ansprüche stellen und nicht verlangen, dass der Haushalt in dieser Zeit perfekt in Ordnung ist. Es muss zudem dafür gesorgt werden, dass die depressive Mutter ausreichend Schlaf bekommt. Bei alledem ist es wiederum wichtig, dass der betroffenen Frau nicht von anderen das Gefühl vermittelt wird, zu versagen, und dass ihr keine Schuldgefühle gemacht werden. Die Unterstützung sollte aus einer verständnisvollen und entlastenden Haltung heraus erfolgen. Im Idealfall kann die betroffene Mutter aus der Versorgung des Kindes und des Haushalts durch andere lernen, wie sie selbst die Dinge wieder in die eigenen Hände nehmen kann, ohne sich durch perfektionistische Ansprüche zu überfordern.

7. Dennoch ist es erforderlich, die Frau deutlich zu motivieren, selbst realistische Ziele und Aufgaben zu verfolgen. Eine regelmäßige, rhythmische Gliederung des Tagesablaufes ist von großer Bedeutung (aufstehen, kleinere Aufgaben verrichten, essen, zu Bett gehen). Auf jeden Fall sollte die depressive Mutter unterstützt werden, dass sie am Morgen nicht regelmäßig im Bett liegen bleibt. Dies muss aber liebevoll und ohne Vorwürfe geschehen.

8. Der Partner sowie alle anderen Personen, die mit der betroffenen Frau zu tun haben, sollten außerdem mit darauf achten, dass die Mutter Zeit zum Alleinsein hat, dass sie nicht ständig ans Haus gefesselt ist. Sie braucht Ermutigung, sich einen Babysitter zu leisten (bei finanziellen Problemen kann dies ja auch eine Nachbarin oder Großmutter sein!) sowie die Bestätigung von anderen, dass sie keine „Rabenmutter" ist, sondern dass eigene Bedürnisse und das Sorgen für sich selbst legitim und notwendig sind. Viele Frauen meinen nämlich, sie seien egoistisch, wenn sie sich selbst etwas Gutes tun. Für diese Frauen ist es hilfreich, von anderen Personen die Erlaubnis zu bekommen, dass sie auch mit sich selbst fürsorglich umgehen sollten.

9. Der Ehepartner sollte Verständnis zeigen, wenn sexuelle Bedürfnisse durch die Depression bedingt bei seiner Frau verschwinden.

10. Partner, Angehörige und Freunde sollten sich nicht entmutigen lassen, wenn sie spüren, dass die Depressive auf alles nur negativ reagiert und alle Bemühungen von außen abwertet und abwehrt. Für die depressive Frau ist es dennoch von großer Bedeutung, dass die Beziehungen nicht abgebrochen werden.

Für alle, die sich um die betroffene Frau sorgen, ist es notwendig, dass auch sie Informationen über die Erkrankung bekommen. Sie müssen die Krankheit verstehen lernen, über ihre Ursachen und Behandlungsmöglichkeiten informiert werden. Hierdurch wird ihre eigene Ohnmacht und Handlungsunsicherheit zum Teil schon verringert. Man muss schließlich auch mit berücksichtigen, wie hilflos es größtenteils die Angehörigen macht, die eigene Frau (Tochter, Schwiegertochter, Freundin etc.) leiden zu sehen, in einer völlig neuen, bedrohlichen Verfassung zu erleben und nichts dagegen tun zu können. Aufklärung darüber, was die Angehörigen in dieser Situation tun können, gibt neue Handlungsmöglichkeiten und mehr Sicherheit. Es erleichtert auch das Verstehen der Kranken und die Erkenntnis, dass die Erkrankung nicht auf deren persönlichem Versagen beruht, so dass (Schuld-)Vorwürfe, die auf Unkenntnis beruhen und die Frau zusätzlich belasten, besser vermieden werden können.

Austausch unter Müttern: Selbsthilfegruppen

„Am Ende des ersten Treffens war ich so erleichtert und befreit, weil es im Prinzip seit langer Zeit die ersten Menschen waren, die mich verstanden und nicht verurteilt haben."

„Ich konnte zum ersten Mal wirklich offen und ehrlich über meine Probleme reden – ohne Scham, ohne Angst."

„Ich war sehr überrascht, wie normal diese Frauen aussahen und dass es ihnen auch so ergeht."

„Ich fühlte mich sehr erleichtert, nicht mehr allein mit dieser Krankheit zu sein."

„Ich schöpfte endlich wieder Hoffnung, dass es einen Weg aus der Krise gab."

„Ich finde die Selbsthilfegruppen enorm wichtig, gerade in diesem Land, wo die postpartale Depression und Psychose so dermaßen tabuisiert werden."

Der unschätzbare Wert von Selbsthilfegruppen (SHG) liegt darin begründet, dass hier Frauen mit einem ähnlichen Erfahrungshintergrund zusammenkommen. Die SHG hilft, durch die Solidarität und das Verständnis der Frauen das eigene Selbstbewusstsein zu stärken und individuelle Lösungsmöglichkeiten aus der Krise zu suchen. Wie hoch bei den einzelnen Frauen der Stellenwert der SHG angesiedelt ist, zeigt sich auch im Vergleich mit herkömmlichen Therapien. In einer – noch nicht veröffentlichten – Untersuchung, die ich in 13 Selbsthilfegruppen zu postpartalen Erkrankungen durchgeführt habe und an der 52 Frauen teilnahmen, erklärten die Teilnehmerinnen fast einmütig, dass sie die SHG als gleichwertig (!) neben anderen Therapieformen erachten. Woran liegt das? Das unausgesprochene Verstehen einer ähnlich durchlebten Lebenskrise fehlt bei der professionellen Therapie. In einer SHG werden teilweise Dinge besprochen, die eine Frau noch nicht einmal ihrem Therapeuten/ihrer Therapeutin anvertrauen würde – aus Furcht vor Bewertung und Verurteilung. In dieser grenzenlosen Offenheit liegt ein immens großes Heilungspotential. Auf der anderen Seite widmet sich eine Psychotherapie stärker dem Einzelschicksal. Dies kann eine SHG nicht bieten, da nicht genügend Raum vorhanden ist, um auf jede Betroffene intensiv einzugehen. Außerdem sind häufig Medikamente vonnöten, um sozusagen erst einmal aus dem Gröbsten herauszukommen. Damit wird deutlich: Die Wege aus der Krise sind vielfältig, und Heilung wird erzielt gerade durch die Verknüpfung dieser Wege. Die Selbsthilfegruppen zu postpartalen Problemen bilden einen wesentlichen und unverzichtbaren Bestandteil des Gesundungsprozesses, wobei die Kombination mit traditionellen oder anderen Therapien wichtig bleibt. Für so manche Frau war die SHG bereits der letzte Rettungsanker, und vielen Frauen ermöglichte sie den Weg zurück in ein normales Leben. Leider gibt es unter den betroffenen Müttern immer noch große Hemmschwellen, eine SHG aufzusuchen. Die Selbsthilfegruppen-Leiterinnen berichten, dass zwar viele Frauen anrufen, aber einen persönlichen Besuch der SHG letztlich doch scheuen. Das Tabu um Mütterkrisen scheint auch hier starken Einfluss zu nehmen. Ich möchte Ihnen an dieser Stelle Mut machen, den Schritt in eine SHG zu wagen. Sie werden sehen, dass es sich um ganz tolle Frauen handelt, die eine Frage miteinander verbindet: Wie bekommen wir unsere Krise wieder in den Griff? Denn neben dem Erfahrungsaustausch bietet die SHG weitere Chancen: Sie dient der Informationsvermittlung bezüglich Literatur, Medikamenten, Therapien, Fachleuten. Hier fließen die neuesten Erkenntnisse zusammen, die sonst nicht immer so einfach zugänglich sind. Sie werden informiert und beraten, so dass Sie Ihre eigene Kompetenz hinsichtlich Ihrer Erkrankung vergrößern können. Dies wird Ihnen zu einem selbstbewussteren Umgang mit der Krankheit verhelfen, sowohl gegenüber Ihren Angehörigen als auch gegenüber Fachleuten, die oftmals noch nie von postpartalen Erkrankungen gehört haben und aus Unkenntnis völlig ineffektive Behandlungen einleiten. In Ihrer SHG erhalten Sie Rückendeckung und das erforderliche Wissen, um anders lautenden Meinungen zu begegnen. Die SHG wird Sie in Ihrem Frau-Sein und Mutter-Sein bestärken. Eine SHG kann das Problem sicherlich nicht wegzaubern, aber sie wird Ihnen immer wieder Denkanstöße vermitteln, um Ihren persönlichen Heilungsweg zu finden. Ob Ihnen eine SHG gut tut, können Sie nur durch Ausprobieren herausfinden. Natürlich kommen hier Frauen mit unterschiedlichen Betroffenheitsgraden zusammen: Die Depressionstiefe ist unterschiedlich, einige hatten auch eine Psychose. Frauen in einem hochgradig akuten Zustand finden nicht den Weg in die SHG, weil sie dazu gar nicht in der Lage sind. In solchen Fällen wären auch die Einflussmöglichkeiten einer SHG sehr begrenzt. Auch der „Stand" des Gesundungsprozesses ist verschieden: Einige sind schon (fast) über den Berg, andere stehen noch mittendrin. Diese Heterogenität kann sehr positiv sein, sie kann auch Probleme mit sich bringen. Wie es ausgelegt wird, ist unterschiedlich. Auf jeden Fall vermittelt es Hoffnung, auf Frauen zu stoßen, die schon weiter sind oder es geschafft haben. Die meisten Frauen bestätigen, dass sie fast immer seelisch gestärkt aus der Selbsthilfegruppe nach Hause gehen. Dazu sei angemerkt: Auch die SHG stellt eine Form der Therapie dar, und in jeder Therapie gibt es „Einbrüche". Das muss auch so sein, denn diese Tiefpunkte bedeuten, dass Schmerz herausgelassen wird, und insofern sind sie Teil des Heilungsprozesses, machen Heilung überhaupt erst möglich. Tränen reinigen Körper, Geist und Seele. Abschliessend möchte ich Ihnen mit auf den Weg geben: Die Selbsthilfegruppe versteht sich als Hilfe zur Selbsthilfe, und ihr unermesslicher Wert liegt in ihrem Selbstverständnis: „Einfach erzählen, ohne erklären zu müssen."

3. Professionelle Helfer

Selbsthilfe hat auch Grenzen
Obwohl Sie selbst, Ihr Partner, Ihre Familie und andere nahestehende Personen bereits sehr viel dazu beitragen können, den seelischen Engpass zu verlassen, sind der Selbsthilfe doch Grenzen gesetzt. Die Einschränkungen ergeben sich aus dem Verlauf der depressiven Verstimmung.

„Ich bin doch nicht krank", werden Sie vielleicht sagen. Was die Ursachen der postpartalen Depression anbelangt, mögen Sie wohl Recht haben. Andererseits ist es bei den Folgen, die sich daraus ergeben können, manchmal sehr schwierig zu beurteilen, ab wann ein in Unordnung geratener psychischer Zustand Krankheitswert erhält. Das hängt mit dem breitgefächerten Spektrum der postpartalen Reaktionsweisen zusammen, bei denen die Übergänge zwischen leichten, gemäßigten und schweren Formen häufig fließend sind. Frauen reagieren auf die Diagnose „Krankheit" sehr unterschiedlich. Die einen mit Zurückweisung, die anderen mit Erleichterung:

„Unsere Lage wurde dann so schlimm, dass ich mich nach drei durchwachten Nächten bereit zeigte, in eine psychiatrische Klinik zu gehen. Ich konnte nicht mehr. Zuvor hatte ich es immer wieder abgelehnt,

ärztliche Hilfe in Anspruch zu nehmen, weil ich es nicht wahrhaben wollte, dass ich krank war. Doch nun sah ich keinen Ausweg mehr. Ich fühlte mich nur noch als Belastung für meine Umwelt.

Und dabei war ich es eigentlich gewohnt, für andere da zu sein. Auch meinem Mann gegenüber hatte ich Schuldgefühle. Wie oft hatte ich ihn nachts geweckt, und er betete mit mir und segnete mich. Immer und immer wieder hat er meinen Zustand mit viel Liebe und Geduld getragen, doch jetzt musste eine Veränderung kommen. Wir einigten uns, zu einer Psychologin zu gehen, die uns empfohlen wurde. Sie stellte dann bei mir schwere endogene Depressionen fest und überwies mich umgehend an einen Nervenarzt. Dort erlebte ich dann die Erlösung.

Ein Satz genügte, um wieder Hoffnung und Lebensmut zu bekommen: ,Frau S., Sie sind kein Einzelfall, Sie sind krank!' Ich hatte das ja nie wahrhaben wollen. Ich sah mich selbst als Versager, Rabenmutter, nicht zur Hingabe fähig, egoistisch… und auf dem Wege, langsam verrückt zu werden."   *(Barbara)*

Einen depressiven Zustand als „Krankheit" zu deuten, kann durchaus hilfreich sein, weil damit ein Ernstnehmen der Problematik verknüpft ist. Bevor die Symptome eskalieren und das Leben komplett außer Kontrolle gerät, sollten Sie professionelle Hilfe ansteuern.

Folgende allgemeine Richtlinien können als Orientierung dienen, um zu entscheiden, ab wann fachliche Betreuung die beste Alternative darstellt:

– Sie haben für ungefähr zwei Wochen versucht, Ihre Lage durch Selbsthilfe zu meistern. Doch das tägliche Grau-in-Grau erfuhr keinerlei Besserung.

– Sie fühlen, dass Sie die differenzierte Perspektive eines Außenstehenden benötigen.

– Sie fürchten, sich selbst oder dem Baby etwas anzutun.

– Sie haben starke Schlafprobleme.

– Sie leiden unter Ess- und Appetitstörungen.

– Sie fühlen sich unfähig, Ihr Kind zu versorgen oder eigenen grundlegenden Bedürfnissen nachzugehen (Anziehen, Waschen, Essen).

– Sie haben manische oder psychotische Symptome (sich überdreht fühlen, Realitätsverlust, Halluzinationen, Wahnvorstellungen).

– Eine wichtige Person aus Ihrem Lebenskreis glaubt, dass Sie unbedingt Hilfe brauchen.

– Sie leiden unter Panik-Attacken oder anderen Angst-Symptomen, die die Bewältigung alltäglicher Aufgaben beeinträchtigen.

– Sie haben gravierende postpartale Umstellungssymptome (Weinen, Wut, Müdigkeit, Hoffnungslosigkeit, Niedergeschlagenheit), die Sie daran hindern, ein Leben zu führen, wie Sie es möchten.

– Sechs Wochen nach der Entbindung sind Ihre Symptome nicht behoben, sondern in gleichem Maße vorhanden bzw. schlimmer geworden.

Wenn die Warnsignale, die Seele und Körper aussenden, sich in Ihrem Leben immer störender bemerkbar machen, ist es an der Zeit, fachliche Hilfe hinzuzuziehen. Dabei ist der gute Wille ausschlaggebend, sich auf das Abenteuer Therapie einzulassen.

So finden Sie professionelle Hilfe

Frauen, die nach der Geburt eines Kindes an Depressionen leiden, sind zunächst einmal mit dem Problem konfrontiert, einen geeigneten Arzt oder Therapeuten zu finden. Das Wissen um das Auftreten der postpartalen Depression und das Verständnis ihrer komplexen Zusammenhänge hat sich in der Fachwelt bislang noch nicht entscheidend durchgesetzt. Begriffliche Verwischungen erschweren eine angemessene Diagnose: Häufig wird ganz allgemein mit dem Begriff „Wochenbettdepression" hantiert, wobei die einen damit das allgemeine Stimmungstief (Baby-Blues) bezeichnen und die anderen die Wochenbettpsychose meinen. Eine differenzierte Betrachtungsweise fehlt, die der breitgefächerten Palette postpartaler Reaktionsformen gerecht wird. Fehldiagnosen, Pauschalisierungen, einseitig orientierte Interpretationen erschweren den Weg aus der Krise. Urteile wie „Penisneid", „Probleme mit der Weiblichkeit", „Probleme in der Ehe", „psychische Anomalität" oder Kommentare wie „Im Krieg haben die Frauen ihre Kinder unter viel schwierigeren Bedingungen zur Welt gebracht" haben schon so manche Frau dazu veranlasst, fluchtartig die Praxis oder Klinik zu verlassen. Leider sind wir vor unliebsamen Überraschungen nicht geschützt. Folgende (traurige) „Anekdotensammlung" soll einen Eindruck geben, wie Frauen mit postpartalen Problemen häufig begegnet wird:

„Ungefähr zwei Wochen nach der Geburt habe ich mich zunächst meinem Frauenarzt anvertraut. Dieser erkannte jedoch den Ernst der

Lage überhaupt nicht und speiste mich mit beschwichtigenden Kommentaren ab: ‚Das sind die Heultage, das geht schon wieder vorüber.‘ Ich hatte das Gefühl, als ob er mit dieser Sache nichts zu tun haben wollte. Zur Herstellung meines alten Hormonhaushaltes verschrieb er mir sofort die Pille. Dadurch wurden meine Symptome noch schlimmer.

Ich bin im nachhinein von meinem Gynäkologen sehr enttäuscht. Er hat mich auch nicht an einen geeigneten Facharzt weitergeleitet. So gut die Vorsorge war, so schlecht war die Nachsorge. Wenn das Kind da ist, fragt keiner mehr nach dem Befinden der Mutter." (Evelyn)

„Ich war nur bei einem Nervenarzt, den ich fünf Wochen nach der Geburt aufsuchte. Dieser beschränkte seine Behandlung weitestgehend auf das Verschreiben von Medikamenten, ‚Ursachenforschung‘ wurde nicht betrieben. Ich hätte mir in den allerersten Wochen jemanden gewünscht, der einfach für mich da ist, mit dem ich reden kann." (Heidi)

„Ich selbst weigerte mich, meinen Zustand als Krankheit anzuerkennen. Ich sagte immer zu meinem Mann, das wird schon wieder. Mitte April konsultierte ich meinen Hausarzt (gleichzeitig Geburtshelfer), dieser hatte mich auch während der Schwangerschaft betreut. Ich schilderte ihm meine Symptome. Er meinte, er könne nichts für mich tun und gab mir ein paar Telefonnummern von öffentlichen Anlaufstellen. Dort rief ich auch an, aber ich erhielt immer nur die Auskunft, man könne nichts für mich tun und erhielt weitere Telefonnummern. Daraufhin fragte ich erneut meinen Hausarzt, der mir eine Neurologin vermittelte. Als ich dort anrief, war eine sehr ‚kompetente Arzthelferin‘ am Apparat. Sie eröffnete mir: ‚Sie hören sich überhaupt nicht depressiv an, ich kann Ihnen erst wieder in drei Wochen einen Termin geben, wir gehen jetzt in Urlaub.‘ Das war der Punkt, an dem ich dachte: ‚Keiner kann dir helfen, du bist verrückt, du bist nicht krank.‘ Von dem Zeitpunkt ab gab es nur noch einen Gedanken in meinem Kopf: ‚Ich will nicht mehr, ich bringe mich um.‘ (Stefanie)

„Als ich die physische und psychische Belastung nicht mehr aushielt und auch anfing, Aggressionen gegen meinen Sohn zu entwickeln, deutete ich die Symptome dem behandelnden Gynäkologen Prof. Dr. P. an. Dieser empfahl mir den Chefarzt der neurologisch-psychiatrischen Abteilung des Krankenhauses. Er unterhielt sich 20 Minuten mit mir, diagnostizierte eine komplexe Persönlichkeitsstörung und kam u. a. zu der folgenden Schlussfolgerung: ‚Insgesamt Eindruck einer unreifen, gefühlsarmen Persönlichkeit‘. Der Gynäkologe sprach in seinem Bericht von einer psychischen Verhaltens- und Anpassungsstörung. *Die Ansichten der ‚hochgeschätzten Fachleute' liegen mir deshalb in schriftlicher Form vor, da sie mir mein behandelnder Gynäkologe nach meiner Entlassung aus dem Krankenhaus in die Hand drückte. Dies lief folgendermaßen ab: Ich nahm einen Termin wahr, um mich nach der weiteren Behandlung zu erkundigen und die immer drängender werdenden psychischen Symptome sowie meine Selbstmordgedanken zu erwähnen. Hierzu kam ich nun gar nicht mehr erst, denn er teilte mir mit, er habe einen Brief vom Krankenhaus erhalten, kopierte die Schreiben und gab sie mir mit den Worten in die Hand: ‚Wollen Sie Ihren Sohn zur Adoption freigeben!' Außerdem gab er mir einen Überweisungsschein: Diagnose ‚schwere Persönlichkeitsstörung' und empfahl mir eine ihm bekannte Psychologin für Gespräche, die aber keine Kassenzulassung hatte und somit für uns gar nicht finanzierbar gewesen wäre. Dies alles führte zu meinem endgültigen ‚Fall ins Bodenlose'. Von postpartaler Depression ist nie gesprochen worden."* (Martina)

Aber es gibt auch viele hervorragende Fachleute, die als echte Partner bzw. Partnerinnen einfühlsam den Therapieprozess begleiten.

„Da mein Frauenarzt sofort den Zusammenhang Geburt – Depression erkannt hat, fühlte ich mich von ihm hundertprozentig verstanden. Er war auch jederzeit für mich, meinen Mann und meine Eltern zu sprechen. Außerdem gab er nicht auf, bis die für mich richtige Therapie gefunden war. Leider haben nach meiner jetzigen Erfahrung nur wenige Frauen und ihre Angehörigen dieses große Glück." (Franziska)

„Nachdem ich bei einer Neurologin war und einige Gespräche geführt hatte, riet diese mir zu einer Psychotherapie. Allerdings muss ich sagen, dass mir beim Gedanken daran nicht ganz wohl war. Ich konnte mir unter einer Psychotherapie nichts vorstellen. Meine Neurologin erklärte mir einiges dazu. Und weil der Wille, gesund zu werden, sehr viel größer war als meine Angst vor dieser Therapie, habe ich mich überwunden. Seit einem halben Jahr gehe ich alle 14 Tage zur Therapie, und ich habe es keineswegs bereut, damit begonnen zu haben. In dieser Therapie sehe ich für mich die einzige Chance, wieder gesund zu werden. Und was für mich sehr wichtig ist, ich habe einen sehr guten Therapeuten gefunden, zu dem ich sehr großes Vertrauen habe." (Johanna)

„Mein Gynäkologe stellte bei einem längeren Gespräch fest, dass ich ganz offensichtlich unter Wochenbettdepressionen leide. Er legte mir

eine nervenärztliche Behandlung nahe und war froh über meine Be-
reitschaft, mir helfen zu lassen. Auf meine Anfrage hin nannte er mir
Name und Adresse eines Psychiaters und Neurologen, den er mir emp-
fehlen könne. Der Psychiater bestätigte den Verdacht auf postpartale
Depression und verordnete mir ein stimmungsaufhellendes und angst-
lösendes Medikament. Der Begriff der postpartalen Depression wurde
mir nochmal erläutert, und der Arzt fügte hinzu, dass er mir ohne Pro-
bleme aus dem Stegreif zehn weitere Frauen nennen könne, die eben-
falls mit derartigen Problemen bei ihm in Behandlung seien. Als Vater
von drei Kindern könne er meine Situation gut nachempfinden. Er
empfahl mir dringend, Kontakt zu anderen Müttern zu suchen und
mir vorerst möglichst alle Arbeit außer der Pflege des Kindes von mei-
nen Eltern abnehmen zu lassen. Des Weiteren meinte er, ich stelle zu
hohe Erwartungen an mich selbst; ich solle mehr Geduld mit mir ha-
ben, mir mehr Zeit lassen.“   *(Annette)*

Damit wir die guten Fachleute nicht wie eine Stecknadel im Heu-
haufen suchen müssen und damit nach einem Fehlgriff nicht der
totale Rückzug erfolgt, möchte ich Ihnen einige Hinweise an die
Hand geben, die die Suche erleichtern sollen. Sie bilden keine
Garantie dafür, sofort an die Richtige oder den Richtigen zu geraten, doch einige Risiken lassen sich auf diese Weise eindämmen.
    Folgende Kriterien dienen als Anhaltspunkte, um eine gute
Ausgangsbasis für eine zufriedenstellende Therapie zu schaffen:
Der Therapeut oder die Therapeutin sollte im Idealfall mit der
postpartalen Depression vertraut sein. Mangelnde spezifische
Kenntnisse und Erfahrungen in diesem Bereich bewirken oft ein
mangelndes Verständnis, was negative Auswirkungen auf den
Therapieverlauf haben kann. Der Verein „Schatten & Licht – Krise
nach der Geburt" bemüht sich, Fachleute zu vermitteln, die in diesen Fragen kompetent und versiert sind. Leider gibt es noch lange
kein flächendeckendes Angebot. Wenn für Ihre nähere Umgebung
keine entsprechende Anlaufstelle vorhanden ist, müssen Sie andere Informationsquellen anzapfen. Ziel sollte es sein, einen Therapeuten ausfindig zu machen, der auch ohne weit reichende
Grundkenntnisse der Krise post partum Ihre besondere Situation
nachvollziehen und verstehen kann. Er oder sie muss bereit sein,
sich auf das unbekannte Terrain einzulassen, das Sie sich gemeinsam als gleichberechtigte Partner erarbeiten können. Um einen
verständnisvollen und aufgeschlossenen Therapeuten zu finden,

beginnen Sie Ihre Recherchen bei anderen Ihnen bekannten Fachleuten (z.B. Gynäkologe, Hausarzt, Internist, Hebamme etc.) und
fragen nach einer Empfehlung. Auch lokale Krankenhäuser, Ge-
sundheitsämter, Krankenkassen, Universitätskliniken und Organisationen für Eltern können Fachkräfte vermitteln. Sozialämter, Fa-
milienberatungsstellen, Frauenzentren, psychosoziale Beratungsstellen erteilen Auskünfte. Als weitere Ansprechpartner sind Fachverbände zu nennen, die sich mit der psychischen Gesundheit befassen. So zum Beispiel bietet der Berufsverband Deutscher Psychologen einen Patientenberatungsservice an, dem man Wünsche
und Vorstellungen über eine bestimmte Qualifikation eines Therapeuten schildern kann. Daraufhin wird eine Liste zur Auswahl
stehender Fachleute in der Nähe des Wohnortes zugestellt. Andere
Mütter, vor allem jene, die die postpartale Depression durchlebt
haben, können Empfehlungen aussprechen. (Kontaktlisten vermittelt der Verein „Schatten & Licht – Krise nach der Geburt").

Sobald Sie mehrere Namen gesammelt haben, nehmen Sie zu
diesen Fachleuten Kontakt auf, der beim ersten Mal wahrscheinlich über das Telefon hergestellt wird. Angesichts der Schwellen-
ängste ist es ganz normal, sich unbeholfen und gehemmt zu
fühlen. Legen Sie sich notfalls einen Zettel bereit, auf dem Sie
wichtige Fragen notiert haben. Denken Sie daran, dass Sie weder
einen Bußgang nach Canossa antreten noch Bittstellerin sind.
Therapie stellt eine Art Dienstleistung dar. Sie bezahlen den
Therapeuten für seinen Job (auf eigene Kosten oder auf Kran-
kenschein). Dafür können Sie eine angemessene Gegenleistung
erwarten.

Zunachst sollten einige „technische Daten" eifiagt weiden: Ausbildung, akademischer Grad, weitere Spezialisierung, Kosten und
Finanzierung der Therapie (z.B.: Wann zahlt die Kasse komplett?
Gibt es Zuschüsse? Ist das erste Vorgespräch frei?) Nach dem ersten Check-up sind weiterführende Fragen bedeutend: Hat der
Therapeut Erfahrung mit der Behandlung postpartaler Reaktionsformen? Wie werden die Schwierigkeiten in der nachgeburtlichen
Phase beurteilt? Welche Behandlungsmethodik wird zugrunde gelegt? Werden erst andere Wege versucht, bevor Medikamente zum
Einsatz kommen? Können zeitweilig der Partner oder andere Familienmitglieder an den Sitzungen teilnehmen? Dürfen Sie Ihr Baby
mitbringen?

Dieses erste Interview sollten Sie mit mehreren Fachleuten führen, um Vergleiche ziehen zu können. Vertrauen Sie Ihrer Intuition. Unter Umständen können Sie bereits an der Stimme, am Tonfall, an der Art der Antworten heraushören, ob Ihnen die Person sympathisch ist.

Fühlen Sie dem Therapeuten ruhig auf den Zahn. Schließlich würden Sie auch nie eine Tagesmutter oder einen fremden Babysitter engagieren, ohne sich vorher ein Bild zu machen, oder?

Frauen, deren Depression schon weiter fortgeschritten ist, sehen sich außerstande, selbst die Suche nach einem geeigneten Therapeuten in Angriff zu nehmen. In diesen Fällen obliegt dann die Initiative dem Partner, den Familienangehörigen oder Freunden.

Die verschiedenen Telefonate sind beendet. Sie treffen nun eine weitere engere Auswahl. Die endgültige Entscheidung sollte gefällt werden, wenn Sie ein erstes persönliches Gespräch geführt haben.

Eine Therapie hat nur dann Aussicht auf Erfolg, wenn die Beziehung zum Therapeuten stimmig ist und eine Vertrauensbasis besteht. Nachdem Sie ein Vorgespräch mit einem Therapeuten geführt haben, gehen Sie nach Hause und überlegen in Ruhe: Fühlten Sie sich verstanden, ernst genommen, akzeptiert? Sind Ihre Fragen klar und deutlich beantwortet worden? Glauben Sie, dass Sie mit dem Therapeuten über alles frei reden können? Wie war die Reaktion, als Sie sich mit einigen Vorschlägen in puncto Behandlung nicht einverstanden erklärten? Welchen Stellenwert hat der Therapeut der postpartalen Depression zugeschrieben? Wurde beschwichtigt, verharmlost? Horchen Sie auf Ihre innere Stimme. Sie wird Ihnen sagen, welchen Eindruck insgesamt das Vorgespräch hinterlassen hat. Wenn Sie noch keine endgültige Entscheidung treffen können, besteht auch die Möglichkeit, zunächst nur wenige Sitzungen zu vereinbaren, um den Therapeuten einer genaueren Überprüfung zu unterziehen.

Viele Frauen haben negative Erfahrungen gemacht mit Therapeuten, die ihre postpartalen Probleme nicht verstanden haben. Solche Vertreter bewirken, dass sich ihre Patientinnen noch schlechter fühlen. Wenn Ihr Therapeut hauptsächlich über Ihre Kindheit, Ihre Eltern oder Ihre Träume sprechen will und Sie das Gefühl haben, dass Ihnen das nichts bringt, sollten Sie sich schleunigst woanders Hilfe suchen.

Es ist wichtiger, sich den unmittelbaren Belangen und Schwierigkeiten zuzuwenden, wie z.B. Schlafmangel oder Panikattacken,
bevor in der Vergangenheit gegraben wird. Für die meisten Frauen,
die unter der postpartalen Depression leiden, scheint eine Herangehensweise, die im Hier und Jetzt liegt, am wirkungsvollsten zu
sein. Die Lösung der gegenwärtigen alltäglichen Sorgen, Ängste,
Probleme, die für die postpartale Phase charakteristisch sind,
sollte absolute Priorität haben. Es sei denn, Sie haben ein dringen-
des Bedürfnis, frühere Konflikte aufzuarbeiten. Oder der Therapeut erkennt im weiteren Verlauf, dass es wichtig ist, auf verbor-
gene Seelengeheimnisse einzugehen. Der Rückgriff auf die vergan-
gene Biographie sollte aber möglichst erst dann erfolgen, wenn
sich Ihr psychischer Zustand stabilisiert hat. Ansonsten kann die
Aufarbeitung vergangener Konfliktherde eine zusätzliche Belastung darstellen.

Der Therapieverlauf

Sie haben nach den anfänglichen Sitzungen eine Vorstellung davon
gewonnen, wie Ihr Therapeut Ihre Situation einschätzt und welcher
Therapie-Plan Anwendung finden wird. Äußern Sie sich dahinge-
hend, welchen Teilen der Behandlung Sie zustimmen und welche
Sie ablehnen. In Ihrem Leben besteht bereits genug Chaos, so dass
Sie nicht einer zusätzlichen Belastung durch eine ungewünschte
Therapie ausgesetzt sein sollten. Diskutieren Sie gemeinsam das
Für und Wider bestimmter anzuwendender Methoden.

Eine Therapie durchläuft immer mehrere Phasen, in denen Sie
Wechselbäder der Gefühle durchleben. Hochstimmungen, Abstür-
ze und Durststrecken lösen sich gegenseitig ab. Der Blick auf negative Bereiche kann manchmal schmerzvoll sein. Das darf natürlich nicht so verstanden werden, dass Sie nur noch seelisch ge-
schunden und zermartert aus Ihren Sitzungen nach Hause kommen, um irgendwann als Fernziel Heilung zu erhoffen. Wenn Sie
nach einiger Zeit das Gefühl haben, dass der Therapeut ständig
den moralischen Zeigefinger hebt und sich Ihr seelisches Befinden gar verschlechtert, müssen Sie die Behandlung abbrechen und
sich erneut nach einer Alternative umsehen. (Die Krankenkassen
gestehen übrigens ihren Patienten meistens zwei Fehlversuche pro
Quartal zu, solange sie spätestens nach der fünften Sitzung aus
der Behandlung aussteigen.)

Eine Therapie braucht Zeit. Die einen benötigen mehr, die anderen weniger. Halten Sie Ihre Erwartungen und Ziele auf einem realistischen Niveau, der Therapeut ist kein Wunderheiler. Auch das Ende einer Therapie ist Teil des therapeutischen Prozesses. Sie werden irgendwann selbst merken, ob Sie weiterhin eine seelische Stütze benötigen. Es ist ganz normal, einen gewissen Verlust zu verspüren, da eine wichtige Bezugsperson plötzlich fehlt. Doch das wird nur ein kurzfristiger Moment sein. Die Erleichterung, die Krise bewältigt zu haben, wird die Oberhand gewinnen.

Therapieformen

Viele Wege führen nach Rom. Wenn Sie eine Therapie machen möchten, wird sich die Frage nach einer passenden Therapieform stellen. Das ist angesichts des breit gefächerten Angebots auch nicht einfach. Jeder Therapeut kommt aus einer anderen „Schule". Wobei es nicht zwangsläufig so sein muss, dass sich ein Therapeut nur stur nach der Methode aus dem Lehrbuch richtet. Oft werden verschiedene Methoden miteinander kombiniert. Eine bestimmte Therapieform läss sich nicht ohne weiteres jeder Frau überstülpen. Sie erhält erst dann ihre Berechtigung, wenn sie zum Erfolg führt. Da Sie kaum in der Lage sein werden, verschiedene Herangehensweisen auszuprobieren, ist es ratsam, sich ein wenig nach persönlichen Vorlieben zu orientieren. In vielen Therapieformen wird vor allem das Medium Sprache benutzt, um sich mitzuteilen. In anderen stehen wiederum Bewegung und Tanz im Vordergrund, und schließlich gibt es Methoden, bei denen Rollenspiele oder kreatives Arbeiten den Schwerpunkt bilden.

Einige Frauen haben auch gute Erfahrungen mit der Familienaufstellung nach Hellinger gemacht.

Letztendlich hängt die Wahl einer Methode davon ab, in welchem Stadium der depressiven Entwicklung sich eine Frau befindet. Die Depressionstiefe und jeweilige Lebenssituation müssen berücksichtigt werden. Bei einer behandlungsbedürftigen Depression kann eine Psychotherapie, die auch als „Gesprächstherapie" bezeichnet wird, sehr wirksam sein. Dabei gibt es eine Unzahl verschiedener psychotherapeutischer Verfahren, die alle einen anderen Namen tragen. Diverse Handbücher verschaffen einen guten Überblick über die vielfältigen Therapie-Verfahren.

Manchmal reichen Psychotherapien alleine nicht aus, um die postpartalen Probleme in den Griff zu bekommen. In diesen Fällen werden Medikamente benötigt, um Körper und Geist wieder einzubalancieren. Davon soll im nächsten Abschnitt die Rede sein.

Medikamente in der postpartalen Krise

Frauen, die an der postpartalen Depression leiden, stehen der Einnahme von Medikamenten bzw. Psychopharmaka gespalten gegenüber. Die einen lehnen sie komplett ab, die anderen greifen darauf als vorübergehendes „Hilfsmittel" zurück. Die Ablehnung von Medikamenten resultiert aus Ängsten, die auf Nebenwirkungen, Abhängigkeit und Einflüsse auf das Stillen zielen. Die damit verbundenen Fragen sollen im Folgenden geklärt werden.

Wenden wir uns zunächst den Gründen zu, warum die Verordnung von Arzneimitteln in einigen Fällen hilfreich sein kann. Im Kapitel III wurde erläutert, dass die nachgeburtlichen Umstellungsschwierigkeiten durch eine Kombination von Faktoren ausgelöst werden, die sowohl psychischer als auch biologischer Natur sind. Eine medikamentöse Behandlung kann sehr effektiv sein, da sie die Frau in der postpartalen Phase dazu befähigt, sich schneller besser zu fühlen, vor allem dann, wenn biochemische Ursachen vorliegen.

Manche Frauen lehnen Medikamente auch deswegen ab, weil sie darin ein Zeichen von Schwäche sehen. Aber in einigen Fällen können Arzneimittel schlichtweg lebensrettend sein. Sie müssen sich klarmachen, dass es sich bei der Behandlung von Depressionen oder Psychosen mittels Psychopharmaka um eine bestimmte Form der medizinischen Therapie handelt. Es gibt viele Menschen, die zum Beispiel aufgrund von Schilddrüsendysfunktion, Diabetes, Bluthochdruck, Arthritis, Herzproblemen vielleicht ihr ganzes Leben auf die Einnahme von medizinischen Präparaten angewiesen sind. Niemand diskreditiert sie, niemand greift sie an. Aber sobald unser Geist, unser Gehirn durch chemische Prozesse in Mitleidenschaft gezogen wird, sieht die Sache schon ganz anders aus. Viele neigen dazu, in depressiven oder psychotischen Zuständen auf das Wesentliche im Menschen zu schließen und damit zugleich an ganz spezielle Gründe der Erkrankung zu denken. Es kann nicht oft genug betont werden, dass eine Depression kein Ausdruck schwachen Willens ist, sondern dass die Depression selbst dafür verantwortlich ist, wenn wir uns schwach, unfähig, schuldig fühlen. Jene Ursachen der postpartalen Depression, die biologischen Ursprungs sind, sind teilweise nur mit Arzneimitteln behebbar. Damit Sie mich nicht missverstehen: Es soll hier kein leichtfertiger Umgang mit Psychopharmaka propagiert werden. Ihre Anwendung verlangt eine genaueste Überprüfung. Ärzte, die entsprechende Präparate verschreiben, müssen viele Bedingungsfaktoren berücksichtigen: Krankengeschichte, Schweregrad der Depression, ein eventuelles Suizidrisiko, berufliche und soziale Beeinträchtigungen, Alter der betroffenen Person, Kooperationsbereitschaft der Patienten. Eine Behandlung mit Psychopharmaka bedeutet nicht, die sozialen und persönlichen Probleme einer Frau auszublenden. Es geht schlichtweg darum, eine rationale und unmittelbare Übergangslösung zu finden, weil die Mutter in der Zwischenzeit mit ihrem Baby zurechtkommen muss. Die Einnahme von Medikamenten kann für einen bestimmten Zeitraum sehr wichtig und sinnvoll sein, da dadurch die Selbstheilungskräfte stimuliert werden können, die bei der Bewältigung der postpartalen Probleme dringend vonnöten sind. Eine medikamentöse Therapie empfiehlt sich nicht zuletzt auch deswegen, weil alle anderen Methoden etwas längere Zeit in Anspruch nehmen und jede Abkürzung der depressiven Phase für die Mutter-Kind-Beziehung erstrebenswert ist. Medikamente sind keine Wunderpillen, sie machen aber manches ein wenig besser.

Die Behandlung durch Psychopharmaka bedeutet nicht, der Psychotherapie eine Absage zu erteilen. Es geht nicht um eine Entweder/Oder-Entscheidung. Ein „integriertes Therapiekonzept" ist gerade bei der postpartalen Depression anzuwenden: Wenn die Einnahme von Medikamente angezeigt ist, bedarf es gleichzeitig der Psychotherapie und eventuell anderer Begleittherapien. Angenommen, das biochemische Ungleichgewicht im Gehirn ist unter anderem durch seelische Stressfaktoren bedingt. Dann mögen zwar Medikamente eine kurzfristige Hilfe darstellen, aber sie beseitigen nicht die Ursache, die weiterhin wirksam ist. Es kann ein Teufelskreis entstehen.

Es gibt einige Symptome, die besonders gut auf Medikation ansprechen scheinen: Schlafstörungen, Müdigkeit, Ruhelosigkeit, Panikattacken, Stimmungsschwankungen, Veränderungen im Appetit, sexuelles Desinteresse, Zwangsgedanken, psychotische Symptome, Konzentrationsschwierigkeiten und Vergesslichkeit. Viele dieser Symptome können manchmal mit biochemischen Störungen in Zusammenhang gebracht werden, was ihr Ansprechen auf Medikamente erklärt. Daneben gibt es einige postpartale Reaktionsweisen, für die eine medikamentöse Therapie absolut unvermeidbar ist. Als Erstes ist die Wochenbettpsychose zu nennen. Wenn eine Person psychotisch reagiert (Halluzinationen, Wahnvorstellungen, andere Realitätsverluste), liegt eine klare biochemische Ursache für ihre Symptomatik vor. Die Gabe von Medikamenten erlaubt keinerlei Aufschub, um das Leben von Mutter und Kind nicht zu gefährden. Ähnliches gilt für die postpartale Manie. Auch hier ist von einer veränderten biochemischen Grundlage auszugehen, die die Symptome hervorruft, wie extreme Unruhe, geringes Schlafbedürfnis, der Drang, ständig neue Aufgaben in Angriff zu nehmen, ohne je eine zu Ende zu führen. Frauen mit psychotischen und/oder manischen Symptomen brauchen dringen medizinische Hilfe. Auch bei schweren postpartalen Depressionsformen, wo z.B. Suizidgedanken auftauchen, kommt frau nicht an der Einnahme von Medikamenten vorbei. Die Professoren Greist und Jefferson verweisen auf Untersuchungen, die ergaben, dass „eine Kombination von medikamentöser und psychotherapeutischer Behandlung bei Depressionen mittlerer Ausprägung eine bessere Wirkung erzielt als jede dieser Behandlungsmethoden für sich allein."[20]

Wenn eine medikamentöse Behandlung in Betracht kommt, richtet sich die Wahl der Arzneien nach der Symptomatik. Bei Depressionen werden vorrangig zwei Hauptgruppen von antidepressiven Medikamenten eingesetzt: die sogenannten trizyklischen Antidepressiva und die MAO-Hemmer (Monoaminoxidasehemmer). Die Frage, auf welche der beiden Gruppen Frauen mit postpartaler Depression besser ansprechen, ist noch nicht ganz geklärt. Untersuchungen dazu sind im Gange. Fachleute, die die postpartale Depression als atypisch einstufen, weil sie sich in ihrem Erscheinungsbild von den klassischen Depressionsformen abhebt, ziehen meist die MAO-Blocker den trizyklischen Antidepressiva vor. Sie sehen den Vorteil darin, dass sie nicht müde machen (die Müdigkeit ist ein Grundproblem bei Frauen mit PPD), wie dies bei den anderen Antidepressiva der Fall sein kann, und dass die Wirkung schon nach vier bis sechs Tagen eintritt (bei Antidepressiva erst nach zwei Wochen). Trotz ihrer guten Wirksamkeit ist bei der Einnahme von MAO-Hemmern Vorsicht geboten, da für die Dauer der Behandlung auf bestimmte Nahrungsmittel strikt verzichtet werden muss. Außerdem dürfen sie nicht in Verbindung mit Antidepressiva eingenommen werden.

Entgegen allen Vorurteilen und Gerüchten machen Antidepressiva nicht süchtig. Es sind keine Drogen oder Aufputschmittel.

Das größere Problem bei Antidepressiva liegt in ihren Nebenwirkungen. Wenn Medikamente unumgänglich sind, ist es leider so, dass einige Nebenwirkungen in Kauf genommen werden müssen. Oft lassen diese auch etwas nach, wenn sich der Körper daran gewöhnt hat. Als Grundprinzip eines jeden guten Arztes sollte gelten, den Nutzen so groß wie möglich und den Schaden so gering wie möglich zu halten.

Die Gefahr einer Abhängigkeitsentwicklung besteht bei Tranquilizern (Beruhigungsmittel) und Hypnotika (Schlafmittel). Ihre Anwendung ist von Fall zu Fall zu überprüfen.

Wenn Medikamente nicht wirken, können eine nicht ausreichende Dosierung oder eine zu kurzfristige Behandlung die Ursachen für das Misslingen sein. Oft dauert es auch einige Wochen, bevor eine bemerkenswerte Besserung erzielt wird. Da die Wirkungsweise eines bestimmten Medikaments nicht im Vorfeld hundertprozentig abgecheckt werden kann (jeder Organismus reagiert anders), ist manchmal ein Probieren nicht zu vermeiden. Häufig ist für die Bekämpfung postpartaler Symptome eine Kombination bestimmter Präparate sehr effektiv.

Zur Frage der Medikamente gilt im allgemeinen, dass sie nicht die Antwort für jede Mutter darstellen. Sie beseitigen nicht die Notwendigkeit, Veränderungen im Leben zu treffen. Wenn nicht ein absolutes „Muss" für eine medikamentöse Therapie vorliegt (wie z.B. bei schweren Depressionen und Psychosen), sollte die Gabe von Medikamenten in Zusammenarbeit mit dem Arzt sorgfältig überlegt werden. Viele Fachleute greifen zu schnell zu diesem Mittel, ohne vorher andere Wege versucht zu haben. Oder sie vernachlässigen neben der Verordnung von Psychopharmaka die seelische Unterstützung.

Medikamente und Stillen

Grundsätzlich gilt: Das Stillen ist mit vielen Medikamenten nicht vereinbar. Das Kind trinkt mit. Rückstände von Psychopharmaka gelangen in mehr oder weniger hoher Konzentration in die Muttermilch. Bevor Sie zu Medikamenten übergehen, sollten alternative Behandlungsmethoden in Betracht gezogen werden. Denn die Gabe von Medikamenten bedeutet in den meisten Fällen, dass Sie abstillen müssen. Das Stillen ist für Mutter und Kind aus biologischen und psychologischen Gründen wichtig. Andererseits können Medikamente zu einer schnelleren Genesung beitragen. Beide Tatsachen müssen sorgfältig gegeneinander aufgewogen werden. Medikamente sollten nur dann genommen werden, wenn es der einzige Ausweg oder der Weisheit letzter Schluss ist. Die Entscheidung zwischen Medikamenten und Abstillen darf nicht übereilt getroffen werden. Das Für und Wider muss mit den behandelnden Fachleuten wie auch mit dem Partner sorgfältig diskutiert werden.

In den letzten Jahren haben neuere Untersuchungen ergeben, dass *einige* Psychopharmaka auch während des Stillens verabreicht werden können. Viel versprechende Resultate konnten bereits erzielt werden. Die Marcé-Gesellschaft hat eine breit angelegte Studie in Gang gesetzt über die Verträglichkeit bestimmter Medikamente mit dem Stillen. Dabei wird darauf hingewiesen, dass eine phasenweise Kontrolle der Muttermilch wie auch kontrollierende Bluttests beim Kind als Vorsichtsmaßnahmen absolut erforderlich sind. Die Entscheidung für ein „Sowohl-als-auch" (Stillen und Medikamente) ist keine leichte, zumal erst seit 1989 Untersuchungen über ihre Vereinbarkeit laufen und Langzeit-Prognosen bezüglich der Auswirkungen noch fehlen.

Trotzdem sollte die Gabe von Medikamenten während des Stillens von Fall zu Fall in Betracht gezogen werden. Wenn eine Mutter Medikamente benötigt und ihr zum vorzeitigen Abstillen geraten wird, kann sich eine Depression unter Umständen noch verschlimmern, weil das frühe Abstillen schwere Schuldgefühle hervorrufen kann. In seiner Untersuchung über die Mutter-Kind-Behandlung in der Psychiatrie schildert Dr. Hans-Peter Hartmann den Fall einer Frau mit psychotischem Krankheitsbild, die unter zunehmenden wahnhaften Vergiftungs- und Versagensängsten sowie Schuldgefühlen litt. Das nach einer notwendig gewordenen Medikamentengabe erfolgte Abstillen bestätigte die Mutter noch darin, dass sie nichts Gutes zu geben vermag. „Um solchen Entwicklungen wie hier beschrieben vorzubeugen, ist es wichtig zu betonen, dass mit üblichen Psychopharmaka für die verschiedensten Krankheitsbilder eine rationale Therapie möglich ist, ohne zum Abstillen raten zu müssen", äußert sich Hartmann.[21]

Die Hormonbehandlung

Wie oben im Kapitel II bereits erläutert worden ist, ist das besondere Kennzeichen der postpartalen Depression die Beteiligung hormoneller Faktoren. Hierin unterscheidet sie sich von den klassischen Depressionen, die zu anderen Lebenszeiten auftreten, abgesehen von depressiven Zuständen, die mit der Pubertät und Menopause zusammenhängen. Die Pubertät, die Geburt eines Kindes und das Klimakterium (Wechseljahre) sind Zeiten einer enormen psychologischen, sozialen und physiologischen Umwälzung, in denen Frauen besonders anfällig für Zusammenbrüche und Depressionen sind. Daneben bildet das Prämenstruum eine kontinuierliche Linie zwischen Pubertät und Menopause. Viele Frauen leiden am prämenstruellen Syndrom. Insgesamt kommt man nicht umhin, in den für Frauen kritischen Phasen eine Beteiligung hormoneller Mechanismen zugrundezulegen.

In der Frage der Behandlung der postpartalen Depression existiert eine große Kontroverse um Hormongaben, insbesondere Progesteron und Östrogen. Dr. Katharina Dalton aus England gilt als führende Kapazität in der Anwendung von Progesteron sowohl beim prämenstruellen Syndrom als auch bei der postpartalen Depression. Die Endokrinologin ist davon überzeugt, dass die PPD durch die Anpassungsprobleme einiger Frauen an den rapiden Abfall von Progesteron nach der Entbindung hervorgerufen wird. Aus diesem Grund könne die postpartale Depression sehr wirksam mit Progesteron behandelt werden, um den drastischen Absturz von Progesteron nach der Niederkunft aufzufangen.

Es muss an dieser Stelle ausdrücklich betont werden, dass Dr. Dalton jenes Progesteron verwendet, welches ein *natürliches* Hormon ist (aus der Yamswurzel gewonnen) und sich in seiner Wirkungsweise von Progestogenen unterscheidet, die *synthetische* Hormone sind. Dieser bedeutsame Unterschied wird von vielen Ärzten nicht richtig wahrgenommen. Obwohl Dr. Dalton mit ihrer Behandlungspraxis eindeutige Erfolge erzielt, hat sich diese Methode noch nicht durchgesetzt. In diesem Zusammenhang weisen z. B. Dunnewold und Sanford daraufhin, dass – wie sie beobachten konnten – zahlreiche Frauen von der Progesteron-Therapie profitierten. Eine Anwendung von Fall zu Fall müsse in Betracht gezogen werden.[22]

In Deutschland ist die Progesteron-Therapie kaum bekannt. Frauen, die gerne auf diese Möglichkeit zurückgreifen möchten, sehen sich vielen Widerständen ärztlicherseits ausgesetzt. Dabei sind die Vorteile einer Progesteron-Behandlung nicht zu übersehen: Sie beeinträchtigt vor allem nicht das Stillen, es treten keine gravierenden Nebenwirkungen auf und es kommt zu keiner Wechselwirkung mit anderen Medikamenten. In einigen Fällen sind jedoch Unverträglichkeitsreaktionen beobachtet worden. Gerade die Tatsache, dass das natürliche Progesteron keinen Einfluss auf das Stillen hat, sollte seine Bedeutung im Rahmen einer Behandlung von PPD für die Zukunft unterstreichen. Aber auch hier gilt: Hormone sind nicht die Antwort für jede Frau, wenn die Depression bereits ausgebrochen ist. Es muss individuell geklärt werden, ob eine Behandlung mit Progesteron im nachhinein sinnvoll erscheint. Aber um das überhaupt leisten zu können, sollte bei Frauen mit PPD die Überprüfung des Hormon-Status zur ärztlichen Routine gehören. Der Schwerpunkt der Progesteron-Therapie von Dalton liegt eindeutig in der Prävention. Eine vorbeugende Progesteron-Gabe ist wesentlich effektiver und greift schneller (Näheres dazu S. 178).

Fachleute empfehlen, während einer bestehenden Depression auf die Pille zu verzichten, da das darin enthaltene *synthetische* Progesteron Depressionen sowohl hervorrufen als auch verstärken kann. Das kann unter anderem auch der Grund dafür sein, warum Frauen, die am prämenstruellen Syndrom leiden, durch die Pille depressiv, reizbar und lethargisch werden.

In den letzten Jahren gibt es Untersuchungen in England und in den USA, die die Anwendbarkeit von Östrogen überprüfen. Hier sind bereits einige vielversprechende Resultate erzielt worden, die zukunftsweisend sein könnten.

Was kann die Naturheilkunde leisten?
Im Kapitel III wurde beschrieben, dass nicht allein ein bestimmter Mangel an Hormonen die Psyche beeinflusst, sondern auch bereits hormonelle Schwankungen bzw. Funktionsstörungen. Es stellt

167

sich jetzt für Sie die Frage, wie Sie herausfinden können, ob eine derartige Funktionsstörung vorliegt und auf welche Weise sie sich behandeln lässt. Was die Naturheilkunde insgesamt zu leisten vermag, erläutert Marie-Elisabeth Fritze, Heilpraktikerin in Hamburg:

Eine hervorragende Methode zur Früherkennung funktioneller Störungen ist die Elektroakupunkturdiagnose nach Dr. Voll, kurz EAV genannt, sowie auch alle anderen aus ihr hervorgegangenen Hautwiderstandsmessungen. Die Fachverbände der Heilpraktiker geben Auskunft darüber, wer wo mit diesen Verfahren arbeitet.

Aufgabe der Naturheilkunde ist es, Impulse zur Selbstregulation, zur Selbstheilung zu vermitteln. Wenn Sie einen Naturheilkundler aufsuchen, werden Sie feststellen, dass ihn neben ihren akuten Beschwerden auch eine Gesamtschau ihrer physischen und psychischen Verfassung interessiert. Da die Naturheilkunde Menschen als eine körperlich-geistig-seelische Einheit begreift, versteht sie auch jedwede Befindlichkeitsstörung als ein den Menschen in seiner Ganzheit betreffendes Geschehen.

Zur Behandlung postpartaler Depressionen stehen viele homöopathische und pflanzliche Mittel zur Verfügung, die auf Hormonsystem und auch auf psychische Verstimmungszustände einwirken und sich gut miteinander kombinieren lassen. Die bekanntesten sind sicherlich „Agnus castus" sowie „Cimicifuga" zur Regulierung hormoneller Störungen und „Johanniskraut" als Antidepressivum. Aber wenn Sie früher z.B. Zyklusstörungen mit einem dieser Präparate erfolgreich behandelt haben, zur Therapie postpartaler Depressionen reicht das nicht aus. PPD erfordert ein breit gefächertes, komplexes, sehr individuelles Programm, das über einen längeren Zeitraum durchgezogen werden muss. Hormonelle Schwankungen im Zusammenhang mit postpartalen Depressionen sind hartnäckig und neigen zu Rückfällen, wenn die Therapie zu früh abgebrochen wird.

Für manche Frauen ist vorübergehende Hormonsubstitution der schnellste und beste Weg aus der Krise. Naturheilkundliche Begleitbehandlung verbessert das Ergebnis und beschleunigt den Prozess.

Antidepressiva lassen sich im Allgemeinen mit Homöopathika und Phytotherapeutika gut kombinieren. Wenn sehr stark dämpfende Mittel verabreicht werden, kann Naturheilkunde zunächst einmal nur die Nebenwirkungen auffangen. Leichtere Depressionen können auf den Einsatz von Antidepressiva ganz verzichten. Auch naturheilkundlich stehen viele psychisch wirksame Substanzen zur Verfügung.

Die Vitamine des B-Komplexes, Vitamin C und E, Provitamin A, die Mineralien Magnesium, Selen und Zink haben sich als hilfreich erwiesen. Psychisch wirken sie Erschöpfungszuständen entgegen, organisch stützen sie das weibliche Hormonsystem. Eine gelegentliche Calciumtablette tut stillenden Müttern gut.

Postpartale Depressionen haben einen wellenförmigen Verlauf. Es geht auf und ab, hoch und runter, und das ist für diese Erkrankung normal. Allmählich werden die guten Tage häufiger und fühlen sich immer besser und richtiger an, die schlechten Tage verlieren ihre emotionale Intensität und werden erträglich. Schlechte Tage sind keine Rückfälle. Postpartale Depressionen sind einfach so.

Bitte freuen Sie sich über gute Tage und vergessen an den schlechten nicht, dass es wieder besser wird. Denn es wird wieder besser. Und eines Tages ist es wirklich vorbei.

Für die Behandlung von Depressionen stehen zur Zeit Vitamin B6-Gaben als Begleitmittel zur Diskussion. Dieses Vitamin spielt bei der Synthese der Neurotransmitter eine große Rolle und wirkt einem Mangel bei der Serotoninaufnahme entgegen. Allerdings gibt es noch keine eindeutigen Forschungsergebnisse. In einigen Fällen kann ein Vitamin B6-Mangel bei der Entstehung von Depressionen beteiligt sein, und zwar besonders bei Frauen, die die Pille nehmen. Auch ein Vitamin B12-Mangel, der eine schwere Blutarmut verursachen kann, könnte bei der Depression eine Rolle spielen.

Manche Fachleute empfehlen die Einnahme von Vitamin B6 als milde Variante, wenn die Depression hauptsächlich vor und während der Menstruation auftritt. Auch die Kava-Kava Pflanze hat von sich reden gemacht in der letzten Zeit. Sie wird vornehmlich als pflanzliches Therapeutikum gegen Ängste eingesetzt.

Die stationäre Mutter-Kind-Aufnahme

Wenn Frauen nach der Geburt eines Kindes unter sehr schweren Depressionen oder Psychosen leiden, ist oftmals ein Aufenthalt in einer psychiatrischen Klinik nicht zu umgehen. Die klinische Unterbringung ist dann angezeigt, wenn Frauen Selbstmordabsichten oder Infantizidgedanken haben oder wenn sie sich nicht in der Lage fühlen, das Kind zu versorgen. Eine Rund-Um-die-Uhr-Betreuung bzw. Überwachung ist häufig zu Hause nicht möglich.

Im besten Fall bietet die psychiatrische Klinik den Schutzraum, der eine Atempause ermöglicht, um nachzudenken. Im schlimmsten Fall ist es eine Erfahrung, die zutiefst erschreckt und das Leiden vertieft. Das steht und fällt mit den Bezugspersonen (behandelnde Ärzte, Pflegepersonal).

Wenn eine Frau stationär aufgenommen werden muss, weil keine andere Alternative besteht, bedeutet das meist gleichzeitig die Trennung von Mutter und Kind – zumindest in Deutschland.

„Der Neurologe wollte mich sofort in die geschlossene Abteilung des Bezirkskrankenhauses L. einliefern, da ich auf seine Frage, ob ich an Selbstmord denken würde, antwortete, dass diese Selbstmordgedanken der Grund seien, weshalb ich bei ihm sei und Hilfe wünsche. Er meinte, ich müsse für ca. drei Monate ins Krankenhaus. Auf meine Frage, was dann mit meinem Kind werden solle, meinte er, dass mein Mann ja zu Hause bleiben könne. Ich erwiderte, dass mein Mann unseren Unterhalt verdiene, und dass das unter keinen Umständen klappen könne. Außerdem sei ich zu ihm gekommen, um eine Möglichkeit zu finden, meine Probleme zu lösen und nicht, um neue zu bekommen. Das interessierte ihn aber wohl weniger." (Michaela)

Um solchen Entwicklungen vorzubeugen, stellt das „Rooming-In" von Mutter und Kind in psychiatrischen Kliniken eine gute Variante dar. Leider ist das in Deutschland zur Zeit nur begrenzt möglich.

Dr. H.-P. Hartmann äußert sich zu diesem Sachverhalt in seiner Studie folgendermaßen:

„Es mangelt in Deutschland insbesondere an Möglichkeiten zur Durchführung von Mutter-Säuglingstherapien. Eine wichtige Voraussetzung solcher Behandlungen ist die stationäre gemeinsame Aufnahme von Mutter und Kind in psychiatrischen (aber auch psychotherapeutischen oder psychosomatischen) Kliniken. Während in England (Cassel Hospital London) bereits 1948 solche gemeinsamen Behandlungen ermöglicht wurden, findet sich im deutschen Sprachraum hierzu lediglich eine einzige Publikation von Hartmann, auch als Hinweis auf die geringe Verbreitung und den großen Widerstand gegen solche gemeinsamen Behandlungsangebote (...) Dagegen gibt es in England mittlerweile sogar Lehrstühle für perinatale Psychiatrie und eine Übersicht einschlägiger Behandlungseinrichtungen in 201 Gesundheitsamtsbezirken in England und Wales ergab bei 20 Prozent spezialisierte Mutter-Kind-Behandlungseinheiten und bei knapp 50 Prozent Aufnahmemöglichkeiten für Mutter und Kind auf allgemein-psychiatrischen Stationen. Nur in 10 Prozent der Bezirke war keine der beiden Möglichkeiten gegeben (...) Nach einer Übersicht von Aston wurden 1987 in 147 von 305 psychiatrischen Krankenhäusern Mutter-Kind-Aufnahmen angeboten (...) In den U.S.A. begann man mit der gemeinsamen Aufnahme von Mutter und Kind in der Psychiatrie 1963, in Kanada 1967. In Frankreich sind etwa seit den sechziger Jahren vereinzelt Mutter-Kind-Behandlungen in der Psychiatrie möglich.

In Deutschland hat sich bisher diese Behandlungsform nicht durchsetzen können. Außer bei Hartmann in Göttingen (elf Fälle) sind noch in Berlin (35 Fälle in neun Jahren) in größerem Umfang Erfahrungen mit der Mutter-Kind-Behandlung in der Psychiatrie gemacht worden."[23]

In Berlin nimmt die Psychiatrische Klinik (der FU Berlin) seit knapp neun Jahren psychisch erkrankte Mütter mit Kind auf ihren Stationen auf. Oberärztin Dr. Doris Bolk-Weischedel und Oberschwester Ursula Handke über ihre Erfahrungen:

Worin besteht der Sinn und Nutzen einer gemeinsamen stationären Aufnahme von Mutter und Kind?

Dr. Bolk-Weischedel: Der große Vorteil liegt darin, dass eine Mutter im Kontakt mit ihrem Kind bleibt und die notwendige Bindung von Anfang an, wenn auch durch die Erkrankung eingeschränkt, wachsen und sich entwickeln kann. Werden Mutter und Kind getrennt, können Schuldgefühle entstehen, die einer schnelleren Genesung entgegenwirken. In der Klinik – zusammen mit ihrem Kind – unterliegt eine Mutter zudem nicht diesem Zeitdruck, sich möglichst schnell erholen zu müssen, um wieder vollkommen für das Kind da zu sein. Hinzu kommt, dass eine Mutter unter Umständen ihr Leben lang unter Schuldgefühlen leidet, weil ihr das erste halbe Jahr in der Entwicklung ihres Kindes fehlt. Viele Mütter, die aufgrund einer Behandlung von ihrem Kind getrennt worden sind, empfinden das Fehlen des Frühkontakts als einen schmerzlichen Verlust.

Wie sieht das Mutter-Kind-Konzept in Ihrer Klinik aus?

Dr. Bolk-Weischedel: Zunächst möchte ich dazu sagen, dass wir in einem ersten Versuch 1987 damit begonnen haben. Allerdings wurde die Möglichkeit der Mutter-Kind-Aufnahme nicht sehr publik. Die Weitergabe der Information darüber basierte mehr auf Zufälligkeiten. Inzwischen bewegen wir uns auf das vierzigste Kind in den Jahren zu.

Unser Konzept sieht so aus, dass wir die kranken Wöchnerinnen aufnehmen wie andere psychiatrisch behandlungsbedürftige Patienten. Und das Besondere an dem Angebot besteht darin, dass wir anbieten können, das Baby mitzubringen. In diesem Fall erhalten Mutter und Kind ein Einzelzimmer, was ansonsten weniger üblich ist. Je nach Gesundheitszustand der Mutter springt das Pflegepersonal bei der Babyversorgung ein. Wir tragen dafür Sorge, dass die Mutter entlastet wird, soweit sie es braucht. Insgesamt läuft ein ganz normaler Stationsbetrieb ab, wo Frauen wie Männer untergebracht sind, und die Mutter mit ihrem Baby bildet eigentlich mehr die Ausnahme. Das Baby wird in die Station integriert, im Prinzip wie in einer großen Familie mit Tanten und Onkeln. In England und Holland gibt es Stationen, auf die nur Mütter mit Babys kommen. Das ist ein ganz anderes Konzept.

Unser Betrieb läuft mehr so ab, dass wir mit unserem normalen Versorgungspotential das Baby mitbetreuen. Das heißt, die dadurch zusätzlich anfallenden Aufgaben trägt unser gesamtes Pflegepersonal. Die üblichen Vorsorgeuntersuchungen für das Kind laufen außerhalb der Klinik ab. Die Mutter geht entweder allein, wenn sie dazu in der Lage ist, oder in Begleitung mit dem Baby zum Kinderarzt.

Ursula Handke: Wir versuchen selbstverständlich den Müttern nahe zu bringen, auch mal Verantwortung abzugeben, was vielen Frauen sehr schwer fällt. Wir machen der Mutter z. B das Angebot, ihr Kind manchmal über Nacht bei uns im Dienstzimmer zu lassen, damit sie mal wieder so richtig ausschlafen kann. Unsere Mutter, die zur Zeit bei uns ist, war anfänglich total verängstigt und verspannt. Sie konnte nichts abgeben, obwohl sie es dringend nötig hatte. Das zeigte mir, welchem Druck sie zu Hause ausgesetzt gewesen sein musste, wenn ihr das Loslassen nicht einmal hier richtig gelang. Mittlerweile hat sie Vertrauen gewonnen und gibt mir ihre kleine Tochter, wenn sie Ruhe braucht oder an den anderen Therapieangeboten teilnimmt. Oder sie fragt, wenn sie Unterstützung bei der Baby-Pflege braucht.

Wie reagieren die anderen Patienten auf die Anwesenheit eines Kleinkindes?

Ursula Handke: Es ist wirklich wie in einer großen Familie. Unsere Mutter musste z. B. heute Morgen zu einer Untersuchung. Zunächst habe ich die Kleine versorgt, dann musste ich an den Schreibtisch. Da kamen zwei andere Patientinnen und meinten: ‚Ach, wir fahren die Kleine jetzt ein bisschen den Flur auf und ab. Wir brauchen sowieso etwas Bewegung.'

Sie bemühten sich so liebevoll wie Tanten und Omas. Dann haben wir eine anonyme Umfrage gestartet, weil ein männlicher Kollege der Meinung war, dass die anderen Patienten zu kurz kommen würden. Das Ergebnis dieser Umfrage war, dass alle es als erfrischend und belebend empfanden, ein Kleinkind auf der Station zu haben. Ich denke, es präsentiert ein Stück heile Welt.

Der Umgang mit vielen Menschen, das heißt Pflegepersonal und Mitpatienten, wirkt sich auch positiv auf das Kind aus. Ich habe den Eindruck, dass unsere Babys einfach zufrieden und aufgeschlossen sind, sie strahlen oft. Da die Zuwendung durch die Mutter krankheitsbedingt teilweise eingeschränkt ist, holen sich unsere Babys den Ausgleich durch die anderen Anwesenden, die sich ständig um sie bemühen. Mich hat auch persönlich immer fasziniert, dass keines unserer Kinder je an gesundheitlichen Problemen litt, z. B. keine Koliken, keine Erkältungskrankheiten u. a. Abgesehen von den üblichen Routineuntersuchungen brauchten wir nie zum Kinderarzt.

Gibt es Einschränkungen in der stationären Aufnahme von Mutter und Kind?

Dr. Bolk-Weischedel: Zu der Frage der Reaktion der Mitpatienten möchte ich noch anmerken, dass Mutter und Kind auf einer offenen Station untergebracht werden, so dass keine Berührung mit Schwerstkranken (z. B. Manikern) entsteht. Ansonsten ergeben sich z. B. dann Einschränkungen, wenn wir personell unterbesetzt sind, so dass im Moment die Pflege des Kindes nicht gewährleistet ist. Allerdings ist dies bislang kaum vorgekommen. Ein größeres Problem stellt sich, wenn das Kind bereits älter ist. Leider ist es so, dass wir Kinder, die über sieben, acht Monate alt sind, nicht mehr aufnehmen können. Da sich diese Kinder im Krabbel-Alter befinden und wir kein spezielles Kinderzimmer haben, reicht unsere Versorgungskapazität nicht aus. Für gewöhnlich kommen allerdings Kinder im jungen

Babyalter zu uns. Wir führen dann mit der betroffenen Frau bzw. den Eltern Vorgespräche. Anschließend sprechen wir die Aufnahme mit dem Personal ab, das informiert sein muss, ob vom Dienstplan her das ‚Rooming-In' ermöglicht werden kann.

(Heute ist in Berlin die Ärztin Dr. med. Pascale Britsch Ansprech-partnerin für postpartale Erkrankungen.)

4. Vorbeugung ist möglich

Wenn Sie sich ein Kind wünschen oder bereits schwanger sind, wird sich Ihr Interesse vorherrschend auf alle Aspekte richten, die mit der Ankunft des kleinen Neuankömmlings verbunden sind (z.B. Kinderzimmer einrichten, Baby-Wäsche, Neuanschaffungen, Fragen der Erziehung etc.). Viele werdende Mütter bzw. Eltern leben auf den Tag X hin, gemäß dem Motto: „Wenn das Kind erst da ist, wird sich alles Weitere schon ergeben." Einerseits hat diese Einstellung durchaus ihre Berechtigung, denn nicht alles lässt sich im Vorfeld regulieren und beeinflussen (z.B. Grad der Beanspruchung durch das Kind u.a.). Und dennoch gibt es einige wichtige Bereiche, die bereits in der pränatalen Phase Gegenstand Ihrer Vorbereitungen und Überlegungen sein sollten. Die Anwendung vorbeugender Strategien bedeutet nicht zwangsläufig, eine mögliche postpartale Krise komplett auszuschalten. Aber sie lässt sich auf diese Weise zumindest abschwächen und abkürzen.

Grundsätzlich gilt, dass Frauen, die bereits zu verschiedenen Zeitpunkten ihres Lebens unter depressiven Verstimmungen gelitten haben oder die schon einmal eine postpartale Depression erfahren haben, mit einem erhöhten Risiko ausgestattet sind, postpartale Probleme zu entwickeln. Sie müssen unbedingt auf Maßnahmen der Prävention zurückgreifen. Dazu gehört vor allem die Vorabinformation für den behandelnden Gynäkologen wie auch die Bereitstellung psychologischer Hilfe. Damit sollte nicht gewartet werden, bis das Baby geboren ist. Die gleiche Herangehensweise ist auf Frauen übertragbar, die in der Schwangerschaft mit anhaltenden depressiven Verstimmungen oder Depressionen zu kämpfen haben. Die Entwicklung der weiteren Verfassung muss im Auge behalten werden.

Mit Herz und Verstand

Ihre Gedanken kreisen voller Vorfreude um das zu erwartende Baby. Haben Sie sich schon einmal überlegt, welchen Platz Sie in der neuen Familienkonstellation innehaben, abgesehen von der Rolle als nährende und liebende Mutter? Die eigene emotionale Seite, das „Und wo bleibe ich?" bleibt häufig ausgeklammert.

Dazu gehört auch, sich möglichst vor einer Schwangerschaft Gedanken darüber zu machen, warum und wann Sie ein Kind haben wollen. Im Zeitalter der Pille können wir in den meisten Fällen davon ausgehen, dass es sich um Wunschkinder handelt. Sicherlich ist ein Kind kein Rechenexempel. Dennoch scheint es angebracht, die Entscheidung für ein Kind nicht ausschließlich „aus dem Bauch heraus" zu fällen. Damit ist gemeint, bereits vor der Schwangerschaft bestimmte Punkte zu klären, die nach der Geburt des Kindes Ihr Leben nachhaltig beeinflussen werden: Trägt der Partner die Entscheidung mit? Entspringt der Kinderwunsch einem tiefen Bedürfnis oder sollen dadurch partnerschaftliche wie berufliche Konflikte gelöst werden? Erlauben die materiellen Verhältnisse (Kinder sind teuer!) den Familienzuwachs? Sind Sie bereit, für einen Großteil Ihres Lebens die Bürde der Verantwortung zu tragen? Wie lässt sich das Kind in das eigene Lebenskonzept integrieren (z. B. berufliche Vorstellungen)? Wie sieht die Rollen- bzw. Aufgabenverteilung zwischen Frau und Mann aus, wenn das Kind da ist? Das offene Gespräch mit dem Partner hilft, Klarheit zu schaffen und den Kinderwunsch auf eine solide Basis zu bringen – unabhängig davon, ob es sich um das erste oder jedes weitere Kind handelt.

„Inzwischen sind vier Jahre vergangen. Ich habe den Mut zu einem zweiten Kind gefunden, obwohl ich sehr große Angst vor der ersten Zeit hatte. Ich dachte auch lange, allen Frauen, die ein zweites Kind bekommen, ist eine Panne passiert, freiwillig begibt man sich nicht nochmal in so etwas. Unsere zweite Tochter kam zu Hause auf die Welt und anscheinend habe ich sehr von meinen Erfahrungen beim ersten Kind profitiert. So ruhig und friedlich wie die Geburt war, waren auch die folgenden Wochen. Das erwartete Tief blieb aus – Gott sei Dank!

Wir haben beim zweiten Mal einiges anders gemacht: Mein Mann hat sich vier Wochen freigenommen. Wir haben im voraus genau geplant, wer uns hilft: beim Kochen, Putzen, mit unserer großen Tochter.

Wir ließen alles ganz gemächlich laufen. Besucher und Haushalt waren zweitrangig. Ich habe mir viel eher zugestanden, auch mal müde, wütend, traurig zu sein, ohne mir gleich Vorwürfe zu machen. Oder Angst zu haben, meine Kinder bekämen einen Knacks davon. Ich habe mir auch mehr Zeit für mich genommen. Schon in den Tagen nach der Geburt bin ich jeden Tag eine halbe Stunde alleine spazieren gegangen. Ich habe mich bemüht, das nicht gleich wieder als egoistisch zu werten. Heute arbeite ich einen Tag pro Woche, besuche einen VHS-Kurs. Und ich lege mich einfach mal hin, wenn ich müde bin. Auch mit meinem Mann zusammen mache ich mehr. Und ich habe viele Kontakte, auch zu anderen Müttern. Ich weiß inzwischen, dass es neben pharmazeutischen und hormonellen Behandlungsmethoden bei der postpartalen Depression auch Hilfe durch Homöopathie und Bachblüten gibt. Würde mir heute wieder so etwas passieren, würde ich letztere zur Unterstützung anwenden. Auch den Weg zu einem guten Therapeuten würde ich in Betracht ziehen. Und zuletzt: Ich lasse mich in Sachen Erziehung nicht mehr so verunsichern und achte statt auf sogenannten „guten Rat" und schlaue Bücher mehr auf mein Gefühl." (Angelika)

Wenn Sie schwanger sind (ob gewollt oder ungewollt), sollten folgende praktische Erwägungen und Maßnahmen der Vorbereitung auf die Geburt und das Leben danach dienen:

– Überlegen Sie mit Ihrem Mann, wie Sie den Alltag organisieren und gemeinsam bewältigen können (z.B. Einplanung von Freiräumen für beide, gemeinsame Aktivitäten u.a.). Um ausreichend Schlaf zu bekommen, kann erwogen werden, dass das Kind einmal am Tag das Fläschchen erhält, statt gestillt zu werden. Suchen Sie sich frühzeitig geeignete Betreuungsmöglichkeiten, um die eigenen Bedürfnisse wahrnehmen zu können.

– Bedenken Sie, welchen Stellenwert Sie der Berufstätigkeit beimessen. Wollen Sie Ihren Beruf aufgeben oder beibehalten? Diese Entscheidung muss sehr wohl durchdacht werden – unabhängig von gesellschaftlichen Wertvorstellungen. Egal wie Ihre Entscheidung ausfallen mag, sollten Sie sich Alternativen offen halten, um flexibel reagieren zu können, da sich das Leben mit einem Kind oft ganz anders gestaltet als geplant.

– Überlegen Sie, auf welche Formen der Unterstützung Sie in der Babypflege zurückgreifen können (Familie, Freunde).

– Es ist von Vorteil, wenn werdende Mütter das Gespräch mit Frauen suchen, die schon ein Kind haben, um aus deren Erfahrungen Nutzen ziehen zu können. Außerdem ist es nicht verkehrt, schon vorher den Umgang mit kleinen Kindern zu erproben.

– Denken Sie auch daran, zusätzliche Stressfaktoren, wie sie oben geschildert worden sind, möglichst zu vermeiden.

– Wenn der Geburt eines Kindes belastende Umstände vorausgegangen sind (wie z. B. Fehlgeburten, Abtreibungen, Krankheit oder Tod eines Menschen u. a.) und Sie das Gefühl haben, dass einer dieser Faktoren in psychische Probleme münden könnte, sollten Sie nicht davor zurückscheuen, rechtzeitig professionellen Beistand zu suchen.

Im weiteren Sinne gehören zu den vorbeugenden Maßnahmen auch die Vorbereitung auf die Geburt selbst. Damit die Geburt zumindest annähernd in Ihrem Sinne verläuft, sollten Sie sich die Entbindungsklinik sorgfältig aussuchen und den Arzt und die Hebamme um einen Gesprächstermin bitten. Sie haben ein Recht darauf zu erfahren, ob routinemäßig folgende Praktiken angewandt werden: Verabreichung von Betäubungsmitteln, Ansetzung des Herzton-Wehenschreibers, Durchführung eines Dammschnittes.

Eine Geburt bedeutet körperliche Schwerstarbeit. Schmerzen wird jede Frau haben, die eine mehr, die andere weniger. Lassen Sie Ihren Gefühlen freien Lauf: Schreien, Fluchen, Verwünschungen, alles ist erlaubt. Gefühle und Gedanken in dem Moment kontrollieren zu wollen, würde bedeuten, dass Sie sich innerlich verkrampfen und anspannen. Wenn Sie Ihre Geburt als etwas Schreckliches erfahren haben, dann hilft im nachhinein nur eine Medizin: reden! Lassen Sie nichts aus, beschönigen Sie nicht, seien Sie sich selbst und anderen gegenüber ehrlich. Die Verarbeitung muss von Anfang an laufen, sonst holt die Erinnerung Sie wieder ein.

Immer mehr Frauen empfinden die Geburt in einem High-Tech-Kreißsaal als psychische und physische Tortur. Es stellt sich in diesem Zusammenhang die Frage nach Alternativen. So sind z. B. in Holland Hausgeburten selbstverständlich, bei uns dagegen eine Rarität. Frauen, die nach ihrem ersten Kind unter Depressionen gelitten haben, entscheiden sich häufig dazu, das nächste Kind in vertrauter Atmosphäre zu Hause zur Welt zu bringen. Die Beweise häufen sich, dass das Wohlbefinden einer Frau wächst, wenn sie ihr Kind an einem Ort gebiert, der ihrem Einfluss untersteht. Wenn Sie sich für eine Hausgeburt entscheiden sollten, werden Sie von medizinischer Seite sehr viel Widerstand erfahren. Erkundigen Sie sich deshalb im Geburtsvorbereitungskurs nach Adressen von Hebammen und hausgeburts-freundlichen Ärzten. Anschriften freiberuflicher Hebammen vermittelt das örtliche Gesundheitsamt oder der Hebammenverband.

Wenn Frauen auf den Einsatz der Technik nicht verzichten möchten und andererseits die ersten Tage nach der Geburt nicht in einer fremden Umgebung bleiben möchten, bietet sich als Kompromiss die ambulante Geburt an, die immer mehr Anhängerinnen findet. Auch Geburtshäuser, die sich zunehmend etablieren, bilden eine gute Alternative.

(Fragen rund um die Geburt werden in dem Buch „Wie und wo soll unser Baby zur Welt kommen?" von Margret Nußbaum ausführlich behandelt.)

Progesteron-Prophylaxe

Um insgesamt auf Schwangerschaft, Geburt und postpartale Phase gut vorbereitet zu sein, muss eine ausgewogene Ernährung sichergestellt werden. In Absprache mit Ihrem behandelnden Arzt können Vitamin- und Mineralstoffzugaben die Ernährung ergänzen. Auch die körperliche Betätigung darf nicht vernachlässigt werden. Je besser Ihre physische Verfassung ist, desto leichter werden Sie mit dem zu erwartenden physischen Stress fertig. Auch Ihr psychischer Zustand wird davon profitieren.

Um den durch die Geburt erzeugten drastischen Hormon-Abfall aufzufangen, besteht die Möglichkeit einer vorbeugenden Behandlung durch das natürliche Progesteron. Die Progesteron-Prophylaxe wird vor allem von Dr. K. Dalton (London) praktiziert. Diese Maßnahme bezieht sich besonders auf Frauen, die schon einmal an einer PPD gelitten haben, auf jene Frauen, deren Schwester oder Mutter an einer PPD litten, auf Frauen, die eine Sterilisation zum Zeitpunkt der Entbindung oder kurz danach planen und schließlich auf Frauen, die besonders stark unter dem prämenstruellen Syndrom leiden. In einer Untersuchung konnte Dalton nachweisen, dass bei 225 Frauen, die von einer nachgeburtlichen Depression und auch Psychose betroffen waren, eine vorbeugende Progesteron-Behandlung in 92 Prozent einen Rückfall verhinderte.[24] Die Progesteron-Gabe erfolgt unmittelbar nach der Niederkunft, direkt nach den Wehen und vor Ausbruch der Symptome. Nach Dalton lässt sich auch das prämenstruelle Syndrom erfolgreich mit Progesteron behandeln. In diesem Fall wird das Progesteron vom Eisprung bis zur Menstruation gegeben.

Die gesellschaftliche Seite

Wenn die Anpassung an die Mutterrolle gelingen soll, müssen in erster Linie gesellschaftliche Grundlagen dafür gelegt werden. Wie im ersten Kapitel erläutert worden ist, führt die Verklärung der Mutterschaft zu einer unrealistischen Erwartungshaltung, deren Scheitern vorprogrammiert ist. In der Folge suchen die betroffenen Frauen die Verantwortlichkeit bei sich. Um das Mutterbild zu entmystifizieren, bedarf es einer neuen, objektiven Sichtweise. Die Gesellschaft muss anerkennen, dass die postpartale Phase für alle Frauen eine Zeit enormer physischer, emotionaler und sozialer Umwälzungen darstellt. Obwohl Kinder in vielerlei Hinsicht Freude bringen und bereichern, sind die damit verbundenen Veränderungen gewaltig. Eine ausbalancierte Einschätzung der Mutterrolle, die beide Seiten gleichermaßen berücksichtigt, kann Frauen helfen, mit den postpartalen Problemen besser fertig zu werden. Sie werden eher bereit sein, ihre Schwierigkeiten offenzulegen und um Unterstützung zu bitten.

Und schließlich muss die „Supermama" vom Korsett eng geschnürter Erwartungen befreit werden: die stets perfekte, allseits präsente, sich aufopfernde Mutter, die keine eigenen Bedürfnisse und keine negativen Gefühle kennt. Dabei sind Mütter doch auch nur Menschen.

Im Bereich der Prävention kommt meines Erachtens den Hebammen eine entscheidende Bedeutung zu, da sie jene Fachgruppe bilden, die vor und nach der Entbindung den engsten Kontakt zur Mutter hat. Die Aufgabe der Hebamme besteht in diesem Zusammenhang in ihrer diagnostischen Kompetenz, frühzeitig Symptome zu erkennen und einzuordnen (vgl. Näheres dazu S. 182).

Auf festen Säulen …

In der Erfahrung der postpartalen Depression gibt es viele Gemeinsamkeiten und Ähnlichkeiten, aber auch ebenso viele Unterschiede und Abweichungen. Für die Bewältigung der Krise muss daher jede Frau ihren eigenen Weg gehen, und von fachlicher Seite muss in der Frage der Behandlung jede Frau als Einzelfall gesehen werden. In diesem Sinne möchte ich für ein Offenlassen der Situation plädieren. Angesichts der Komplexität der PPD ist einfach alles möglich. Alle verursachenden Faktoren müssen in Betracht gezogen und überprüft werden: die physischen wie die psychischen. Eine Vernachlässigung oder Bagatellisierung der einen wie der anderen Seite kann weit reichende Konsequenzen haben. Das Besondere an der PPD ist, dass in relativ kurzer Zeit biologische wie seelische Elemente zusammenfließen und sich zu einem fest umrissenen Krankheitsbild bündeln.

Ich möchte Ihnen anhand des untenstehenden Säulenmodells schildern, wie ich mir den Weg aus der Krise nach der Geburt vorstelle: Den Sockel bzw. die Basis bilden Maßnahmen der Prävention, die das Abgleiten in eine tiefergehende Depression auffangen

WEGE AUS DER KRISE NACH DER GEBURT

Austausch mit Betroffenen/ Selbsthilfegruppen	Medikamentöse Therapie und/oder naturheilkundliche Therapie	Formen der Psychotherapie (professionelle Hilfe)	Hormon-Behandlung	Ernährung/Bewegung	Unterstützung: Familie/Freunde

Prävention/Gesellschaftliche Voraussetzungen

sollen. Auf diesem Sockel ruhen Grundpfeiler, die als stützende Säulen feste Bestandteile eines anzustrebenden Therapie-Plans möglichst für jede Frau sein sollten: Formen der Psychotherapie (frühzeitige professionelle Hilfe), Austausch mit anderen betroffenen Müttern bzw. Selbsthilfegruppen, Unterstützung durch Familie und Freunde, gute Ernährung und körperliche Bewegung. Die medikamentöse Therapie, die naturheilkundliche Therapie und die Hormon-Behandlung sind individuell verschieden anzuwenden. Sie richten sich nach Depressionstiefe (z.B. Medikamente),

nach Vorlieben (z. B. Naturheilkunde) und nach Untersuchungser-
gebnissen (z. B. Hormon-Tests).

Grundsätzlich muss die Anwendbarkeit der letzten drei Behandlungsmethoden bei allen Frauen überprüft und besprochen
werden. Dies stellt die Voraussetzung dar, um überhaupt eine auf
den Einzelfall abgestimmte Entscheidung treffen zu können. Das
schlichte Säulenmodell bringt zum Ausdruck, dass der Weg aus
der Krise grundlegende und stützende Elemente enthalten und
dass er in verschiedenen parallel anzusteuernden Bahnen verlaufen sollte, um die Erfolgsaussichten zu optimieren.

Teil V
Die Rolle der Hebamme und Geburtsvorbereiterin: Praktische Handlungsempfehlungen

„Wie beurteile ich die postpartale Depression im nachhinein? Ich habe mich in dieser Zeit sehr allein gefühlt, wirkliche Unterstützung hatte ich nur durch meinen Mann. Bedrückend empfinde ich es, dass in der Öffentlichkeit die postpartale Depression mehr oder weniger totgeschwiegen wird. Dabei tut Aufkärung wirklich Not! Es müsste anfangen in den Schwangerschaftsvorbereitungskursen, weitergehen bei den Vorsorgeuntersuchungen, während des Krankenhausaufenthaltes auf der Wöchnerinnenstation (es hat mich niemand auf eventuelle Probleme angesprochen, obwohl ein Blinder hätte erkennen können, dass ich welche hatte) bis hin zur Nachsorgeuntersuchung. Mehr als ein ,Na, wie geht's? – Gut? OK!' war nie drin." (Ina)

„Während des ersten Jahres wurde ich behandelt wie eine psychisch Kranke, ohne näher auf die Zusammenhänge mit der Geburt einzugehen oder mir das Gefühl zu geben, dass ich nicht alleine auf dieser Welt mit dieser Krankheit dastehe. Ich denke, dass dieses Thema weiterhin an die Öffentlichkeit gebracht werden müsste. Nach wie vor ist es eines der großen Tabu-Themen dieser Gesellschaft. Betroffene Frauen und ihre Angehörigen stehen ratlos vor dem Problem der postpartalen Depression und werden auch von Ärzten und Fachkräften nicht ausreichend informiert. Es muss möglich gemacht werden, dass über dieses Thema geredet wird. Sicherlich können Selbsthilfegruppen einen Beitrag dazu leisten, an die Öffentlichkeit zu gehen, wie dies in der letzten Zeit bereits geschehen ist. Letztendlich aber müsste auch im Gesundheitswesen einiges geändert werden, angefangen bei der Ausbildung von Ärzten und Hebammen, wo dieses Thema aufgegriffen werden müsste, wie auch in den Betreuungsstätten, in denen Mütter gemeinsam mit ihren Kindern aufgenommen und behandelt werden können." (Bettina)

„Gewünscht hätte ich mir mehr Aufklärung durch meinen Frauenarzt oder die Hebamme, die ja eigentlich durch ihre Erfahrung mehr hätten erkennen müssen. Hilfe hätte ich mir mehr vom Hausarzt gewünscht, z. B. Hinweise auf entsprechende Literatur, Selbsthilfegruppen etc. Ich

habe das alles mühsam selbst recherchiert! Auch in den gängigen Zeit-
schriften, die sich rund um Geburt und Kinderkriegen drehen, sollte
das Thema verstärkt aufgegriffen werden. Beim Frauenarzt könnte eine
Liste mit Literaturempfehlungen und mit Hinweisen auf bestehende
Selbsthilfeorganisationen hängen. Leider gibt es noch sehr große Lücken
in diesem Bereich." (Nicole)

„Es wäre schon gut, im voraus, also während der Schwangerschaft, von
der Möglichkeit dieser Erkrankung zu erfahren. Wir alle, die ganze Fa-
milie, wussten überhaupt nicht, was da mit mir geschieht. Wir haben
alle noch nie etwas von der postpartalen Depression gehört; obwohl
wir uns gut auf die Entbindung und auf das Baby vorbereitet hatten,
Bücher gelesen und Kurse besucht haben, ist uns diese Erkrankung nie
begegnet. Was auch sehr wünschenswert wäre: eine Möglichkeit der
stationären Unterbringung von Mutter und Kind im Krankheitsfalle.
Auch hatte ich das Gefühl, dass keiner der Fachärzte sich wirklich zu-
ständig fühlte, weder der Gynäkologe noch der Psychiater, noch wur-
den wir an weitere Fachleute verwiesen." (Cornelia)

Wie ein roter Faden ziehen sich die Forderungen nach pränataler
Aufklärung und postpartaler Nachsorge durch die unzähligen
Briefe, die ich von Frauen erhalten habe und durch die vielen Gespräche, die ich mit betroffenen Müttern geführt habe. Wo setzt
die Aufklärung an? Frauen können nur dann ausreichend informiert werden, wenn die entsprechenden Fachleute ein grundlegen-
des Wissen über die Zusammenhänge der postpartalen Depression besitzen.

Dazu gehören all jene, die mit betroffenen Frauen in Berührung
kommen: Hebammen, Geburtsvorbereiterinnen, GynäkologInnen,
KinderärztInnen, Stillberaterinnen, PsychotherapeutInnen etc. In
dieser Hinsicht bekleiden die Hebammen oder auch die Geburtsvorbereiterinnen eine Schlüsselposition. Warum? Allein durch ihr
Frau-Sein und durch den zeitlich intensiveren Kontakt im Vergleich zu den meist männlichen Ärzten hat die Hebamme die
Möglichkeit, ein gewisses Vertrauensverhältnis zu den von ihr be-
treuten Frauen herzustellen. Hier ist die Chance zum Austausch
gegeben, der so überaus wichtig ist für an PPD leidende Frauen.
Hinzu kommt, dass die Hebamme die Frau häufig schon während
der Schwangerschaft kennt und ihr somit Veränderungen im Verhalten nach der Entbindung deutlicher auffallen werden. Und das

ist ein zentraler Punkt: Je eher der Zustand einer Mutter erkannt wird, desto schneller können Hilfsmaßnahmen eingeleitet werden, die eine Verschlimmerung oder Chronifizierung der sich oft schleichend entwickelnden Depression verhindern. Viel langes Leid kann dadurch verhindert werden. Eine frühe Diagnose einer Psychose kann lebensrettend sein. Für die Einordnung der postpartalen Reaktionsformen braucht die Hebamme das nötige Basiswissen: Kenntnisse über die Symptomatik von Baby-Blues, Depression und Psychose sowie ihre Abgrenzung voneinander, ihre jeweiligen Verlaufsformen und ihre Ursachen. In den letzten Jahren hat sich in dieser Hinsicht schon einiges bewegt. An mehreren Hebammenschulen im Bundesgebiet gehört das postpartale Problemfeld bereits zum festen Ausbildungsteil. Die Verantwortlichkeit der Hebamme und auch der Geburtsvorbereiterin sehe ich in zwei Bereichen angesiedelt: Im Rahmen der Geburtsvorbereitung stellt sich die Frage nach präventiven Möglichkeiten. Und innerhalb des Postpartums erhebt sich die Frage, wie ein effektiver Umgang mit postpartal erkrankten Frauen aussehen kann.

1. Aufklärung in der Geburtsvorbereitung

Im Rahmen der Geburtsvorbereitung bietet sich eine nicht zu unterschätzende Chance, der Entstehung der postpartalen Depression entgegenzuwirken. Damit ist gemeint: Prophylaxe durch Aufklärung. Die Wirkung der Aufklärungsarbeit darf sicherlich nicht überschätzt und dahingehend missverstanden werden, dass auf diesem Weg potentielle postpartale Erkrankungen komplett ausgeschaltet werden können. Dieser Denkansatz wäre zu einfach angesichts der oben dargelegten zahlreichen Faktoren, die in eine nachgeburtliche Krise münden. Aber Aufklärung kann das Risiko einer Depression doch erheblich einschränken. Grenzen in puncto Vorabinformation werden von den angehenden Müttern selbst gesetzt: Die Entscheidung für das Kind ist gefallen, mögliche negative Folgeerscheinungen werden verständlicherweise aus den Gedanken und Überlegungen verbannt. Trotzdem können diesbezügliche Hinweise später ganz entscheidend sein. In diesem Zusammenhang ist es angebracht, wenn die Hebamme oder Geburtsvorbereiterin ihre Bereitschaft signalisiert, als Ansprechpartnerin zur Verfügung zu stehen, wenn Seelennöte auftauchen. Ein solch offen ausgesprochenes Angebot erleichtert es Frauen, gegebenenfalls darauf zurückzugreifen. Neben diesem mündlichen Angebot ist es sehr wichtig, schriftliches Informationsmaterial zu verteilen, das im Bedarfsfall zur Verfügung steht. Hierzu bietet sich das Faltblatt vom Verein „Schatten & Licht – Krise nach der Geburt" an, das über die Vereinsvorsitzende bezogen werden kann.

Wenn auch im Allgemeinen das Thema „Depression/Psychose nach der Geburt" im Vorbereitungskurs nur schwer ausführlich behandelt werden kann, so lässt sich dennoch dies Problem indirekt angehen, indem jene psychosozialen Faktoren thematisiert werden, die eine Seelenkrise begünstigen. Dabei müssen die Begriffe „Depression" oder „Psychose" nicht wie drohende Schreckgespenster im Hintergrund lauern. Folgende Themen bieten sich zum Gedankenaustausch an: Erwartungen hinsichtlich der Mutter- oder Vaterrolle, damit zusammenhängende Rollenkonflikte (von der Frau zur Mutter, vom Mann zum Vater), Veränderungen in den Beziehungen (zum Partner, zu den Eltern, zu den Schwiegereltern, zu den bereits vorhandenen Kindern), die Beziehung zum Neugeborenen (Liebe auf Knopfdruck?), Gedanken und Ideen zur Elternschaft insgesamt (warum wollen wir Mutter/Vater werden?), Hinterfragung eigener Ansprüche an das Leben nach der Entbindung (Beruf/Freizeit), besondere Probleme von Erstgebärenden und von Mehrfachgebärenden, gesellschaftlich zementierte Mutterschaftsmythen (was ist eine gute Mutter?). Im Geburtsvorbereitungskurs sollte gleichfalls den werdenden Müttern deutlich gemacht werden, dass die erste Zeit mit einem Baby eine Schonzeit darstellt. Die Mütter und Väter sollten ermutigt werden, Hilfe in Anspruch zu nehmen bzw. im Vorfeld zu organisieren. Hier ist sicherlich sehr viel Überzeugungsarbeit vonnöten. Die Freude auf das Kind und gesellschaftliche Schönfärbereien lassen schnell in den Hintergrund treten, wie wichtig die Erholung der Mutter, die Einrichtung des Lebens mit dem neuen Baby in der Familie von Anfang an sind, um der Überforderung vorzubeugen. Von der Erschöpfung bis zur Depression ist es meist nur noch ein kleiner Schritt. Den werdenden Müttern sollte auch dahingehend der Rücken gestärkt werden, eigene Bedürfnisse nicht zu vergessen.

2. Leitfaden für den Umgang mit der Wöchnerin

Auf den vielen Vorträgen, die ich in den letzten Jahren zu postpartalen Erkrankungen gehalten habe, kristallisierte sich bei den
Hebammen eine zentrale Frage heraus: Wie können wir helfen?
Viele berichteten von ihrer eigenen Hilflosigkeit und ihren Ängsten im Umgang mit betroffenen Müttern. Die folgenden Verhaltensempfehlungen sollen dazu verhelfen, die verständlichen Unsi-
cherheiten einzudämmen.

Die Basis: Das Gespräch zwischen Hebamme und Wöchnerin
Es liegt auf der Hand, dass das gemeinsame Gespräch die Grundlage bildet, um den Heilungsprozess zu beschleunigen. Das Gespräch hat zwei Komponenten: Auf Seiten der betroffenen Frau
dient es dazu, alle Seelennöte freizulegen, und auf Seiten der Hebamme bedeutet dies: zuhören und informieren. Grundsätzlich
möchte ich Ihnen als betreuende Hebamme ans Herz legen, *alle*
Frauen auf mögliche Unglücksgefühle anzusprechen, auch wenn
sich keine Verhaltensauffälligkeiten zeigen. Wie eingangs bereits
erwähnt, gilt die postpartale Depression auch als „Smiling Depression", da der Mythos von der glücklichen Mutter zur Verschleie-
rung des inneren Chaos zwingt. Lassen Sie sich daher von einer
scheinbar intakten Fassade nicht blenden. Von vielen betroffenen
Frauen weiß ich, dass sie oft sehnlichst darauf gewartet haben, von
ihrer Hebamme angesprochen zu werden. Ergreifen Sie daher
selbst behutsam die Initiative zu Gesprächen. Viele Mütter merken auch mehr oder weniger deutlich, dass etwas querläuft. Sie
können aber, wenn sie zuvor nie von seelischen Problemen im
Postpartum gehört haben, aufgrund der Namenlosigkeit ihrer erschütterten Verfassung keinen Bezug zur Geburt herstellen bzw.
keine Erklärung finden. Für alle Gespräche, die Sie als begleitende
Hebamme führen, möchten Sie Folgendes berücksichtigen: Für
die betroffene Frau ist es sehr wichtig, dass sie sich von ihrer Hebamme angenommen und verstanden fühlt, unabhängig davon, was
sie preisgibt. Daher sollten die offen ausgesprochenen Gedanken
und Gefühle ohne Wertung und ohne korrigierende Kommentare
angehört werden. Durch aufmerksames Zuhören und durch ein
schlichtes Dasein wird jenes Verständnis zum Ausdruck gebracht,
das die Mutter jetzt so sehr braucht. Vermeiden Sie auch Bagatelli-

sierungen und Beschwichtigungen der Gefühle, auch wenn die geschilderte Gefühlswelt manchmal befremdlich klingt. Im Moment fühlt sie so, und sie würde sicherlich liebend gerne anders fühlen. Vom erwarteten absoluten Hoch rutschte sie in das absolute Tief. Durch gutgemeinte Verharmlosungen wird einer betroffenen Frau im Prinzip die Berechtigung für solche Gefühle abgesprochen. In der Folge sieht sie sich vermutlich unverstanden, was eine befreiende und angstlösende Aussprache blockieren könnte. Hauptaufgabe sollte es sein, die Frau zu ermutigen, all ihre Gedanken und Gefühle ungehemmt auszudrücken, ohne Bewertungen fürchten zu müssen.

Empfehlung für den Umgang mit dem Baby-Blues
Die Symptomatik des Baby-Blues wurde oben in Teil II ausführlich geschildert: Traurigkeit, häufiges Weinen, Empfindsamkeit, Stimmungsschwankungen, Müdigkeit, Erschöpfung, Schlaf- und Ruhelosigkeit, Ängstlichkeit und Reizbarkeit, Konzentrationsschwierigkeiten.

Im vertrauten Gespräch sollte die Hebamme die frischgebackene Mutter über den Postpartum-Blues aufklären, seine Ursachen erläutern und mitteilen, dass es sich um eine vorübergehende Verstimmung handelt. Es gilt als erwiesen, dass ein unbefriedigendes Geburtserlebnis die Depressionsneigung erhöht. Hebammen sollten sich in der postpartalen Nachsorge möglichst bald die Zeit dafür nehmen, dies oft verschwiegene Thema anzuschneiden, damit eventuelle Unglücksgefühle ausgesprochen werden können. Für die Frau ist es eine wesentliche Entlastung zu erfahren, dass sie keinerlei Schuld an einem schwierigen Geburtsverlauf trägt.

Ein schlimmes Geburtserlebnis kann sich bis zum Trauma steigern, vor allem, wenn kein Ventil gefunden wurde. Neben der Geburtserfahrung sollten auch die großen körperlichen und sozialen Umstellungen zur Sprache kommen. Es ist normal, dass sich die Mutter belastet und erschöpft fühlt. In den ersten Wochen beansprucht ein kleines Kind etwa 6 bis 8 Stunden des Tages, die anderen Arbeiten im Haushalt nicht mitgerechnet. Ein gemeinsames Nachdenken über Möglichkeiten der Entlastung durch den Partner oder andere Personen ist angezeigt. Die weitere Entwicklung des Baby-Blues muss beobachtet werden. Halten die Symptome des Baby-Blues über ein bis zwei Wochen an oder überschreiten sie das normale Maß, besteht der Verdacht auf postpartale Depression. In diesem Zusammenhang muss nochmals betont werden, dass die Wochenbettpsychose in den gleichen Zeitraum fällt und es schon zu Verwechslungen gekommen ist. Der Baby-Blues sollte ernst genommen werden.

Empfehlung für den Umgang mit der postpartalen Depression
Kurzgefasst ist die postpartale Depression gekennzeichnet durch: tiefe Traurigkeit, häufiges Weinen, inneres Leeregefühl, allgemeines Desinteresse, Schuldgefühle, Ängste bis Panikattacken, Erschöpfung, Energiemangel, Müdigkeit, Konzentrations-, Appetit- und Schlafstörungen, zwiespältige Gefühle dem Kind gegenüber, Zwangsgedanken, Suizidgedanken.

Besteht der Verdacht auf PPD, sollte die Hebamme ihre Einschätzung der Frau sowie dem Partner oder anderen Vertrauenspersonen mitteilen und sich die Zeit für ein klärendes Gespräch nehmen. Um den Verdacht zu bestätigen, kann ein Fragebogen als Diagnose-Instrument hinzugezogen werden, der unter dem Namen „Edinburgh Postnatal Depression Scale" (EPDS) bekannt geworden ist. Er wird weiter unten ausführlich vorgestellt.

Die Hebamme vermittelt allen Beteiligten, dass eine Depression nach der Geburt relativ häufig auftritt, dass jede Frau betroffen sein kann, und informiert über Möglichkeiten der Selbsthilfe wie über professionelle Therapieformen. Sie sollte vor allem auf den Verein „Schatten & Licht – Krise nach der Geburt" verweisen, der über Fachleute, Selbsthilfegruppen, Literatur u. a. in Kenntnis setzt. Es bietet sich an, das Faltblatt vom Verein zu verteilen, der mittlerweile auch im Internet vertreten ist. Die Hebamme empfiehlt die rechtzeitige Hinzuziehung professioneller Hilfe: Sie rät der Frau, sich an einen Arzt/eine Ärztin ihres Vertrauens zu wenden (AllgemeinmedizinerIn, GynäkologIn), um körperliche Ursachen auszuschließen. Dazu sollte unbedingt auch die Überprüfung des Hormonstatus gehören! Sie rät der Frau weiterhin, psychotherapeutische Unterstützung (PsychologIn, PsychiaterIn) in Anspruch zu nehmen. Sie ermutigt die Frau dahingehend, über ihre Gefühle mit anderen Menschen zu reden, und stärkt ihr Selbstvertrauen im Umgang mit dem Baby. Wenn die betroffene Frau keine Rückendeckung durch Partner, Familie etc. hat, sollte sich die Hebamme frühzeitig um unterstützende Maßnahmen von außen bemühen:

Familienpflegerin, Beratungsangebote in Mutter-Kind-Einrichtungen, Kontaktmöglichkeiten für junge Mütter. Im Fall einer diagnostizierten Depression besteht Anspruch auf eine Familienpflegerin, mit der die Hebamme Verbindung halten sollte. Gegebenenfalls verlängert die Hebamme ihre Betreuungszeit und steht weiterhin der Frau und ihrer Familie beratend zur Seite. Von ärztlicher Seite können weitere Hebammenbesuche verordnet werden. Im Gespräch mit der Frau und ihren Angehörigen sollte über die Verteilung der Arbeiten (auch Kindesbetreuung) nachgedacht werden, um eine rasche und effektive Entlastung der Mutter zu schaffen. Wenn die Aufnahme in eine Klinik erwogen wird, kann die Hebamme den Arzt/die Ärztin auf die Möglichkeit der gemeinsamen Aufnahme von Mutter und Kind in psychiatrischen Stationen aufmerksam machen. Es wäre sinnvoll, mit der Frau über ihre Gefühle hinsichtlich einer gemeinsamen Aufnahme zu sprechen. Bei Suizidgefahr oder Gefahr der Kindstötung besteht sofortiger Handlungsbedarf.

Empfehlung für den Umgang mit der postpartalen Psychose
Die postpartale Psychose weist folgende typische Kennzeichen auf (vgl. Teil II): psychomotorische Störungen (motorische Unruhe, Erregung, Rededrang), Affektstörungen (Angst, verändertes Selbstwertgefühl, Depression, Schlafstörungen, Reizbarkeit, Interesselosigkeit, Gleichgültigkeit), Ich-Störungen (das Gefühl, beobachtet zu werden; sich nicht als eigene Person wahrnehmen, das Gefühl des Ausgeliefertseins), Wahrnehmungsstörungen (die Umwelt und andere Menschen werden als fremdartig wahrgenommen, Wahrnehmung nicht existenter Dinge, Sinnestäuschungen), Denkstörungen (Zerfahrenheit, langsames Denken, Wahnvorstellungen), weitere Auffälligkeiten: falsche Behandlung des Kindes, übersteigerte Sorge, Suchtverhalten, Aggressionen, Suizidgedanken, Infantizidgedanken.

Wenn Symptome einer Psychose auftreten, muss die Hebamme sofort den Partner oder andere Angehörige verständigen sowie einen Arzt/Ärztin genauestens über den Zustand der Frau informieren. Besteht eine akute Gefährdung für Frau und Kind, wendet sich die Hebamme in einem solchen Notfall an folgende Stellen: behandelnde/r Arzt/Ärztin, Sozialpsychiatrischer Dienst, Notarzt. Diese können die Einweisung in eine Klinik direkt veranlassen.

Erste Anlaufstelle sollte immer der behandelnde Arzt sein. Im Vorfeld sollte geklärt werden, ob die anvisierte Klinik Kapazitäten frei hat. Gleichfalls sollte vorher geklärt werden, ob eine gemeinsame Aufnahme von Mutter und Kind möglich ist. Wenn dies nicht der Fall ist, muss die Versorgung des Kindes durch Verwandte, Vertrauenspersonen, eine Familienpflegerin oder eine Pflegefamilie gewährleistet sein. Im Umgang mit einer psychotisch reagierenden Frau ist sehr viel Sensibilität und Verhandlungsgeschick gefragt. Reden Sie mit ihr. In den meisten Fällen ist sie durchaus ansprechbar und versteht, was um sie herum geschieht. Es sollte ihr behutsam deutlich gemacht werden, dass sie dringend Hilfe benötigt und dass man sich in einer Klinik um sie sorgen wird und der Aufenthalt dort ihrem persönlichen Schutz dient. Für die Hebamme und andere Bezugspersonen wird folgender Umgang mit der betroffenen Frau empfohlen: Ruhe bewahren, die Frau reden lassen, nicht den Wahrheitsgehalt des psychotischen Erlebens in Frage stellen, Vorwürfe der Mutter hinnehmen und umgekehrt keine Vorwürfe an sie richten, Grenzen ziehen. Die Frau darf in ihrer psychotischen Verfassung auf gar keinen Fall allein gelassen werden. Im Idealfall organisiert die Hebamme eine Umverteilung der Aufgaben, um einer Überforderung aller Beteiligten entgegenzuwirken: Wer kümmert sich um die emotionale Unterstützung der Frau? Wer macht den Haushalt? Wer kümmert sich um das Kind oder die anderen Kinder? Wer hält den Kontakt zu den Ärzten und Kliniken?

Es wäre angebracht, dass eine Person den Zustand der Frau schriftlich festhält. Diese Dokumentation kann eine schnell wirksame Therapie maßgeblich begünstigen. Es ist wünschenswert, wenn die Hebamme den Kontakt zur Mutter und ihren Angehörigen noch eine Weile bewahrt und sie unterstützt. Nach ein paar Tagen medikamentöser Behandlung ist die Frau meist in der Lage, ihr Kranksein nachzuvollziehen. Dies ist die Situation, in der sich die Hebamme von der Frau verabschieden kann.

3. Früherkennung mit Hilfe der Edinburgh Postnatal Depression Scale (EPDS)

Es ist bereits mehrfach angeklungen, dass die Erkennung der post-partalen Erkrankungen die Voraussetzung bildet für eine adäquate Behandlung. Je früher sie diagnostiziert werden, desto schneller und wirksamer greifen Therapien. Die Edinburgh Depression Scale wurde von Dr. J. L. Cox 1987 speziell zur Erfassung der post-partalen Depression entwickelt. Es handelt sich dabei um einen Fragebogen, der der Frühdiagnose von Wochenbettdepressionen dient. In den englischsprachigen Ländern wird er bereits seit eini-gen Jahren von vielen Fachleuten angewendet und hat sich als ein-fach zu handhabendes Messinstrument für eine Risikoabschät-zung bewährt. Der Fragebogen beinhaltet 10 Fragen zum Gemüts-zustand der Wöchnerin, wobei jede Frage 4 Antwortmöglichkeiten bietet. In einer Untersuchung zum EPDS kam Prof. Dr. med. Ber-gant von der Universitätsklinik für Frauenheilkunde in Innsbruck zu dem Ergebnis, dass es sich um ein sehr anwenderfreundliches und geeignetes Instrument zur Erfassung depressiver Symptomatik im frühen Wochenbett handelt. Bei Verdacht auf eine Wochenbett-depression sollte die Hebamme ihre Vermutung der Mutter gegen-über äußern und sie bitten, den Fragebogen auszufüllen. Der Fragebogen liefert eine gute Grundlage für tiefer gehende Ge-spräche, die vor allem auf die emotionale Seite der Mutterschaft abzielen. Aus diesem Grund bin ich der Meinung, diesen Frage-bogen nicht nur bei Verdacht auf Depression einzusetzen, sondern auch bei Frauen, die keinerlei Verhaltensauffälligkeiten zeigen. Damit wird gewährleistet, dass immer weniger Frauen durch das Netz der sozialen Kontrolle fallen. Die Beantwortung und Aus-wertung des Fragebogens nehmen wenig Zeit in Anspruch. Es ist wichtig, dass die Mutter den Fragebogen eigenständig ausfüllt und nur bei Verständnisschwierigkeiten nachfragt. Bei einer Gesamt-punktzahl von 12 und darüber liegt die Vermutung nahe, dass die Frau an depressiven Verstimmungen bzw. einer Depression leidet. Die Punktzahl gibt allerdings keinen Aufschluss über den Schwere-grad der Betroffenheit. Zur Zeit ist dieser Fragebogen in Deutsch-land leider nur kaum bekannt. Als einfaches, aber wirkungsvolles Messinstrument sollte er in der Fachwelt auch in Deutschland Ver-breitung finden.

Deutschsprachige Version der „Edinburgh Postnatal Depression Scale"

Name:
Adresse:
Alter des jüngsten Kindes:

Da Sie vor kurzem ein Kind geboren haben, würden wir gerne wissen, wie Sie sich in den letzten sieben Tagen (oder bei Verwendung in den ersten Tagen nach der Geburt: seit der Geburt) gefühlt haben. Bitte markieren Sie die Antworten durch Ankreuzen der Antwort, welche für Sie am ehesten zutrifft.

Beispiel: Ich habe mich glücklich gefühlt
- O Ja, die ganze Zeit
- O Ja, die meiste Zeit
- O Nein, nicht so oft
- O Nein, überhaupt nicht

In den letzten sieben Tagen:
oder
In den Tagen seit der Geburt:

1) konnte ich lachen und das Leben von der sonnigen Seite sehen
- O so, wie ich es immer konnte
- O nicht ganz so wie sonst immer
- O deutlich weniger als früher
- O überhaupt nicht

2) konnte ich mich so richtig auf etwas freuen
- O so wie immer
- O etwas weniger als sonst
- O deutlich weniger als früher
- O kaum

3) fühlte ich mich unnötigerweise schuldig, wenn etwas schief lief
- O ja, meistens
- O ja, manchmal
- O nein, nicht so oft
- O nein, niemals

4) war ich ängstlich und besorgt aus nichtigen Gründen
- O nein, überhaupt nicht
- O selten
- O ja, manchmal
- O ja, häufig

5) erschrak ich leicht bzw. reagierte panisch aus unerfindlichen Gründen
   - ○ ja, oft
   - ○ ja, manchmal
   - ○ nein, nicht oft
   - ○ nein, überhaupt nicht

6) überforderten mich verschiedene Umstände
   - ○ ja, die meiste Zeit war ich nicht in der Lage, damit fertig zu werden
   - ○ ja, manchmal konnte ich damit nicht fertig werden
   - ○ nein, die meiste Zeit konnte ich gut damit fertig werden
   - ○ nein, ich wurde so gut wie immer damit fertig

7) war ich so unglücklich, dass ich nicht schlafen konnte
   - ○ ja, die meiste Zeit
   - ○ ja, manchmal
   - ○ nein, nicht sehr oft
   - ○ nein, überhaupt nicht

8) habe ich mich traurig und schlecht gefühlt
   - ○ ja, die meiste Zeit
   - ○ ja, manchmal
   - ○ selten
   - ○ nein, überhaupt nicht

9) war ich so unglücklich, dass ich geweint habe
   - ○ ja, die ganze Zeit
   - ○ ja, manchmal
   - ○ nur gelegentlich
   - ○ nein, niemals

10) überkam mich der Gedanke, mir selbst Schaden zuzufügen
   - ○ ja, ziemlich oft
   - ○ manchmal
   - ○ kaum
   - ○ niemals

Die Antworten werden je nach Symptomschwere mit 0, 1, 2 und 3 Punkten bewertet. Die Fragen 3, 5, 6, 7, 8, 9 und 10 sind spiegelbildlich konstruiert (Bewertung mit 3, 2, 1 und 0). Die Addition der einzelnen Punktzahlen ergibt die Gesamtsumme.

(Quelle: Bergant, A., Tran, T.: Postpartale Depression: Frühdiagnostik mit Hilfe der Edinburgh Postnatal Depression Scale (EPDS), in: Hebamme 3/00, S. 165–168)

4. Grenzen der Einflussnahme durch die Hebamme

Die Rolle der Hebamme darf im Rahmen dieses Krisenmanagements keinesfalls überschätzt werden. Ihre Funktion ist vielmehr als „Schaltstelle" zu verstehen: Sie fungiert als Mittelsfrau zwischen den verschiedenen beteiligten Gruppen. Ihre Aufgabe liegt darin, die Krankheit und etwaige Gefahrenpunkte frühzeitig zu erkennen, um eine Verschärfung zu verhindern. Sie ist Gesprächspartnerin und Informantin. Sie ist keine Therapeutin, und es kann auch nicht von ihr erwartet werden, eine längerfristige Betreuung der depressiven Frau selbst zu übernehmen. Ihre Grenzen sollte sie auch behutsam den betroffenen Familien vermitteln. Die Hebamme sollte sich darüber im Klaren sein, dass sie nicht dazu da ist, das Problem aus der Welt zu schaffen. Und sie muss sich auch nicht über ihre Kompetenzen und Möglichkeiten hinaus einlassen. Ihre Verantwortung liegt im Begleiten, Erkennen, Dasein, Zuhören, Informieren, Aufklären und Vermitteln. Und das ist schon sehr viel.

(Die Gedanken und Ideen zur Rolle der Hebamme sind zusammengefasst nach Textvorlagen der Diplom-Pädagogin Birgit Sauer aus Münster, darunter „Früherkennung und Umgang mit psychischen Störungen im Wochenbett. Eine Fortbildung für Hebammen und Fachpersonal in der Mutter-Kind-Gruppenarbeit" (unveröffentlichtes Manuskript, Münster 2000). Die Verhaltensempfehlungen im Umgang mit den postpartalen Erkrankungen orientieren sich an dem Ratgeber für Hebammen von der Soziologin Jutta Gier aus Berlin: „Baby-Blues, Wochenbettdepression, Wochenbettpsychose. Ein Ratgeber für Hebammen: Der Umgang mit psychischen Verhaltensauffälligkeiten im Wochenbett". Herausgeber dieser Broschüre ist das „Geburtshaus für eine selbstbestimmte Geburt – Beratung und Koordination e.V.", Berlin 2001. Birgit Sauer und Jutta Gier bieten Fortbildungen für Hebammen und andere interessierte Fachgruppen an.)

5. Interdisziplinäre Zusammenarbeit

Aufklärung ist nicht allein die Aufgabe von Hebammen und Geburtsvorbereiterinnen. Die erforderliche Aufklärung hinsichtlich postpartaler Erkrankungen muss verstärkt von den vielfältigen Zeitschriften und Handbüchern geleistet werden, die sich allgemein mit Fragen der Schwangerschaft, Geburt, Mutter- bzw. Elternschaft beschäftigen. Dabei sollte man sich vor allem der Frage zuwenden, wie verhindert werden kann, dass eine Frau nach der Geburt ihres Kindes in eine seelische Krise rutscht. Hier sind auch die GynäkologInnen gefordert.

Die übliche Routineuntersuchung erfolgt erst nach sechs Wochen. Für eine Früherkennung schon ein recht später Zeitraum. Denn nicht nur für Hebammen, sondern auch für die Gynäkologen und Gynäkologinnen ist der EPDS ein wunderbares Messinstrument zur Frühdiagnose. Ebenso bedarf die ärztliche Nachsorge in der Gynäkologie dringend der Verlängerung, um auch jene Frauen aufzuspüren, bei denen sich die Depression schleichend entwickelt und zu einem späteren Zeitpunkt manifestiert. Wenn man das Spektrum der postpartalen Erkrankungen in allen Aspekten erfassen will, muss die interdisziplinäre Zusammenarbeit zwischen Hebammen, GynäkologInnen und PsychologInnen sowie PsychiaterInnen ausgebaut und forciert werden. Immer noch lässt diese Form der fachlichen Koordinierung zu wünschen übrig.

Im Rahmen der postpartalen Betreuung sind auch sämtliche Beratungsstellen wichtig, die sich speziell an Mütter bzw. Eltern wenden: Pekip-Gruppen, Mütterzentren, Stillgruppen, Pro Familia u. a. Die Beratung für Mütter mit postpartalen Problemen sollte in ihrem breitgefächerten Angebot einen festen Platz einnehmen. In diesem Sinne dienen die Beratungsstellen der Begleitung, Unterstützung und Information. Sie ersetzen keine (falls notwendig) Therapie. Manche Organisationen haben allerdings auch hauseigene Therapeuten. Abschließend möchte ich in diesem Zusammenhang die Autorin, Publizistin und ehemalige Hebamme Bettina Salis zitieren, die in Bezug auf die Rolle der Hebamme zu folgendem Schluss kommt:

„Es ist wichtig, dass diese Krankheiten mehr in das Bewusstsein, auch von Hebammen, gelangen. Je häufiger die Krankheit erkannt wird und Betroffene an andere Einrichtungen weitergeleitet werden, desto eher besteht eine Chance, dass sich die Verhältnisse bessern: dass Gynäkologen danach suchen, wenn sie die Frauen sechs Wochen nach der Ge-

burt sehen, dass es Beratungs- und Hilfsangebote gibt und dass in psychiatrischen Kliniken der besonderen Situation von Mutter und Kind Rechnung getragen wird, indem zum Beispiel die gemeinsame Aufnahme von Mutter und Kind selbstverständlich ist. Vielleicht können Hebammen hierzu einen wichtigen Beitrag leisten."[25]

Teil VI
Vom Mutterfrust ins Mutterglück:
Welchen Sinn macht die Krise?

Die Frage nach dem Sinn einer Lebenskrise erhellt sich oft erst im nachhinein. Im akuten Fall einer postpartalen Erkrankung scheint es auf den ersten Blick einfach gar nichts zu geben, was man diesem desolaten Zustand abgewinnen könnte. Keine Frau möchte jemals wieder dieses absolute Tief an Gefühlen erleben, dieses Ausgeliefertsein, dieses „sich im schwarzen Loch gefangen sehen". Doch wenn frau allmählich wieder Boden unter den Füßen bekommt, ein Licht am Ende des Tunnels aufscheint, kristallisieren sich jene Aspekte durch, die das Gute und sogar Wegweisende an ihrer Seelen-Krise ausmachen. Viele Frauen, die am tiefsten Punkt ihres Lebens angelangt waren, sagen sich später: „Ich war so tief unten, jetzt kann mich gar nichts mehr erschüttern." Wenn ich Frauen begegne, die eine Depression oder Psychose post partum durchschritten und bewältigt haben, stehe ich oft kopfschüttelnd vor einem Phänomen: Wie – diese Frau, die da so selbstbewusst, gelassen und vergnügt vor mir steht, sollte einmal das Höchstmaß an Verzweiflung erfahren haben? Heute weiß ich warum. Ihre Krise hatte eine Wende bewirkt – in jeder Richtung: Frausein, Muttersein, persönliche Situation, Beziehungen, Lebenseinstellung. In jedem dieser Bereiche hatte sich etwas zum Positiven getan oder verändert. Das ging nicht auf einen Schlag vonstatten, sondern die Veränderung zeigte sich als ein Prozess, der sich mal schneller und mal langsamer bewegte.

Wir entwickeln uns jeden Tag weiter. Wir machen auch gerne die gleichen Fehler. Aber auch aus der Wiederholung unserer Fehler lernen wir. Und je eher wir bereit sind, hinzuschauen, desto eher bekommen wir das Problem wieder in den Griff. Unabhängig von aller Wissenschaftlichkeit bin ich persönlich der Meinung, dass sich eine Krise wiederholt oder hartnäckig hält, wenn wir chronisch weggucken. Jede Krankheit will uns letztendlich etwas sagen. Die Seele rebelliert gegen den Körper, der uns in einen Aus-

197

nahmezustand versetzt. Manchmal hat sich über lange Zeit etwas angestaut, was wir gerne beiseite geschoben haben. Der Alltag hatte uns zu sehr im Griff, um Raum zum Nachdenken zu geben. Abgesehen davon neigt der Mensch dazu, Unangenehmes zu verdrängen. Und plötzlich holt es uns ein – mit einem Tiefschlag, der sämtliche Grundmauern erschüttert und uns in die Knie drückt. Aber vielleicht brauchten wir diese „Faust", um aufzuwachen? Es muss sich auch nicht immer um etwas Aufgestautes handeln, das sich da ganz plötzlich und unvorbereitet Bahn bricht. Vielleicht will die Krise, dass wir nachdenken beispielsweise über gesellschaftliche Missstände, die der Veränderung bedürfen, oder über alternative Therapien, die Körper, Geist und Seele des Menschen berücksichtigen oder über die Bedeutung von Krankheit an sich, um darüber mehr Sensibilität und Verständnis für unsere Mitmenschen zu entwickeln. Da gibt es ganz viele Möglichkeiten, und für jeden Menschen ist es individuell verschieden, welche Lernaufgaben das Leben für ihn bereithält. Die Krise zwingt mich, hinzuschauen und mich zu fragen: Was will sie mir sagen? Was habe ich nicht sehen wollen? Was soll ich aufarbeiten? Was soll ich verändern? Was soll ich bei mir verändern? Wo stehe ich? Was möchte ich jetzt gerne tun? Und je eher ich mir diese Fragen stelle, desto geringer ist das Risiko abzurutschen – oder umgekehrt: desto größer ist die Chance, möglichst schnell wieder auf die Beine zu kommen. Das ist natürlich leichter gesagt als getan. Ich gehöre auch zu den Menschen, die öfter mal „eins über den Deckel bekommen", weil sie wieder geflissentlich weggeschaut haben. Und in all den Jahren habe ich vor allem eines gelernt: Die Veränderung beginnt zunächst bei mir. Es muss sich dabei nicht um revolutionäre Veränderungen handeln. Oft sind es ganz kleine Dinge, jedoch mit großer Wirkung auf mein Leben, die ich überdenken und ändern soll. Vielleicht soll ich lernen, geduldiger zu werden oder mich von meinem Perfektionismus zu verabschieden oder mich mehr in Gelassenheit zu üben? Vielleicht soll ich lernen, meine Bedürfnisse mehr zu berücksichtigen und sie nicht immer hintenan zu stellen? Als Sie durch Ihre Krise wanderten (oder es noch tun), wussten Sie im Grunde genommen eines: Auch wenn Sie noch so viel Unterstützung durch Familie, Freunde oder hervorragende Ärzte hatten bzw. haben, was sicherlich den Heilungsprozess unbestritten beschleunigt, mussten Sie durch den emotionalen Schmerz der Depression oder Psychose ganz alleine durch. Nahezu mutterseelenallein. Das Leid an sich konnte oder kann Ihnen niemand abnehmen. Und mit diesem Wissen und dieser Kraft schaffen Sie auch die Veränderung in Ihrem Leben. Davon bin ich überzeugt. Wenn Sie über Veränderung in Ihrem Leben nachdenken, möchte ich Ihnen die Bücher von dem Arzt und Naturheilpraktiker Rüdiger Dahlke empfehlen, der sehr viel über die Bedeutung und den Sinn von Krankheiten geschrieben hat. Ich selber habe mich zudem von Autorinnen wie Louise Hay oder Sabrina Fox inspirieren lassen. Natürlich bin ich mir darüber im Klaren, dass im akuten Zustand einer schweren Depression oder gar Psychose kaum ein Reflektieren über die persönliche Situation möglich ist. Aber wenn Sie wieder etwas Land gewonnen haben, fangen Sie damit an. Es ist ein Lernprozess – bespickt mit Fortschritten und Rückschritten.

Viele Frauen, die die postpartale Krise mit ihrem ganzen Schmerz durchlebt haben, sind durch diesen Prozess gegangen. Aus dem ganzen Wirrwarr schälte sich nach und nach ein neuer Mensch heraus. Ein Mensch, der weiß, wovon er spricht. Ein Mensch, der nicht nur seinen Weg gefunden hat, sondern auch sich selbst, nachdem er mühsam die verkrusteten Schalen abgetragen hatte. Ein Mensch, der mit mehr Bewusstheit und auch Dankbarkeit weiß, wie sich Glück anfühlt – auch Mutterglück. Und ich gehe noch einen Schritt weiter: Da hat sich nicht nur persönlich etwas geändert, sondern Veränderung geschah und geschieht in einem globaleren Ausmaß: Die vielen Einzelschicksale haben bewirkt, dass sich allmählich gesellschaftlich etwas bewegt oder dass zumindest mehr darüber nachgedacht wird. Die vielen Frauen, die vor Jahren unvorbereitet, unaufgeklärt und mit wenig professioneller Unterstützung in die nachgeburtliche Krise stürzten, sind heute der Motor einer bundesweiten Bewegung, die sich des Tabus postpartaler Erkrankungen vehement annimmt. Damals standen sie vor dem Nichts. Es war ihr Zorn über die mangelnde Aufklärung, über die fehlende professionelle Unterstützung, über die fehlenden institutionellen Hilfen, der sie dazu antrieb, selbst die Initiative zu ergreifen. Mit dem Entschluss „Was mir passierte, möchte ich anderen Frauen ersparen" gründeten sie Selbsthilfegruppen und traten über die Medien in die Öffentlichkeit. Viele sind schon seit Jahren unermüdlich dabei, stehen anderen betroffenen Frauen beratend zur Seite, informieren, spenden Trost, vermitteln Kontakte zu anderen Müttern wie zu Fachleuten, schreiben Briefe, entwickeln schriftliche Info-Materialien, halten Vorträge. Sie haben einen Verein gegründet, der ihre Interessen wahrnimmt. Die postpartale Krise hat Kreise gezogen, Veränderungen bewirkt, ob nun allein im privaten oder auch im gesellschaftlichen Rahmen, und aus dieser Perspektive heraus macht sie Sinn, wie es folgende Stellungnahmen belegen, die ich Ihnen abschließend als Mut machende Worte mit auf den Weg geben möchte:

„Ich versuche inzwischen, die Dinge lockerer anzugehen, Situationen zu akzeptieren und nicht immer die Fehler bei mir zu suchen. Eine Depression, egal auf welchen Hintergründen sie basiert, bietet enorme Entwicklungsmöglichkeiten. Ich lebe heute wesentlich bewusster und intensiver und kann die Liebe zu meinen Kindern wieder grenzenlos spüren. Auch die Beziehung zu meinem Mann hat sich verändert. Ich habe in ihm einen wirklichen Partner und Freund gefunden, der zu mir steht." (Kerstin)

„Diese Krise nach der Geburt meines ersten Kindes hat mich reifer und selbstbewusster gemacht. Ich gehe ganz anders mit dem Thema Depressionen um. Ich bin sensibler geworden für meine Umwelt, für Menschen, die an diesem Punkt Schwierigkeiten haben. Durch diese Krise bin ich neu dankbar geworden für vieles, was mir zuvor so selbstverständlich war. Ich konnte mich selbst besser kennenlernen, das heißt mir wurde klar, ich bin nicht die Mutter, die ich mir vor der Geburt meines ersten Kindes immer ausgemalt habe. Ein verändertes Selbstbild. Durch die Krise ist die Beziehung zu meinem Mann gewachsen." (Barbara)

„An andere Frauen möchte ich vor allem meine Erfahrung weitergeben, dass es auf keinen Fall etwas bringt, eine Kurzschlusshandlung zu begehen, sondern es lohnt sich, auf Besserung zu hoffen und auch selbst daran zu arbeiten. Depressionen sind eine schwere Erkrankung und kein ‚Charakterfehler'. Macht euch nicht auch noch Selbstvorwürfe, sondert fordert Hilfe ein und nehmt sie an. Habt auch nicht zu hohe Idealvorstellungen von euch als Mutter!" (Martina)

„Frauen bzw. Müttern möchte ich mit auf den Weg geben: Sucht euch eine Person, der ihr vertraut, die eure Ängste und Sorgen versteht und die euch ernst nimmt. Die euch immer wieder Mut macht und euch nicht verunsichert. Es ist niemand von Geburt an Mutter und hat die

Weisheit gepachtet. Man kann lernen, das Leben mit Kind neu einzu-
richten. Auch wenn es etwas länger dauert. Sprecht mit anderen Müt-
tern, und wenn sie euch nicht genug Sicherheit geben können, dann
sucht euch professionelle Hilfe beim Arzt oder Psychologen. Du bist
keine Rabenmutter, weil du nicht so glücklich bist wie die Muttis in
der Werbung. Nur Mut!" *(Iris)*

Kinder sind ein Geschenk. Doch jedes Geschenk muss auch aus-
gepackt werden, manchmal mühsam Blatt für Blatt.

Anhang

Die befragten Frauen

Die Angaben beziehen sich auf den Zeitpunkt der Befragung. Die postpartale Krise entwickelte sich jeweils direkt im Anschluss oder im weiteren Verlauf des ersten Jahres nach der Geburt des Kindes.

Angelika, 26 Jahre, Erzieherin, verheiratet, zwei Töchter (4 Jahre und 1 Jahr), Depression nach dem ersten Kind, heute Hausfrau und Mutter, Aufbau einer Selbsthilfegruppe, Infoabende und „Telefonnothilfe" zur PPD.

Anke, 33 Jahre, Ärztin, verheiratet, eine Tochter (2), ein Sohn (10 Monate), Depression nach dem ersten Kind, teilweise wieder berufstätig.

Annette, 30 Jahre, Wirtschaftsassistentin, verheiratet, eine Tochter (3), ein Sohn (3 Monate), Depression nach dem ersten Kind, heute Hausfrau, engagiert sich für die Selbsthilfegruppen zur PPD.

Barbara, 31 Jahre, Buchhändlerin/Verlagskauffrau, verheiratet, ein Sohn (5), eine Tochter (2), Depression nach dem ersten Kind, erfolgreiche Progesteron-Therapie als präventive Maßnahme bei der Geburt des zweiten Kindes, engagiert sich in Sachen PPD: Vorträge, Artikel, Selbsthilfegruppe.

Bettina, 31 Jahre, Werbekauffrau, verheiratet, ein Sohn (4), Wochenbettpsychose und anschließende Depression, heute Hausfrau.

Cornelia, 31 Jahre, medizinische Betriebswirtin, ein Sohn (16 Monate), erwartet das zweite Kind, z. Zt. im Erziehungsurlaub, engagiert sich für Frauen mit PPD.

Dagmar, 36 Jahre alt, Kauffrau, verheiratet, eine Tochter (5), ein Sohn (2), Depression nach dem ersten Kind, Hausfrau.

Eva, 36 Jahre, Dipl.-Betriebswirtin, verheiratet, zwei Töchter (10 und 8 Jahre), einen Sohn (2), Depression nach allen drei Kindern, heute Hausfrau.

Evelyn, 31 Jahre, Bankkauffrau, verheiratet, zwei Töchter (6 und 2 Jahre), Depression nach der Geburt der zweiten Tochter, z.Zt. Hausfrau, engagiert sich für den Aufbau von PPD-Selbsthilfegruppen.

Fiona, 30 Jahre, Dipl.-Betriebswirtin, verheiratet, eine Tochter (3), ein Sohn (1), Depression nach dem ersten Kind, Mitbegründerin des Vereins „Schatten & Licht – Krise nach der Geburt".

Franziska, 36 Jahre, Verwaltungsangestellte, verheiratet, eine Tochter (9), berufstätig, engagiert sich für PPD-Selbsthilfegruppen, Mitbegründerin des Vereins „Schatten & Licht – Krise nach der Geburt".

Gaby, 35 Jahre, Grundschullehrerin, verheiratet, zwei Töchter (4 und 2 Jahre), Wochenbettpsychose nach dem zweiten Kind, derzeit im Erziehungsurlaub, Ansprechpartnerin für betroffene Frauen.

Heidi, 28 Jahre, Krankenschwester, verheiratet, eine Tochter (2), erwartet das zweite Kind.

Ina, 31 Jahre, Vorstandssekretärin, verheiratet, eine Tochter (2), Depression direkt im Anschluss an die Geburt, teilweise als Sekretärin wieder tätig.

Inka, 45 Jahre, Sozialpädagogin, ein Sohn (15), Wochenbettpsychose mit anschließender Depression, Kind lebt seit 1983 beim Vater, der das Sorgerecht hat, Scheidung 1986, seit 1984 Leitung einer Kindertagesstätte, engagiert sich in der PPD-Selbsthilfegruppe, Info-Veranstaltung für Hebammen.

Iris, 32 Jahre, Arzthelferin/Laborantin, ein Sohn (3), engagiert sich in PPD-Selbsthilfegruppen, Mitbegründerin des Vereins „Schatten & Licht – Krise nach der Geburt".

Bernd, 28 Jahre, Schreiner, Ehemann von Iris, unterstützt deren Aktivitäten.

Johanna, 34 Jahre, Industriekauffrau, verheiratet, eine Tochter (3), heute als Bürogehilfin tätig.

Karin, 36 Jahre, Fremdsprachenkorrespondentin, verheiratet, eine Tochter (4), heute Hausfrau und Mutter.

Kerstin, 30 Jahre, Lehrerin und Reitpädagogin, verheiratet, eine Tochter (7), ein Sohn (3), Depression nach dem zweiten Kind, heute wieder im Beruf, bietet Erfahrungsaustausch für Frauen an, auch im Rahmen heilpädagogischen Reitens.

Marion, 30 Jahre, Krankenschwester, verheiratet, eine Tochter (4), Weiterbildung zur Stationsschwester, teilweise berufstätig.

Martina, 36 Jahre, Dipl.-Kauffrau, verheiratet, ein Sohn (3), jetzt Hausfrau, engagiert sich für PPD-Selbsthilfegruppen, organisiert Info-Veranstaltungen.

Melanie, 33 Jahre, Verwaltungsangestellte, verheiratet, ein Sohn (3), erwartet das zweite Kind, heute Hausfrau.

Michaela, 36 Jahre, Redaktionsassistentin, verheiratet, ein Sohn (18 Monate), halbtags wieder berufstätig, engagiert sich privat und im Beruf für Frauen mit PPD.

Monika, 28 Jahre, Dipl.-Betriebswirtin, verheiratet, ein Sohn (17 Monate), halbtags wieder berufstätig.

Nicole, 31 Jahre, Angestellte, seit vier Jahren geschieden, eine Tochter (7), betreibt heute ein Geschäft für Baby- und Kinderbekleidung.

Stefanie, 33 Jahre, Arzthelferin, verheiratet, eine Tochter (3), eine Fehlgeburt, Depressionen sowohl nach der Geburt des ersten Kindes als auch nach der Fehlgeburt, z. Zt. Hausfrau und Mutter.

Susanne, 29 Jahre, Krankenschwester, verheiratet, ein Sohn (2 Jahre), teilweise wieder berufstätig.

Ute, 42 Jahre, Erzieherin, verheiratet, zwei Töchter (18 und 14 Jahre), starke Depressionen vor 18 Jahren nach der Geburt des ersten Kindes, leichtere Depressionen nach der Geburt des zweiten Kindes, Hausfrau und Mutter, ehrenamtliche Tätigkeiten.

Wichtige Adressen

Adressen zur postpartalen Problematik:

Schatten & Licht – Krise nach der Geburt e.V.
Geschäftsstelle / 1. Vorsitzende:
Sabine Surholt
Obere Weinbergstr. 3
86465 Welden
Telefon: 08293/96 58 64
Telefax: 08293/96 58 68
http://www.schatten-und-licht.de

Telefonische Beratung durch:

– Beate Halverscheid (Nordrhein-Westfalen)
Telefon: 0234/29 45 95

– Ulrike Schlase-Böhme (Sachsen)
Telefon: 0341/59 01 266

– Bianca Dietrich (Rheinland-Pfalz)
Telefon: 06344/ 93 91 74

Postpartum Support International
927 North Kellogg Avenue
Santa Barbara, CA 93111 USA
Telefon: 805 967-7636
Telefax: 805 967-0608
E-Mail: thonikman@compuserve.com

Gesellschaft für die psychische Gesundheit von Frauen
im deutschsprachigen Raum (GPGF)
Frau Dr. med. M. Hofecker Fallahpour
Gesellschaftssekretariat
Psychiatrische Universitätspoliklinik
Kantonsspital, Petersgraben 4, CH-4031 Basel
Fax: *41-61-2654588
E-Mail: ges-psyche-frau-med@unibas.ch
http://www.unibas.ch/ges-psyche-frau

Marcé Gesellschaft
c/o Dr. Christiane Hornstein
Postfach 1420
69155 Wiesloch
E-Mail: marce-gesellschaft@pzn-wiesloch.de
Website: www.marce-gesellschaft.de

(Die Marcé Gesellschaft ist eine Sektion der „International Marcé Society for Psychiatric Disorders of Childbearing" in den deutschsprachigen Ländern und wendet sich an alle Berufsgruppen, die sich der
Gesundheit und Versorgung postpartal erkrankter Frauen annehmen.)

Arbeitskreis „Psychische Störungen in der Schwangerschaft
und nach der Geburt"
Jutta Gier
Seelingstr. 4
14059 Berlin
Tel.: 030/321 73 45
Fax: 030/32 10 25 46
E-Mail: gier.koepf@snafu.de

Oder:

Geburtshaus für eine selbstbestimmte Geburt –
Beratung und Koordination e.V.
Lucia Gacinski
Gardes-du-Corps-Str. 4
14059 Berlin
Tel.: 030/322 30 71
Fax: 030/325 51 99
E-Mail: gebhaus.koordination@snafu.de

(Der Hebammen-Ratgeber von Jutta Gier: „Der Umgang mit psychischen Auffälligkeiten im Wochenbett" ist über dieses Geburtshaus erhältlich. Bitte senden Sie den Betrag von DM 20,00 in Form eines Verrechnungsschecks unter Angabe Ihrer vollständigen Adresse an die genannte Anschrift des Geburtshauses.)

MenschensKind – Beratungsstelle für Eltern
mit Säuglingen und Kleinkindern
Renate Barth
Elsässer Straße 27a
22049 Hamburg
Tel.: 040/652 00 12

Website von Petra Nispel im Internet:
www.petranispel.de

**Adressen zu Schwangerschaft, Geburt und Elternschaft
in Deutschland:**

Beratungsstelle für Schwangerschaftshilfe
Bodenbacher Str. 100
01277 Dresden
Tel: 0351/236 11 89

Verein für Bewusste Geburt und Elternschaft „Johanna" e.V.
Sabine Stieler
Tetschener Str. 26
01277 Dresden
Tel.: 0351/301 26

Familienzentrum Kiebitz Leipzig e.V.
Karl-Tauchnitz-Str. 3
04107 Leipzig

IRIS Regenbogenzentrum der Initiative "Natürlich Gebären –
Bewusst Elternsein" und IRIS Regenbogengeburtshaus
Schleiermacherstr. 39
06114 Halle
Tel: 0345/269 89

Beratungsstelle für Schwangerschaft und Schwangerschafts-
konfliktberatung der Arbeiterwohlfahrt
Südstr. 14
09337 Hohenstein-Ernstthal
Tel.: 0723/36 04

Treffpunkt Schwangere/Mütter, Väter, Babys im Nachbarschafts-
und Selbsthilfezentrum (NUSZ) in der U. F. A. Fabrik Berlin e. V.
Viktoriastr. 13
12105 Berlin
Tel.: 030/751 67 06

Arbeitsgruppe für natürliche Geburt
Eppendorfer Weg 209
20253 Hamburg
Tel.: 040/420 36 36

Levana e. V. – Verein rund ums Elternsein
Keßlerstr. 84
31134 Hildesheim
Tel.: 05121/15280

Bewusste Geburt und Elternschaft e. V.
Diezstr. 6
35390 Gießen
Tel.: 0641/348 93

Bewusste Geburt und Elternschaft e. V., Entbindungsheim
„In den Brunnengärten"
Dorothea Heidorn
Zum Bahnhof 28
35394 Gießen-Rödgen
Tel.: 0641/422 21

ISIS – Zentrum für Schwangerschaft,
Geburt und Elternschaft e. V.
Groner-Tor-Str. 12
37073 Göttingen
Tel.: 0551/48 58 28

Unter'm Dach e.V. – Treffpunkt für Familien
Düsseldorfer Str. 14
42697 Solingen-Ohligs
Tel.: 0212/751 67 06

Die Wiege: Initiative rund ums Kinderkriegen e.V.
Intzestr. 36
42859 Remscheid
Tel.. 02191/34 88 94

ISIS – Für werdende Eltern
Ehrenfeldstr. 34
44789 Bochum
Tel.: 0234/33 24 69

Initiative für eine natürliche Geburt
c/o Sabine Lethen
Oberhausener Str. 31
45359 Essen
Tel.: 0201/60 52 04

Eltern werden – Eltern sein
Gießerstr. 17
45473 Mülheim
Tel.: 0208/75 66 33

Initiativkreis für Familien und Erwachsenenbildung e.V.
Langeoogstr. 15
45665 Recklinghausen
Tel.: 02361/477 01

SILK – Schwanger im Lebensraum Krefeld
c/o Barbara Schnell
Mariannenstr. 42
47799 Krefeld
Tel.: 02151/223 87

Aktionskreis Geburtsvor- und -nachbereitung e.V.
c/o Ingrid Lauxtermann
Schmidtstr. 21
49124 Georgsmarienhütte
Tel.: 05401/405 84

Treffpunkt Mütter und Väter: Kinderkriegen – Kinderhaben
Neusser Str. 397–399
50733 Köln-Nippes
Tel.: 0221/760 71 87

Die Oase – Schwangerschafts- und
Geburtsvorbereitungs-Zentrum
Longericher Str. 389
50739 Köln
Tel.: 0221/599 49 94

Bauchladen – Treffpunkt für Schwangere,
Mütter, Väter, Babys
Bergisch Gladbacher Str. 116
51069 Köln
Tel.: 0221/680 32 29

Lahar – Verein für bewusste Geburt e.V.
Malmedyer Str. 92
52066 Aachen
Tel.: 0241/67873

Doula – Verein für Geburt
in Würde und Menschlichkeit
c/o Monika Brühl
Hausdorffstr. 172
53129 Bonn
Tel.: 0228/23 24 50

Eltern-Bildungsforum Obsthof
Westernburgstr. 31
58706 Menden
Tel.: 02373/669 89

Frauenzentrum Frauenzimmer
Verein für Einzel- und Gruppenerfahrung
Zeughausstr. 1
59872 Meschede
Tel.: 0291/521 71

Frauengesundheitszentrum Neuhofstraße (FGZN)
Neuhofstr. 32 (Hinterhaus)
60318 Frankfurt/Main
Tel.: 069/59 17 00

AG freiberuflicher Geburtsvorbereiterinnen Darmstadt
c/o Ch. Nixdorff
Kleiststr. 40
64291 Darmstadt

Sirona Frauengesundheitszentrum e.V.
Dotzheimerstr. 9
65185 Wiesbaden
Tel.: 0611/30 16 94

BAMS – Beratung alleinstehender Mütter und Schwangerer e.V.
Pfarrgasse 17
69121 Heidelberg
Tel.: 06221/41 19 04

Lucinia e.V. – Verein für elternorientierte Geburtshilfe
Alte Dorfstr. 29
70599 Stuttgart-Birkach
Tel.: 0711/73 32 04

Beratungsstelle für Geburt und Eltern-Sein e.V.
Dorfackerstr. 12
72074 Tübingen-Lustnau
Tel.: 07071/839 27

Sonne, Mond und Sterne – Zentrum für Geburt und Elternschaft
Mühlacker Str. 49
75447 Diefenbach
Tel.: 07043/55 56

Geburt und Leben e.V.
Amalienstr. 79
76133 Karlsruhe
Tel.: 0721/274 28

Arbeitskreis Eltern werden – Eltern sein e.V.
Talstr. 56
79102 Freiburg
Tel.: 0761/70 69 60

Frauengesundheitszentrum
Güllstr. 3
80336 München
Tel.: 089/725 02 03

Beratungsstelle für natürliche Geburt und Elternsein e.V.
Häberlstr. 17
80337 München
Tel.: 089/53 20 76

Zentrum Kobergerstraße e.V.
Koberger Str. 79
90408 Nürnberg
Tel.: 0911/36 16 26

Herztöne – Beratungsstelle für natürliche Geburt und Elternsein e.V.
Welfenweg 16
93051 Regensburg
Tel.: 0941/99 92 70

Kind & Kegel, Beratungsstelle für Schwangerschaft,
Geburt und Elternschaft e.V. Hof-Wunsiedel
Von-der-Tann-Str. 15
95028 Hof
Tel.: 09281/866 54

Courage e.V., Verein für Frauen
Obere Stadt 21
95326 Kulmbach
Tel.: 09221/835 81

TIAMAT – FrauenHeilWeise
Barfüßerstr. 16
99084 Erfurt

Adressen rund ums Stillen:

Arbeitsgemeinschaft freier Stillgruppen (AFS),
Bundesverband e. V.
Postfach 11 12
76141 Karlsruhe

La Leche Liga Deutschland
Postfach 96
81214 München

Bund Deutscher Laktationsberaterinnen e. V.
Delpweg 14
30457 Hannover
Tel.: 0511/46 71 64

Weitere hilfreiche Adressen

Bund Deutscher Hebammen e. V. (BDH)
Geschäftsstelle
Postfach 1724
76007 Karlsruhe
Tel.: 0721/264 97

Bund freiberuflicher Hebammen Deutschlands e. V. (GfHD)
Geschäftsstelle
Am Alten Nordkanal 9
41748 Viersen

Gesellschaft für Geburtsvorbereitung (GfG)
Bundesverband e. V.
Postfach 22 01 06
40608 Düsseldorf
Tel.: 0211/25 26 07

Netzwerk zur Förderung der Idee der Geburtshäuser in Europa e.V.
c/o Catherine Korset
Fröhnerstr. 22 a
13595 Berlin

Arbeitsgemeinschaft für Haus- und Praxisgeburt
Goethestr. 9
75217 Birkenfeld

Mütterzentrum – Bundesverband e.V.
Müggenkampstr. 16
20257 Hamburg
Tel.: 040/49 41 56

Notmütterdienst, Familien- und Altenpflege e.V.
Sophienstr. 28
60487 Frankfurt/M.
Tel.: 069/77 66 11
(vermittelt Ersatzmütter für die Zeit des Wochenbetts)

Pro Familia (Bundesverband)
Stresemannallee 3
60596 Frankfurt/M.
Tel.: 069/63 90 02

PEKiP e.V. (Prager-Eltern-Kind-Programm)
Heltorfer Str. 71
47269 Duisburg

Paritätisches Bildungswerk, Bundesverband e.V.
Lyonerstr. 34
60528 Frankfurt/M.
Tel.: 069/66 92-26 76

AKF – Arbeitskreis Frauengesundheit in Medizin, Psychotherapie
und Gesellschaft e.V.
Hindenburgstr. 1a
32257 Bünde
Tel.: 05223/18 83 20

214

Internationale Studiengemeinschaft für pränatale und
perinatale Psychologie und Medizin (ISPPM), Sekretariat
der deutschsprachigen Mitglieder
Julitta und Axel Bischoff (Sekretariat)
Friedhofweg 8
69118 Heidelberg

Bundesverband „Das frühgeborene Kind" e.V.
Eva Vonderlin
Von-der-Tann-Str. 7
69126 Heidelberg
Tel.: 06221/323 45

Initiative „Glücklose Schwangerschaft e.V."
Barbara Künzer-Riebel
Burgstr. 6
73614 Schorndorf

Berufsverband Deutscher Psychologen (BDP)
Heilsbachstr. 20–24
53123 Bonn
Tel.: 0228/74 66 99 (Patienten-Informationsdienst)

Verband alleinerziehender Mütter und Väter –
Bundesverband e.V. (VAMV)
Beethovenallee 7
53173 Bonn

Nakos – Nationale Kontakt- und Informationsstelle
zur Anregung und Unterstützung von Selbsthilfegruppen
Albrecht-Achilles-Str. 65
10709 Berlin

Deutsche Arbeitsgemeinschaft Selbsthilfegruppen e.V.
Friedrichstr. 28
35394 Gießen

Adressen in Österreich

Das etwas andere Mutter-Kind-Treffen
Selbsthilfegruppe „Postpartale Depression"
F. E. M. Gesundheitszentrum – Semmelweisklinik
Bastiengasse 36–38
1180 Wien
Information:
Petra Wenzel, Tel.: 0676/9392633
E-Mail: ppd.treff@telering.at
oder
F. E. M., Tel.: 0043/1/47615-5771

Österreichisches Hebammengremium
Postfach 584
1061 Wien

La Leche Liga, Vereinigung stillender Mütter
Postfach
6340 Rattenberg

NANAYA – Beratungsstelle für natürliche Geburt und
Leben mit Kindern
Zollergasse 37
1070 Wien
Tel.: 0222/93 17 11

Eltern-Kind-Zentrum Salzburg
Herrengasse 30
5020 Salzburg
(Weitere Eltern-Kind-Zentren in Linz, Steyr, Klagenfurth, Bregenz,
Innsbruck, Graz, Mödling, Feldkirch und Wien)

Zentrum für Geburt und Elternschaft
Irene Hocher
Rosensteingasse 82
1170 Wien
Tel.: 0222/45 96 49

Verein für natürliche und selbstbestimmte Geburt
Bahnstr. 11–13
2230 Gänsernsdorf

Neues Leben, Verein zur Förderung der natürlichen
und humaneren Geburt e.V.
Raschbach 2
4861 Aurach

Verein WEGE – Beratungsstelle für natürliche Geburt,
Elternschaft und ganzheitliches Wachstum
Eva und Roman Scheurer
Rankar 12
4692 Niederthalheim

Berufsverband österreichischer Psychologinnen
und Psychologen
Garnisonsgasse 1
1090 Wien

Adressen in der Schweiz

Schweizerischer Hebammen-Verband
Flurstr. 26
3000 Bern

Schweizer Fachverband für Geburtsvorbereitung
Leimenstr. 68
4051 Basel

La Leche Liga Schweiz
Postfach 197
8053 Zürich

Schweizerische Vereinigung der Mütterberatungsstellen
Seehofstr. 15
8024 Zürich

Dachverband schweizerischer Mütterzentren
Muristr. 27
3006 Bern

Informationsstelle für Schwangerschaft, Geburt und Stillzeit
Obmannamtsgasse 15
8001 Zürich

Verein zur Förderung natürlicher Geburten
Anwandstr. 9
8004 Zürich

Föderation der Schweizer Psychologinnen und Psychologen (FSP)
Choisystr. 11
3000 Bern

Anmerkungen

1) Thurer, S., vgl. Lit., S. 31
2) Thurer, S., vgl. Lit., S. 426
3) Sneddon, J., vgl. Lit., S. 104
4) Kitzinger, S., vgl. Lit., S. 127
5) Die Vertreter der atypischen Depression meinen, dass Frauen, die vor ihrer Schwangerschaft bereits eine Depression im klassischen Sinne durchlebt haben, im ersten Jahr nach der Geburt des Kindes einen Rückfall bekommen. Das heißt, dass sie dann wieder die Kennzeichen einer typischen Depression zeigen.
6) Dunnewold, A./Sanford, D., vgl. Lit., S. 32 ff
7) Schneider, R., vgl. Lit., S. 137
8) Marcé, L. V., vgl. Lit.
9) Herz, E. K., vgl. Lit., S. 71
10) Scarf, M., vgl. Lit., S. 146
11) Dalton, K., Mütter nach der Geburt, S. 100–118
12) Dalton, K., Mütter nach der Geburt, S. 124
13) Rohde, A./Marneros, A., vgl. Lit., S. 175–180
14) Welburn, V., vgl. Lit., S. 207
15) Dunnewold, A./Sanford, D., vgl. Lit., S. 69–71
16) Kitzinger, S., vgl. Lit., S. 194 f
17) Bullinger, H., vgl. Lit., S. 48
18) Cowan, C. P./Cowan, P. A., vgl. Lit., S. 132 ff
19) Dix, C., vgl. Lit., S. 168
20) Greist, J. H./Jefferson, J. W., vgl. Lit., S. 105
21) Hartmann, H. P., vgl. Lit., S. 27
22) Dunnewold, A./Sanford, D., vgl. Lit., S. 209–211
23) Hartmann, H. P., vgl. Lit., S. 2–3, S. 5–6
24) Dalton, K., Progesterone prophylaxis, vgl. Lit., S. 447–450;
Dalton, K./Holton, W., Premenstrual syndrome, vgl. Lit., S. 450–453
25) Salis, B., vgl. Lit., S. 164

Literaturverzeichnis

Barnett, B.: Postnatal depression or ,failure-to-thrive' mothers. In: Modern Medicine of Australia, 1990, S. 60–72

Barth, R./Warren, B.: Zur Förderung einer positiven Beziehung zwischen Eltern und Kind – ein Beratungsangebot für Familien mit Säuglingen und Kleinkindern in Sydney. In: Prax. Kinderpsychol. Kinderpsychiat., 42 (1993), S. 339–345

Beck-Gernsheim, E.: Mutterwerden – der Sprung in ein anderes Leben. Frankfurt/M.: Fischer 1989

Bergant, A./Tran, T.: Postpartale Depression: Frühdiagnostik mit Hilfe des Edinburgh Postnatal Depression Scale (EPDS). In: Hebamme, 3 (2000), S. 165–168

Blume, A./Bopp, A.: Das erste Jahr. Das umfassende Handbuch für die junge Familie. München: Kösel 1993

Benkert, O.: Psychopharmaka. Medikamente, Wirkung, Risiken. München: Beck 1995

Böhme, M./Schlase-Böhme, U.: Die Situation post partum als krisenhaftes Ereignis im Leben einer Frau. In: Wege zum Menschen, 8 (2000), Göttingen: Vandenhoeck & Ruprecht, S. 477–487

Brockington, I. F./Martin, C./Brown, G. W./Goldberg, D./Margison, F.: Stress and puerperal Psychosis. In: British Journal of Psychiatry, 157 (1990), S. 330–334

Bruns-Pfersdorf, S.: Wenn die Seele Hilfe braucht. Therapieformen im Überblick. Niedernhausen/Ts.: Falken 1995

Bullinger, H.: Wenn Paare Eltern werden. Reinbek bei Hamburg: Rowohlt 1994

Burak, C./Remington, M.: Tod in der Wiege. Warum hat Michele Remington ihr Baby umgebracht? München: Heyne 1996

Cadalbert-Schmid, Y.: Sind Mütter denn an allem schuld? 5. Aufl., München: Kösel 1994

Cowan, C. P./Cowan, P. A.: Wenn Partner Eltern werden. Der große Umbruch im Leben des Paares. München: Piper 1994

Cox, J. L.: Postnatal Depression. A guide for health professionals. Edinburgh: Churchill Livingston 1986

Cox, J. L./Holden, J. M./Sagovsky, R.: Detection of postnatal depression. Developement of the 10-Item Edinburgh Postnatal Depression Scale. In: British Journal of Psychiatry, 150 (1987), S. 780–786

Dalton, K.: Mütter nach der Geburt. Wege aus der Depression. 2. Aufl., Frankfurt/M.: Fischer 1992

Dalton, K.: Progesterone prophylaxis for postnatal depression. In: Internationale Zeitschrift für Pränatale und Perinatale Psychologie und Medizin, 7 (1995), S. 447–450

Dalton, K./Holton, W.: Premenstrual syndrome and postnatal depression. In: Internationale Zeitschrift für Pränatale und Perinatale Psychologie und Medizin, 7 (1995), S. 450–453

De Jong, Th. M./Kemmler, G.: Kaiserschnitt – Narben an Seele und Bauch. Ein Ratgeber für Kaiserschnittmütter. Frankfurt/M.: Fischer 1996

Dix, C.: Depressionen nach der Geburt. Hilfe für Mütter (und Väter). Zürich: Kreuz 1987

Dörpinghaus, E.: Mütter zwischen Familie und Beruf. München: Knaur 1994

Dowling, C.: Befreite Gefühle. Neue Wege aus Depression, Angst und Abhängigkeit. Frankfurt/M: Fischer 1994

Dunnewold, A./Sanford, D. G.: „Ich würde mich so gerne freuen!" Verstimmungen und Depressionen nach der Geburt. Stuttgart: Trias 1996

Geisel, E.. Tränen nach der Geburt. Wie depressive Stimmungen bewältigt werden können. Munchen: Kösel 1997

Gier, J.: Baby-Blues, Wochenbettdepression, Wochenbettpsychose. Ein Ratgeber für Hebammen: Der Umgang mit psychischen Auffälligkeiten im Wochenbett. Hrsg: Geburtshaus für eine selbstbestimmte Geburt – Beratung und Koordination e.V. Berlin 2001

Gloger-Tippelt, G.: Schwangerschaft und erste Geburt: Psychologische Veränderungen der Eltern. Stuttgart, Berlin: Kohlhammer 1988

Gmür, P.: MutterSeelenAllein. Erschöpfung und Depression bei Müttern von Kleinkindern. Zürich: pro juventute 1995

Gödtel, R.: Seelische Störungen im Wochenbett. Stuttgart, New York: Gustav Fischer 1979

Greist, J. H./Jefferson, J. W.: Depression. Was man darüber wissen sollte und was man dagegen tun kann. München: Beck 1995

Hamilton, J. A./Harberger, P. N. (Hg.): Postpartum psychiatric illness. A picture puzzle. Philadelphia: University of Pennsylvania Press 1992

Harberger, P. N./Berchtold, N. G./Honikman, J. I.: Cries for help. In: Hamilton, J. A./Harberger, P. N. (Hg.): a. a. O., S. 40–60

Harris, B./Johns, S./Fung, S./Thomas, R./Walker, R./Read, G./Riad-Fahmy, D.: The hormonal environment of postnatal depression. In: British Journal of Psychiatry, 154 (1989), S. 660–667

Harrison, M.: Das prämenstruelle Syndrom. München: Frauenoffensive 1985

Hartmann, H.-P.: Mutter-Kind-Behandlung in der Psychiatrie. In: Psychiatrische Praxis, 24/2, S. 56–60 (1. Teil), 24/4, S. 172–177 (2. Teil), 24/6, S. 281–285 (3. Teil), 1997

Herz, E. K.: Prediction, recognition and prevention. In: Hamilton, J. A./Harberger, P. N. (Hg.): a. a. O., S. 60–89

Jurgan, S./Gloger-Tippelt, G./Ruge, C.: Veränderungen in der elterlichen Partnerschaft in den ersten 5 Jahren der Elternschaft. In: Reichle, B./Werneck, H.: Der Übergang zur Elternschaft, Stuttgart: Enke 1999

Kitzinger, S.: Das Jahr nach der Geburt. Ein Überlebenshandbuch für Mütter. München: Droemer Knaur 1995

Kumar, R./Robson, K. M.: A prospective study of emotional disorders in childbearing women. In: Brit. J. Psychiat., 144 (1984), S. 35–47

Lanczik, M. H.: Postpartal auftretende psychische Erkrankungen. Stationäre psychiatrische Behandlung von Mutter und Kind. In: Deutsches Ärzteblatt, 94, H. 46 (1997), S. 3104–3108

Leipold, G.: Postnatale Depression. Ursachen und Behandlung. Düsseldorf: Econ 1988

Lothrop, H.: Das Stillbuch. 20. Aufl., München: Kösel 1995

Marcé, L. V.: Traité de la folie des femmes enceintes, des nouvelles accouchées et des nourrices. Paris: J. B. Baillière et fils 1858

Matakas, F.: Wochenbettpsychose. Stationäre Behandlung von Mutter und Kind. In: Spektrum, 3 (1985), S. 148–150

Merz, M.: Die Erschöpfungsdepression bei der Mutter von Kleinkindern. In: Schweizerische Ärztezeitung, 68 (1987), S. 1779–1784

Minker, M.: Hormone und Psyche. Im Wechselbad der Gefühle. München: Kunstmann 1990

Nairne, K./Smith, G.: Depression. Frauen bewältigen ihren Alltag. Zürich: Unionsverlag 1984

Nijs, P.: Die Frau post partum – Psychologie des Wochenbetts. In: Kongressbände der Seminarkongresse für psychosomatische Probleme in der Gynäkologie und Geburtshilfe. Berlin, Heidelberg: Springer 1986, S. 169–182

Nispel, P.: Postpartale Reaktionsformen: Baby-Blues, Depression, Psychose. In: Kongress-Band, VIII. Hebammenkongress, Bund Deutscher Hebammen: Mai 1998, S. 118–130

Nispel, P.: Die Krise nach der Geburt. In: Prenatal and Perinatal Psychology and Medicine, Band 10, Nr. 4 (1998), Heidelberg: Mattes Verlag, S. 549–562

Nispel, P.: Selbsthilfegruppen in Deutschland mit der Thematik „Postpartale Depression und Psychose". Eine Untersuchung in 13 Selbsthilfegruppen. Unveröffentlichtes Manuskript, Frauenstein 2000.

Nußbaum, M.: Wie und wo soll unser Baby zur Welt kommen? Freiburg: Herder 1995

O'Hara, M. W.: Postpartum Depression. Causes and Consequences. New York: Springer 1995

O'Hara, M. W./Schlechte, J. A./Lewis, D. A./Varner, M. W.: Controlled prospective study of postpartum mood disorders: psychological, environmental, and hormonal variables. In: Journal of Abnormal Psychology, 100 (1991), S. 60–73

Pauleikhoff, B.. Seelische Störungen in der Schwangerschaft und nach der Geburt. Ihre Häufigkeit, Entstehung, lebensgeschichtliche Problematik, Diagnose, Prognose und Therapie. Stuttgart: Enke 1964

Preuschoff, G.: Ich weiß nicht, wo mir der Kopf steht. Hilfe für gestresste Mütter. München: Kösel 1993

Reim, D.: Frauen berichten vom Kinderkriegen. 6. Aufl., München: dtv 1990

Riecher-Rössler, A.: Psychische Störungen und Erkrankungen nach der Entbindung. In: Fortschr. Neurol. Psychiat., 65 (1997), S. 97–107

Rohde, A./Marneros, A.: Zur Prognose der Wochenbettpsychosen: Verlauf und Ausgang nach durchschnittlich 26 Jahren. In: Nervenarzt, 64 (1993), S. 175–180

Sachse, L.: Ich bin ganz und richtig. Therapeutische Begleitung durch Mutterschaft und Psychose. Neumünster: Paranus 2000

Salis, B.: Psychische Störungen nach der Geburt. In: Hebamme, 3 (2000), S. 159–164

Sanders, D.: Frauen und Depressionen. Ursachen und Möglichkeiten zur Selbsthilfe. Düsseldorf: Econ 1987

Sauer, B.: Postpartale Depression. Die Geburt eines Kindes als kritisches Lebensereignis bei Frauen. Münster, Hamburg: Lit 1993

Sauer, B.: Früherkennung und Umgang mit psychischen Störungen im Wochenbett. Eine Fortbildung für Hebammen und Fachpersonal in der Mutter-Kind-Gruppenarbeit. Unveröffentlichtes Manuskript, Münster 2000

Scarf, M.: Wege aus der Depression. Krisenstationen im Leben von Frauen. München: Mosaik 1986

Schneider, R.: Oh, Baby ... Das hatte ich mir ganz anders vorgestellt. Erfahrungen von Frauen beim ersten Kind. München: Mosaik 1991

Sichtermann, B.: Leben mit einem Neugeborenen. Ein Buch über das erste halbe Jahr. Frankfurt/M.: Fischer 1995

Sneddon, J.: The mother and baby unit: An important approach to treatment. In: Hamilton, J. A./Harberger, P. N., (Hg.): a.a.O., S. 102–114

Susman, V. L./Katz, J. L.: Weaning and depression: another postpartum complication. In: American Journal of Psychiatry, 145 (1988), S. 498–501

Teusen, G.: Das erste Kind verändert alles. Was Paare wissen müssen. Niedernhausen/Ts.: Falken 1995

Thurer, S.: Mythos Mutterschaft. München: Droemer Knaur 1995

Welburn, V.: Die Krise nach der Geburt. Bergisch Gladbach: Bastei-Lübbe 1981

Windsor-Oettel, V.: Angst und Selbstwert von Frauen vor und nach der Entbindung in Abhängigkeit von der Entbindungsform. Frankfurt/M.: Lang 1992